中药大品种科技竞争力研究报告

研究报告

2019版

主　编　杨洪军　李　耿

副主编　郭宇博　张秀梅　李振坤

编　委　（按姓氏笔画排序）

于志斌　马思远　王欢欢　王学恭　申　诺　冯　雪

朱卫丰　乔三洋　刘立营　苏翔飞　李　袁　李　耿

李　森　李文珊　李振坤　杨洪军　宋江秀　张中朋

张方博　张秀梅　张晶晶　陈　洁　武　伟　周　瑞

郑芳芳　段笑娇　聂鹤云　贾　蓄　徐瑶青　郭宇博

崔梦瑶　程煜华

人民卫生出版社

·北　京·

图书在版编目（CIP）数据

中药大品种科技竞争力研究报告. 2019 版 / 杨洪军，李耿主编. —北京：人民卫生出版社，2020.8
ISBN 978-7-117-30355-2

Ⅰ. ①中… Ⅱ. ①杨…②李… Ⅲ. ①中药材－科技竞争力－研究报告－中国－2019 Ⅳ. ①R282

中国版本图书馆 CIP 数据核字（2020）第 145758 号

| 人卫智网 | www.ipmph.com | 医学教育、学术、考试、健康，购书智慧智能综合服务平台 |
| 人卫官网 | www.pmph.com | 人卫官方资讯发布平台 |

中药大品种科技竞争力研究报告（2019版）

Zhongyao Dapinzhong Keji Jingzhengli Yanjiu Baogao（2019 Ban）

主　　编：杨洪军　李　耿
出版发行：人民卫生出版社（中继线 010-59780011）
地　　址：北京市朝阳区潘家园南里 19 号
邮　　编：100021
E - mail：pmph @ pmph.com
购书热线：010-59787592　010-59787584　010-65264830
印　　刷：三河市宏达印刷有限公司（胜利）
经　　销：新华书店
开　　本：787×1092　1/16　　印张：16
字　　数：359 千字
版　　次：2020 年 8 月第 1 版
印　　次：2020 年 8 月第 1 次印刷
标准书号：ISBN 978-7-117-30355-2
定　　价：120.00 元

打击盗版举报电话：010-59787491　E-mail：WQ @ pmph.com
质量问题联系电话：010-59787234　E-mail：zhiliang @ pmph.com

特别声明

    本报告立足于公开数据和业内共识评价模型，开展客观、综合的中药大品种科技竞争力评价，尽可能全面、准确地统计中药大品种及企业相关数据，但因数据源的公开性、制定检索策略的差异性导致统计数据与实际数据可能存在一定的差异，仅供参考使用。

    本报告为第三方评价研究报告，与报告中所涉及企业无利益冲突。

    本报告将持续完善更新，如您对报告内容有任何意见或建议，均可通过扫描以下二维码，填报反馈。

中医药"凝聚着深邃的哲学智慧",是中国古代传统文化和原创科技的融合。当前,世界新一轮科技革命和产业变革与我国经济社会发展方式转变历史性交汇,中华民族复兴伟大事业处于关键阶段,中医药既面临着千载难逢的历史机遇,又面临着差距拉大的严峻挑战。

现代中药产业具有知识技术密集、不可再生物质资源消耗少、发展潜力大、综合效益好的特点,被列为对经济社会全局和长远发展具有重大引领带动作用的战略性新兴产业的重要组成部分。新时代对于中药产业发展提出了全新的要求,对应于这种新要求的中药大品种应与传统意义上"唯销售论"的大品种不同,我曾经提出中药大品种应该具有"三高四特"和"共识疗效","三高"就是高技术含量、高知名度、高销售额;"四特"就是特效、特色、特别携带方便、特别服用方便;"共识疗效"是指产品的临床疗效中医认可、西医也认可。毫无疑问,要获得共识疗效,需要更加科学可靠的证据,必须结合中成药的特点,开展上市后的有效性、安全性和经济学再评价,通过严格的实验设计、标准规范的临床试验和创新科学的数据分析,获得国内外都认可的评价结果,一方面回馈药品生产企业,改革药品生产工艺,修改药品使用说明书,促进合理用药;另一方面为药品的销售和应用提供依据,支撑药品走出国门,开拓国际市场。也只有"三高四特",且具有"共识疗效"的中药品种,才能支撑起中药产业的发展。临床价值和科学价值是中药产生市场价值的基础,市场价值是中药产品临床价值、科技价值在临床的市场化体现。在此基础上,杨洪军进一步凝练提出"临床价值大、科学价值强、市场价值高"是新时代中药大品种的基本特征,中药大品种培育的目标和方向就是朝向培育"载中医原创理论的代表品种、催生疾病防治策略变革的代表品种、凸显中医诊疗优势的代表品种、融入主流医学诊疗体系的代表品种"。

为更好地激发中成药产业竞争活力,引导业界关注提升已上市中药产品的内在价值、科技价值,杨洪军、李耿等连续几年编制《中药大品种科技竞争力报告》。该报告始终秉承新时代中药大品种"临床价值大、科学价值强、市场价值高"的价值导向,坚持客观性、真实性、规范性、科学性的评价工作原则;通过面向业界反复调研、深入研究,在充分凝聚行业共识的基础上,构建了中成药大品种科技竞争力评价模型体系,这种开放、公开的模型研究工作,确保了评价模型的共识度;随后评价模型及流程方法申报中华中医药学会团体标准,进一步保障评价工作的标准化、规范化;基于凝聚行业共识的模型和客观、公开数据,开展规范化的中药产品科技竞争力评价。《中药大品种科技竞争力报告》的持续发布全面展示了中药大品种科技创新概貌,引起业界广泛关注。有了科技竞争力评价,中药企业进行科技创新的意愿更加强烈,目标更加明晰。可以说,《中药大品种科技竞争力报告》是中药产业的一把"标尺",度量了中成药产品在科技创新维度的贡献情况。

《中药大品种科技竞争力报告》工作价值理念领先、评价模型公允、评价流程规范、业界反响显著、应用成效显著。未来,希望该项工作能继续深入,做实做细,激浊扬清,秉鉴持衡,砥砺前行,将之打造成为中成药产业的"灯塔",把新时代中药大品种的价值理念更好地传递出去,更好地发挥对中药产业和事业健康发展的价值导向作用。

谨致数语,乐观厥成。

中央文史馆员
中国工程院院士

王永炎

2020 年 6 月

序 二

　　护佑百姓安康，守护文明薪火，传承千年的中医药迎来了振兴发展的新篇章。中医药的生命力在于传承和创新，"传承精华，守正创新"，继承好、发展好五千年历史积淀下来的中医药学宝贵财富，是时代赋予中医药工作者的神圣使命。

　　要深入发扬光大中医药宝库中的精华，本草与方剂是中医药的精髓。从本草来看，早在战国时代，就有《神农本草经》；而在东汉末年又有张仲景著医学专著《伤寒论》与《金匮要略》，收集个人及他人经验方药，特别在辨证与方药方面，传承至今，对中药影响更大，可称"鼻祖"。自此之后本草类专著十分丰富，出现多位代表性"精医擅药，医药并重"的名人，如唐代的孙思邈，明代的李时珍、张景岳。明清温病学派也提供了诸多方药。清《医宗金鉴》则是医理、制法、方药齐备的官办之作。经历代不断的应用、筛选、凝练、积累，经千百年来中医临床千锤百炼验证，大浪淘沙后保留下来的方药是我国中医药的精华，到今天仍有突出的现实临床意义，我们应该很好地继承和发扬。

　　我国的中成药历史悠久，历代医籍记载了很多成方制剂，如安宫牛黄丸、玉屏风散、至宝丹等"丸散膏丹"。清代以后西方医学传入中国，才有中西医之分，本草与方剂逐渐改称为"中药"，随之从丸散膏丹之外，也接受了一些西药剂型，有了颗粒剂、片剂、胶囊剂、滴丸剂、口服液、注射剂等剂型。1985 年我国开始有中药新药审评办法，中药新药才有了审评程序及要求，中药新药审评汲取了西方国家的审评办法，要求临床前的动物实验研究，经批准后进入二、三期临床试验研究，而后再通过审评，正式上市成为中成药为临床所用。

　　中医中药血脉相连，大部分中成药是中医药临床经验精华"成果化""产品化"的结晶，体现着中医的理法方药、君臣佐使的理念，是中医药临床优势的重要市场转化，也为我们解决当下临床新问题提供新视角和新工具。从临床实践中发现的问题和需求出发，应用中医药的思维方式、理论、方法去解决问题，在继承传统的基础上发展中医理论，进而把中医理论实践创新成果规范化、产品化研发成为中成药。因此，中成药又是中医药创新的重要方面，更是连接中医药传统与现代、临床与产业的关键节点。

　　我是一名中医师，六十年来一直在与患者打交道，从未离开过临床，期间也一直在思考中医方药改革、临床如何选择药物、新药如何更有效地遴选处方等问题。近二十年来，我参加了国家药监部门有关中药新药审评、技术指导原则编写等有关工作，指导研发了苏黄止咳胶囊等药物，对于中成药略有了解。我感触最深的是中药新药研发尤其离不开中医临床，中药新药研发的目的首先是为了解决患者病痛,从临床需要、患者需求出发;研发过程中应注重中医药原创思维指导,中药新药应具有中医特色的功能主治、证候、中西医临床疾病名,最好要让西医也能理解应用。上市后的中成药同样离不开中医临床的检验,无论是经典方还是自拟方,都应当具有临床价值和患者需求。因此,药企应当持续关注其上市产品的临床价值,做产品的大品种培育,从中医临床出发,找准产品的临床定位,并在此基础上,不断深入进行各项研究;最终研究成果还须要回到临床来,能指导临床实践、提升合理用药水平,也要取得临床医生的认可。这个过程也就是通过中成药产品的科技价值提升产品的临床价值,获得市场价值的过程。

杨洪军研究员及其团队经过多年研究,认为新时代的中药大品种应具备"临床价值大、科学价值强、市场价值高"的特征,业界应当致力于研发、培育朝向承载"中医原创理念,催生疾病防治全新策略,凸显中医诊疗优势,融入主流医学诊疗体系的代表中药品种"。正是在这种理念的导向下,本书编写团队以第三方的身份评价中成药,连续数年研究中药大品种科技竞争力,建立了公开、客观、科学的评价工作体系,充分凝聚行业共识构建评价模型,认真严谨地开展数据统计、分析,进行深入、系统的应用研究,连续数年编制《中药大品种科技竞争力报告》,获得了业界的广泛赞誉与支持。期待通过本书的出版,在该项工作一直倡导的新时代中药大品种价值理念的引导下,一方面能推动中药产业界加强对中医临床的关注和支持,另一方面也可促进中医临床专家加强对中成药的应用和研究,进而密切中医中药血脉联系,为推动中医药事业、产业健康发展做出更大的贡献。

为此书作序,深感幸运。

国医大师
中日友好医院教授
晁恩祥
2020 年 6 月

序 三

2019 年 10 月习近平总书记对中医药工作作出重要指示，强调"要遵循中医药发展规律，传承精华，守正创新，加快推进中医药现代化、产业化"。当前我国医药产业正处于价值回归的大背景下，医药生态格局和行业运行规则正在发生剧变，长期以来以市场营销为驱动的产业发展模式面临巨大挑战，中药产业处于深度结构调整中，科技与产业融合成为产业发展的必然选择。中成药大品种作为中药产业的龙头，是产业发展的引擎，重新审视中成药大品种的价值内涵势在必行。杨洪军研究员在王永炎院士的指导下，提出"临床价值高、科学价值强、市场价值大"为核心的中成药大品种培育的价值取向，正逐渐成为业内普遍共识。

科技竞争力集中体现了中药的临床价值和科学价值，也将成为未来中药产品的核心竞争力。自 2016 年开始，杨洪军研究员带领团队，在中华中医药学会的倡导和支持下，不断探索中药产品的科技竞争力评价工作，秉承中药大品种"临床价值高、科学价值强、市场价值大"价值理念，逐步形成了一套全新的、凝聚行业共识的中药大品种科技竞争力评价体系。通过连续 4 年编制《中药大品种科技竞争力报告》，形成客观化、公开化、定量化的评价，中药产品的科技创新行为和产出能够被度量，实现产品间差异的量化比较，《中药大品种科技竞争力报告》已经逐渐成为权威性的中成药第三方评价报告。

中华中医药学会是我国成立最早、规模最大的中医药学术团体，加强对中医药科技成果的研究、评价、转化和推广应用是学会的重要职能。《中药大品种科技竞争力报告》引导中药企业更加关注产品的内涵价值和相对不足，从而产生技术创新内在动力，通过提升产品的科学价值、临床价值来扩大产品的市场价值，引导企业把低水平的价格竞争转化为高水平的科技竞争，进而提升中药产业整体竞争力。中药大品种科技竞争力评价有利于密切中医科技界与产业界的关系，推动中药产业高质量发展。

希望《中药大品种科技竞争力报告》进一步拓宽报告数据来源、提高业内参与度，形成更加规范成熟的科技竞争力评价体系，持续提升报告品质，丰富报告应用场景，扩大报告影响力，成为行业广泛认可的第三方评价报告。

在《中药大品种科技竞争力研究报告》(2019版)成书之际,对编研团队的辛勤努力和卓越工作致以祝贺,期望为推动中药产业科技创新发挥指引作用,为中药产业高质量发展做出贡献。

中华中医药学会副会长兼秘书长

2020年6月

前言

　　现代中成药是我国中药工业的中流砥柱,也是我国中医药科技与产业融合发展的关键环节。近年来,我国经济快速发展,人民生活水平明显提升,广大群众对健康生活有了更高的期待,对于中药品质也提出了更高要求。以高品质的中药产品更好地服务于人民群众日益增长的健康需求,是中药产业发展的根本动力。

　　随着"健康中国"战略的推进和新医改的深入,我国医药产品质量和服务水平明显上升,医药产业正迈向高质量发展阶段,医药供给侧改革成效初现。然而一段时期以来,中药产品间优胜劣汰的竞争逻辑不清晰,导致中药产品竞争力整体提升缓慢,中药产业发展面临严重的现实困境。以临床价值、科学价值为核心的科技创新驱动,成为中药产业高质量发展的关键推动力,也是突破当前困境的必然选择。如何能有效彰显优势中成药产品的竞争力,让确有临床优势的产品和认真做产品的企业能够有机会脱颖而出,成为激活中药产业竞争态势,促进企业和产品"提质增效",撬动产业发展的关键。

　　医药行业普遍将销售额作为判断大品种的依据,如将年销售十亿美元产品看作重磅炸弹品种(big bomb)。新时代对于中药产业发展提出了全新的要求,对应于这种新要求的中药大品种应与传统意义上"唯销售论"的中药大品种不同。王永炎、杨洪军首先提出中药大品种应该具有"三高四特"和"共识疗效"的特点,"三高"就是高技术含量、高知名度、高销售额;"四特"就是特效、特色、特别携带方便、特别服用方便;"共识疗效"是指产品的临床疗效中医认可、西医也认可。在此基础上,杨洪军进一步凝练提出"临床价值大、科学价值强、市场价值高"的新时代中药大品种的基本特征与价值理念。临床价值和科学价值是产生市场价值的基础,市场价值是临床价值、科技价值在临床的市场化体现。基于这一理念,中药大品种培育的目标和方向就是朝向培育"承载中医原创理论的代表品种、催生疾病防治策略变革的代表品种、凸显中医诊疗优势的代表品种、融入主流医学诊疗体系的代表品种"。在坚持数年、不断深化中药大品种科技竞争力评价工作的引领推动下,目前这一价值理念获得广泛认同,正逐步成为中药业界共识,推动中药产业向高质量发展。

　　由于中药作用机制与临床效应复杂,往往呈现多个维度的临床价值,难以像现代化学药、生物药那样可以进行直接简单的评价,而中成药产品的科技竞争力是其临床优势的重要支撑与集中反映,也是其产品未来实现市场价值的决定性因素。项目组通过充分凝聚行业共识,建立公开、客观的中成药产品科技竞争力评价模型体系。2018年5月,《中成药产品科技竞争力评价方法指南》获得中华中医药学会团体标准立项，28家行业代表性企业参与该标准研究工作。该模型突破了中药产品临床价值难以直接评价的难题，构建了公开、客观、高度共识的中药产品科技价值的综合评价体系，为上市后中成药产品的价值评估、评价、研判提供有力的支持。

在新时代中药大品种价值理念和凝聚业界共识的科技竞争力评价模型基础上，项目组遴选中药大品种产品，展开科技竞争力评价，按照统一的规则采集产品各项公开或授权科技数据，按照评价指标体系、指标权重、算法规则，计算得到各个中药大品种的"科技因子"。通过比较科技因子，可较客观地反映出产品的科技综合竞争力。中成药科技竞争力评价立足产品科技价值，反映产品临床价值，直接影响并决定了产品中长期的市场价值，在当下，则更折射了企业对于产品负责任的程度。基于中药大品种科技竞争评价工作，中华中医药学会先后发布了2016版、2017版、2018版《中药大品种科技竞争力报告》（以下简称《报告》）。《报告》形成了对中药产业科技创新与成果转化整体概貌描述，为问诊分析我国中药产业科技创新、成果转化等存在的一系列问题提供数据和参考依据，也为深入分析中药产业面临的现实困境，探讨新时期中药产业高质量发展的策略和路径提供了重要的启示，《报告》引起了业界的广泛关注。

根据业界反馈，本书在《报告》的基础上适当微调优化评价模型；根据大品种遴选规则，适当调整了入围产品；为提高评价的时效性，在产品过去10年科技竞争力评价的基础上，增加了近3年科技竞争力的评价，重点展示近年中药产品科技重大突破。

本书还详细介绍了中药大品种科技竞争力评价的多种应用，如通过中药材相关的中成药产品科技竞争力分析，探讨中药材大品种发展策略与路径；通过临床治疗领域中药大品种科技竞争力对比分析，探究该领域中成药竞争业态；通过地区中药竞争力分析问诊区域中药产业发展；通过中成药产品的价值和风险多维评价分析，可以对中药企业的产品线、产品结构做出系统梳理和整体分析，明确企业产品层级，研判整体产品战略方向，遴选出潜力大品种。同时，本书也探讨了中药大品种科技竞争力评价更多的应用场景可能性，如通过对目标企业及产品的科技竞争力评价，可为企业并购及投融资提供价值研判和翔实的数据支持。

为更好地解析中药大品种培育策略和路径，本书设置了案例分析部分，通过典型中药大品种科技竞争力的分析展示，详细介绍这些产品价值提升的做法和成效，希望为业界树立价值导向，并提供中药大品种培育的参考。

在中成药产品科技竞争力评价工作的基础上，本书较为全面地介绍分析了近年来我国中成药产业现状、政策趋势、发展瓶颈，并以中药大品种科技创新投射分析中药产业科技创新概貌，可以作为中药产业发展和科技创新的阶段性"年鉴"资料。

由于中药产业链长，发展态势错综复杂，影响因素众多，加上编者水平有限，书中可能存在不足和错漏之处，敬请读者批评指正。

本书编委会

2020年6月

目 录

第一章　中药产业发展现状及趋势

我国中药产业已基本形成以科技创新为动力、中药农业为基础、中药工业为主体、中药装备工业为支撑、中药商业为枢纽的新型产业体系。近年来，我国中药产业发展模式逐渐从粗放型向质量效益型转变，产业技术标准化和规范化水平显著提高，涌现出了一批具有市场竞争力的优势企业和产品。在我国经济与社会发展中，中药工业成为具有独特优势和广阔市场前景的战略性产业。

一、我国中药产业发展环境

（一）中医药事业迎来历史性发展契机

中医药是中国传统文化和科技的双重瑰宝，在漫长的历史岁月中，保障了人民群众健康，促进了民族的繁衍昌盛，已成为流淌在中华民族血脉中代代相传、历久弥新的民族基因。近年来，我国经济社会发展进入了新的历史阶段，由于中医药在保障人民群众健康、控制医疗费用过快上涨、保持经济可持续发展、促进对外交流、振奋民族精神等方面的重要作用，发展中医药成为当下中国的历史必然选择。

党的十八大以来，以习近平同志为核心的党中央站在党和国家发展全局的高度，强调把发展中医药作为维护人民健康、推进"健康中国"建设、促进经济社会发展的重要内容纳入"五位一体"总体布局和"四个全面"战略布局之中，全面谋划、系统部署。党和国家领导人就中医药事业发展作出多次重要指示，系统阐释了"为什么发展中医药、发展什么样的中医药、怎样发展中医药"等重大理论和实践问题，为推动中医药振兴发展提供了理论指导和行动指南。党中央、国务院高度重视中医药事业发展，先后出台了一系列推进中医药事业发展的重要政策和措施。可以说，中医药事业迎来了"天时、地利、人和"的大好局面，进入前所未有的历史发展机遇期（表 1-1）。

2019 年 10 月，全国中医药大会召开，这是中华人民共和国成立 70 年以来第一次以国务院名义召开的全国中医药大会，习近平总书记、李克强总理分别对中医药工作作出重要指示和批示，中共中央、国务院发布《关于促进中医药传承创新发展的意见》，本次大会进一步明确了中医药的历史地位及意义，体现了党和国家对中医药事业与产业发展的殷切希望。

表 1-1　近年来国家中医药相关政策

时间	名称	发布机构
2015 年 4 月	中药材保护和发展规划（2015—2020 年）	国务院办公厅
2015 年 5 月	中医药健康服务发展规划（2015—2020 年）	国务院办公厅
2016 年 2 月	中医药发展战略规划纲要（2016—2030 年）	国务院
2016 年 8 月	中医药发展"十三五"规划	国家中医药管理局
2016 年 10 月	"健康中国 2030"规划纲要	中共中央、国务院
2016 年 12 月	《中国的中医药》白皮书	国务院新闻办公室
2016 年 12 月	中华人民共和国中医药法	全国人民代表大会常务委员会
2017 年 2 月	中医药"一带一路"发展规划（2016—2020 年）	国家中医药管理局、国家发展和改革委员会
2019 年 10 月	关于促进中医药传承创新发展的意见	中共中央、国务院

目前我国的中医药事业发展正处于能力提升推进期、健康服务拓展期、参与医改攻坚期和政策机制完善期。

（二）医药行业价值回归，迈向高质量发展

1. **市场总体预期持续向好**　21 世纪以来，我国经济社会快速进步，人民生活水平提高、生活方式转变，社会医疗需求快速增长，医药产业快速发展。中国已经在 2015 年超越日本，成为全球第二大医药市场，2019 年我国医药产业规模上企业主营收入达 26 147 亿元，较上年同期增长 8.9%。未来一段时期，我国人口老龄化加剧，城镇化进程深化，社会经济健康发展，民众健康关注度持续提升，我国医药健康产业前景长期看好。近几年我国政府密集出台了《中国制造 2025》《关于促进医药产业健康发展的指导意见》《"健康中国 2030"规划纲要》等文件，系统地部署和规划医药产业发展。

2. **行业理念转向"以人民健康为中心"**　我国卫生总费用增长速度多年来一直高于我国 GDP 的增速。近年来，我国经济和社会发展步入新常态，从规模速度型粗放增长转向质量效率型集约增长，未来我国经济增长将由高速进入中高速增长阶段，整体呈现 L 形走势。与宏观经济增速下滑相对的是，我国卫生总费用支出节节攀升。根据国家卫生统计公报，我国卫生总费用 2010 年为 19 980 亿元，2018 年为 57 998 亿元，八年间平均增速 23.8%。伴随着卫生总费用支出的高速增长，政府财政投入持续增加，我国政府卫生费用支出由 2010 年的 7 197 亿元增加到 2018 年的 16 391 亿元，八年间平均增速达 15.96%（图 1-1）。

医药卫生投入的持续增加，部分满足了人民群众快速增加的健康需求，而与此同时，我国年人均住院率较 21 世纪初增加近一倍，年人均就诊次数增加近三倍（图 1-2）。2007 年全国医院诊疗患者为 28 亿人次，2018 年超过 80 亿人次。诊疗需求快速提升，"看病难、看病贵"局面依然未得到有效缓解。当今世界各主要国家几乎都面临着健康需求的提升与医疗卫生资源紧缺的矛盾与挑战。为有效应对复杂的健康影响因素和多重疾病负担的挑战，中共中央决定实施"健康中国"战略，强调树立大健康的理念，把健康融入所有政策；改变以疾

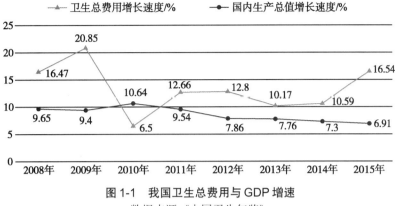

图 1-1　我国卫生总费用与 GDP 增速
数据来源:《中国卫生年鉴》。

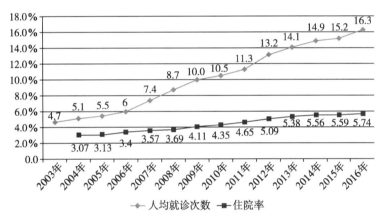

图 1-2　我国年人均就诊次数和住院率变化情况
数据来源:《中国卫生年鉴》。

病治疗为中心的传统医疗模式,建立以人民健康为中心、强化预防为主和健康促进的新模式。"健康中国"战略背景下,从"以疾病诊疗为中心"转向"以人民健康为中心",这一价值理念的根本变化,将对医药产业长期发展趋势与变革产生深远的影响。

3. 医药产业驱动力转换　伴随着我国医疗体制改革,全民医保体系的逐步建立和完善,国家层面医药卫生支出快速大幅度增加,带来支付端的持续扩容,这成为长期以来支撑我国医药产业实现超常规高速发展的主要驱动力。从 1998 年我国启动的城镇职工医保,2003 年开始的新农合,2007 年的城镇居民医保,到 2009 年至今的新医改,医保覆盖人群不断扩大,医保资金投入持续增加,为医药行业带来了巨额市场增量,医药行业经历了连续十几年的高速扩张。2008—2017 年,我国卫生总费用从 14 535 亿元上涨到 51 598.8 亿元,年均增幅达 16%。与此同时,我国医药工业取得了连续多年的两位数增长,增速位于国民经济各子领域前列。这一时期,中药产业同样取得了高速的发展,多数年份中药产业的增速高于医药工业总体水平。

由图 1-3 可以看出,医保基金收入、支出及医药制造业主营业务收入、医药上市公司主营业务收入之间的相关系数均超过 99%,四者间具有很强的关联性。

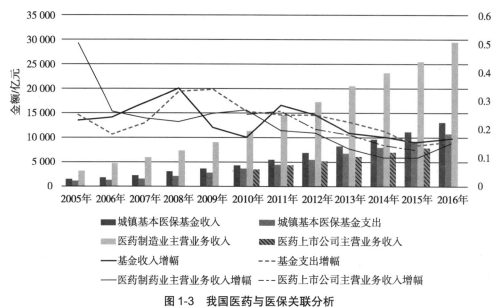

图 1-3 我国医药与医保关联分析
数据来源:《中国统计年鉴》、南方医药经济研究所。

目前我国全民医保体系基本完善,医保覆盖人口已经趋于饱和,医保人群新增量也基本稳定;今后一段时期,随着 GDP 增速持续放缓,我国卫生总费用难以继续维持高速增长;尤其未来我国还面临人口老龄化、疾病谱慢病化和医疗服务高值化三大预期的叠加,不仅医保基金面临巨大压力,个人医药支出总体水平同样难以显著增加,压力的倒逼使得行业变革势在必行。2012 年以来,系列医保控费政策陆续出台对医药行业产生巨大的影响,医药产业的增长速度也显著下降,降到了 10% 以下,医药产业的医保红利时代逐渐结束。近年来,一系列医药政策改革,如重点监控合理用药、药品集中招标采购、医保支付方式改革等,促使药品临床价值的回归,也推动医药产业变革进一步深化。近年来,医药工业最大的买单方——医保基金已进入精细化控费阶段。未来我国将系统推进按人头付费、按病种付费、按床日付费、总额预付等多种付费方式相结合的复合支付方式改革。过去支撑医药产业快速发展的关键动力,未来已经不再是产业发展的主要驱动力(图 1-4)。

4. 医药产业迈向高质量发展阶段 我国医药产业经历多年的高速发展后,人民群众的基本医药产品和服务需求已经初步得到满足。而当产品和服务"有没有"不再是问题时,"好不好"就成了关键——在医药领域同样如此。首先,随着人民物质生活水平的提高,用药需求同样也在提升,而供给的产品质量和效能跟不上需求的变化,因此,提升药品供给质量成为必然。其次,效率是竞争永恒的主题,尤其在资源环境限制日益增强,国际竞争日益激烈的今天,医药产业同样亟待效率变革,通过提升效率来降低成本、获取比较优势。最后,医药产业是人民健康所系,满足尚未被充分满足的临床需求,一定要靠创新突破,创新引领成为医药产业迈向高质量发展的必然主题。

当前,我国医药产业正逐渐从高速发展迈向高质量发展阶段,"品质提升,效率变革、创新驱动"成为未来医药产业三大的发展主题。

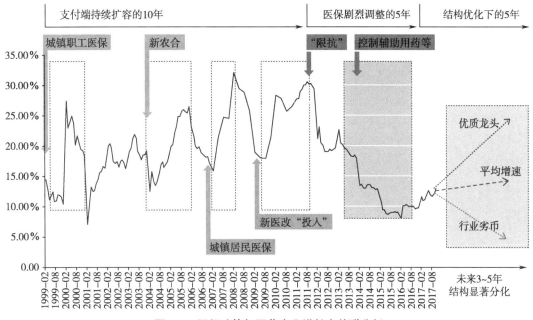

图 1-4 医保政策与医药产业增长率关联分析

5. 医药产业结构优化 2015 年至今，由于新需求升级、供给侧改革、支付端变革三大变革因素的叠加，医药产业进入结构优化阶段。

（1）新需求升级：医药健康消费升级。此前，我国医药行业需求端一直由支付端被动拉动，然而近两年医药消费升级带来新需求的增加，尤其是一些高端医疗健康项目，虽然没有纳入医保报销范畴，但是增长仍然迅猛。

（2）供给侧改革：我国医药行业供给侧改革思路非常明确。医药工业上，以"鼓励创新 + 高水平仿制"提升市场增量质量；而对于存量市场，采用一致性评价等策略淘汰落后产能；商业方面，压缩中间环节（两票制）。"提升增量，优化存量，压缩环节"，医药供给侧改革必将带来市场的再分配，产业结构优化正在进行。

（3）支付端变革：医保作为我国医药卫生体系最大的支付方，近年来变革走向深入，包括两保合一、医保谈判、医保动态调整、医保支付价等。医保改革的核心是医保方面角色的转变，从"被动"到"主动"（如何让有限的钱花得更有价值），随之而来的就是从被动支付变成主动控制，从单一控费变成结构性控费，以及存量医保资金的再分配再优化。

从价格、销量、新品种这三个方面看到医药工业增长质量有望持续改善，产业结构调整优化，顺应医药行业发展大趋势，医药产业高质量发展时代开启。

6. 创新驱动成为医药行业增长核心动力 随着新一轮医药卫生改革的逐步深入，三大变革因素叠加，正在推动我国医药行业的形势格局发生重大转变。未来我国医药行业的驱动力将发生重大变化，逐渐由销售驱动转变为产品力驱动，创新驱动日益成为未来医药产业的发展主题。创新意味着高质量的突破式供给、能够满足未满足需求，意味着拥有极高的自主定价能力，将带给企业极高的盈利空间和业绩爆发，创新成为医药产业发展的关键推动力。

近年来我国出台了系列政策鼓励医药创新，以往困扰创新药发展的几大问题正在逐一解决,我国医药行业创新环境出现了积极的变化。近两年来,大批国产创新药上市,取得了一系列重大突破,医药产业科技创新的春天正在到来(图1-5)。

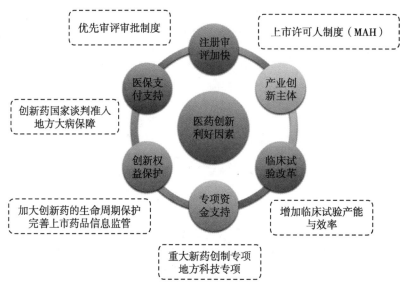

图1-5　近年我国支持医药创新政策示意

(三)中药产业面临严峻形势

近年来,随着"健康中国"战略的深入推进,人民群众对健康美好生活需求的提升,对中医药也有了更高的期盼;中医药作为中国原创科技、文化与产业的交汇点,"一带一路"倡议对中医药走出去提出了更迫切的需求;新时期经济产业结构调整,创新、绿色、融合发展,更对中药产业提出了"提质增效"的要求。这些新期盼、新需求、新要求,既是中医药发展的动力,也是中医药面临的压力。

一段时期以来,我国中药产业取得了一定的成绩,然而近年来,作为中药产业主体的中成药制造业,连续几年在医药工业各子领域中增速垫底,发展势头呈现相对弱势。近年来,我国生物类新型药物迅速崛起;随着一致性评价等工作的深入推进及在创新药支持政策作用下,化学药的整体质量与创新能力大幅度提升。然而,目前由于中药企业的创新、创造活力不足,中药产业整体竞争力呈现相对下降。此外,中药产业还面临产业集中度低、重磅药物缺乏、部分中药材品质下降、整体药材质量水平明显下滑、中药饮片炮制特色淡化、中成药临床价值定位不清等一系列问题。在医药全产业"提质增效"、迈向高质量发展的大环境下,中药面临更大的竞争压力。中药从业人员亟待厘清思路、沉着应对、突破困境。

二、我国中成药行业现状

现代中成药制造行业是我国中药工业的中流砥柱,也是我国中医药科技与产业融合发展的关键环节。

（一）我国中成药行业基本情况

从 20 世纪 90 年代开始，我国医药产业经历了二十余年的黄金时期，与此同步，我国中药产业同样经历了多年的高速增长，在此期间的多数年份，中药产业增速高于医药产业平均增速。从 2012 年开始，随着新医改的深入和医保控费系列政策出台，医药行业一改过去的高歌猛进，增速开始整体掉头向下。2015 年医药行业增速跌至谷底，降至 10% 以下，而中药产业增速低于行业平均水平，近年来，甚至在医药工业各子领域中增速连续垫底。2016 年以来，随着医保进入精细化控费阶段，多项鼓励医药创新政策开始逐步产生效果，医药产业总体营收增速呈现逐步回升态势，但中成药制造业仍面临较大困境。

1. **主营收入**　从 20 世纪 90 年代中期开始，中药产业开始快速增长，在 2006—2016 年间，中药市场规模年均复合增长率为 20.59%，尤其在 2009 年新医改方案出台以后，中药产业市场规模加速扩大，2009—2013 年连续 5 年保持高位增长，增速在整个医药工业中居于领先地位，行业产值占医药工业总值的比重不断提高。中药工业总产值从 1996 年的 235 亿元上升到 2016 年的 8 653 亿元，增长了约 36 倍，占整个医药工业市场规模的 29.2%。2019年中药工业总产值为 6 520 亿元，较上年增长 3.6%（图 1-6）。

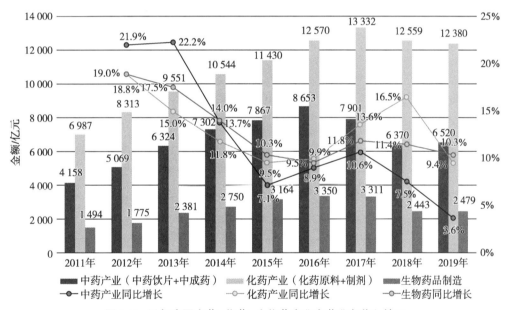

图 1-6　近年我国中药、化药、生物药产业主营业务收入情况

注：行业营收增速数据根据重新审核认定上年同期数据推算而来，故与上年发布实际数据有出入。

数据来源：工业和信息化部，国家统计局。

2016 年 2 月国务院印发《中医药发展战略规划纲要（2016—2030 年）》，文件明确指出，到 2020 年，中药工业总产值占医药工业总产值的 30% 以上，同年发布的《中医药发展"十三五"规划》预期，到 2020 年中药企业收入占整体医药工业比重上升至 33%。然而，2015 年以来，中药产业面临显著的困境，主营收入和利润增速持续下降，已连续 5 年低于医药产业平均水平，尤其是 2018 以来，中药产业与化学药、生物制药的增速差距拉大到 5% 以上。中药产业在医药工业中的比重也持续下降，2015年中药产业主营收入占整个医药工业29%，2019年只占25%，距离1/3的发展目标渐行渐远（图1-7）。

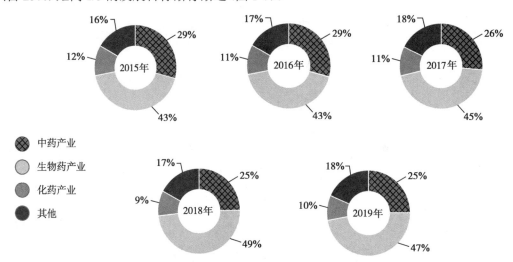

图1-7　我国中药、化药、生物药产业主营收入占比
数据来源：工业和信息化部，国家统计局。

中成药制造业是中药产业的主体，2016年我国中成药制造业实现主营业务收入6 697亿元，为截至目前历史最高水平；2017年实现主营业务收入5 736亿元，出现多年未见的负增长；2018年，我国中成药制造行业规模以上企业实现主营业务收入4 655亿元，利润总额641亿元；2019年实现主营业务收入4 587亿元，利润总额593.2亿元。

2. 行业利润　从行业利润来看，经历了与营收规模类似的变化。2015年以前，中药产业，尤其是中成药制造业平均利润率多数年份高于行业平均水平，2015年后逐渐下降，开始低于行业平均水平（图1-8）。2019年中药产业（中成药＋中药饮片）利润率为11.6%，较

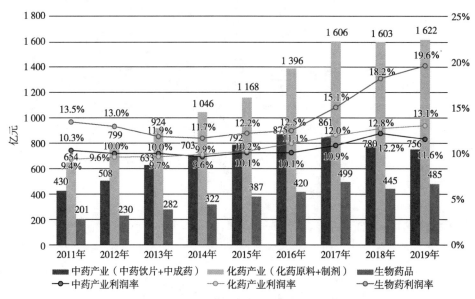

图1-8　近年我国中药、化药、生物药行业利润情况
数据来源：工业和信息化部，国家统计局。

上年同期下跌 8.1%。其中,中药饮片加工业利润率仅为 8.4%,低于行业平均水平,2019 年较上年同期利润进一步下跌 25.5%;中成药制造业利润率为 12.9%,较上年同期微跌 1.8%(图 1-9)。

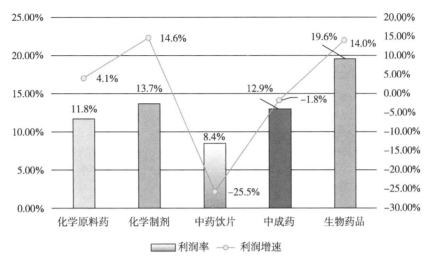

图 1-9　2019 年医药行业各领域利润率及利润增速
数据来源:工业和信息化部,国家统计局。

从图 1-10 可以看到,我国中成药行业利润在医药工业总体占比在 2015 年前多年稳定在接近 1/4,近年来持续快速下滑,四年间下滑了近 7%,2019 年中成药行业利润仅占整个医药工业的 1/6 强。

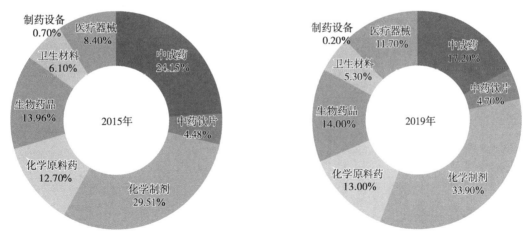

图 1-10　2015/2019 年医药行业各领域利润占比
数据来源:工业和信息化部,国家统计局。

(二)中成药批准文号分析

截至 2019 年 10 月,根据国家药品监督管理局数据库,我国现有上市药品批文 166 668 条,合并同一产品不同规格后为 136 408 个产品,归属 5 305 家生产企业。其中化学药(国药准字 H)105 215 个,生物制剂(国药准字 S)1 857 个,中药共计 59 595 个(其中国药准字 Z 文号 58 585 个,国药准字 B 文号 1 010 个)(图 1-11)。

　　1. 药品文号来源分析　58 585 个国药准字 Z 的中成药批文,主要有三个来源:根据 1985 年卫生部颁布的《新药审批办法》,由原卫生部药政局批准上市的药品,有 834 个;由各省、自治区、直辖市药政部门批准,于 2001—2004 年"地标升国标"上升为国家标准的药品,这部分是目前的文号主体,达 41 783 个;在原国家药品监督管理局于 2002 年颁布的《药品注册管理办法(试行)》以及由国家食品药品监督管理局于 2007 年颁布的《药品注册管理办法》指导下审批上市的药品,共 15 907 个批件(图 1-12)。

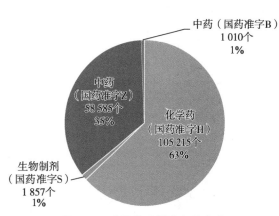

图 1-11　我国药品批准文号分类

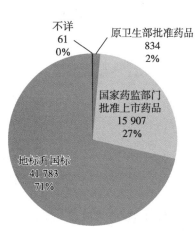

图 1-12　我国中成药文号来源现状

　　中成药批文中"地标升国标"产品的分布如图 1-13 所示。吉林省遥遥领先,达 5 165 个批文;其次为广东,有 3 520 个批文。

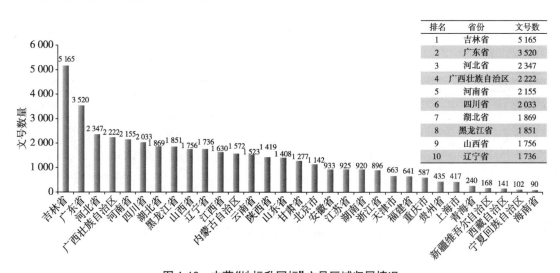

排名	省份	文号数
1	吉林省	5 165
2	广东省	3 520
3	河北省	2 347
4	广西壮族自治区	2 222
5	河南省	2 155
6	四川省	2 033
7	湖北省	1 869
8	黑龙江省	1 851
9	山西省	1 756
10	辽宁省	1 736

图 1-13　中药"地标升国标"文号区域归属情况

　　2. 中成药批文企业分布　全部 59 595 个中药批准文号,在合并不同规格同一产品后,共计 54 211 个产品,涉及 2 846 家生产企业,9 985 个中成药品种。在过去,药品批文被视为制药企业的核心资产，拥有的批文数量直接影响企业的战略纵深，决定其是否具有充分的腾挪空间和产品线余量。目前拥有中成药产品数量最多的21家企业见表1-2。

表1-2　拥有中成药批文数量最多的企业

序号	生产单位	中成药产品数量
1	北京同仁堂股份有限公司同仁堂制药厂	417
2	哈药集团世一堂制药厂	317
3	兰州佛慈制药股份有限公司	265
4	北京同仁堂科技发展股份有限公司制药厂	248
5	太极集团重庆桐君阁药厂有限公司	237
6	内蒙古大唐药业股份有限公司	221
7	内蒙古蒙药股份有限公司	206
8	上海雷允上药业有限公司	202
9	吉林吉春制药股份有限公司	194
10	长春海外制药集团有限公司	191
11	葵花药业集团（佳木斯）有限公司	181
12	辽源誉隆亚东药业有限责任公司	179
13	杭州胡庆余堂药业有限公司	176
14	李时珍医药集团有限公司	169
15	重庆希尔安药业有限公司	164
16	广东宏兴集团股份有限公司宏兴制药厂	163
17	江西药都樟树制药有限公司	163
18	云南白药集团股份有限公司	161
19	黑龙江参鸽药业有限公司	152
20	牡丹江灵泰药业股份有限公司	151
21	天津中新药业集团股份有限公司达仁堂制药厂	151

可以看到，北京同仁堂集团旗下的同仁堂股份和同仁堂科技，中药产品合计达665个之多。此外，兰州佛慈、重庆桐君阁、上海雷允上等老字号中药企业也拥有大量的中成药产品；另外还有一类中成药批文较多的企业，主要是在"地标升国标"过程中获得了大量的药品批件，分布在吉林省、黑龙江省、内蒙古自治区等区域。

2015年8月发布的《国务院关于改革药品医疗器械审评审批制度的意见》强调了药品再注册的作用，严格药品再注册的条件，同时也通过收费的方式，对僵尸批文进行清理。目前，药品5年一次的再注册费用各省间略有差异，但基本在2.2万～3万元之间。另外，若是在一个再注册周期中，产生了药品生产场地、变更直接接触药品的包装材料或者容器等信息，则需要同时进行补充申请，如此整个再注册的费用则在8万元左右。对于一些文号过多的企业而言，如果这些产品不能生产并盈利，维持这些产品的费用越来越高，部分企业仅再注册这一项的费用，在一个注册周期内都有可能超过千万元。未来，逐步放弃部分低价值的药品文号，正成为药企的理性考量。

3. 中成药产品竞争态势　虽然中药产品面临复杂的市场竞争局面，但同一品种不同厂家之间的产品构成了最直接的竞争，因此，独家产品一般具有相对优势的竞争格局。而且，在药品招标方面，独家品种普遍具有良好的价格维护体系；在市场开发方面，独家品种限制规定更少，也没有同品种竞争对手，具有一定的市场优势。同一中成药品种或产品的批文数量分布如表1-3所示。

表1-3　中成药产品竞争数量分布

竞争性质	生产厂家数	品种数量	产品数量
独家产品	1	6 019	6 019
2～5家产品	2	1 205	2 410
	3	627	1 881
	4	411	1 644
	5	254	1 270
有限竞争产品	6～10	586	4 395
	11～30	548	9 378
广泛竞争产品	>31	323	27 214

目前，我国共有中成药独家产品6 019个（含独家剂型产品），分布于1 763家企业，也就是说大部分中药企业（约62%）有一个以上独家剂型产品。北京同仁堂股份有限公司同仁堂制药厂拥有独家产品132个，遥遥领先，其他老字号如杭州胡庆余堂、上海雷允上、天津乐仁堂、天津达仁堂、哈尔滨世一堂等老字号企业都有比较多的独家产品。拥有20个以上独家中成药产品的企业见表1-4。

表1-4　拥有20个以上独家中成药产品的企业

序号	生产企业	独家产品数量
1	北京同仁堂股份有限公司同仁堂制药厂	132
2	杭州胡庆余堂药业有限公司	46
3	北京同仁堂科技发展股份有限公司制药厂	45
4	上海雷允上药业有限公司	42
5	江苏康缘药业股份有限公司	37
6	天津中新药业集团股份有限公司乐仁堂制药厂	37
7	哈药集团世一堂制药厂	36
8	云南白药集团股份有限公司	35
9	桂林三金药业股份有限公司	34
10	天津中新药业集团股份有限公司达仁堂制药厂	32
11	金诃藏药股份有限公司	27
12	陕西摩美得气血和制药有限公司	26
13	西安碑林药业股份有限公司	26
14	吉林敖东延边药业股份有限公司	25
15	江西天施康中药股份有限公司	25
16	兰州佛慈制药股份有限公司	25

序号	生产企业	独家产品数量
17	厦门中药厂有限公司	24
18	广西梧州制药（集团）股份有限公司	22
19	广西玉林制药集团有限责任公司	22
20	太极集团重庆桐君阁药厂有限公司	22
21	重庆希尔安药业有限公司	22
22	广州白云山中一药业有限公司	21
23	昆明中药厂有限公司	21
24	三普药业有限公司	21
25	陕西步长制药有限公司	21

中成药产品重复生产情况非常普遍，有 100 个以上厂家生产的中成药品种达 84 个。板蓝根颗粒的批文和生产企业最多，共有 827 个批文，涉及全国 694 家企业，几乎每 4 家中药企业里，就有一家可以生产板蓝根颗粒。而通过对比可以看出，药品重复生产的情况并非中药特有，在全部药品批文数量前 20 名中，仅有板蓝根颗粒和复方丹参片两种是中药，化学药重复生产问题同样突出（表 1-5）。

表 1-5　批准文号最多的药品及中成药品种（前 20 名）

	全部药品			中成药	
序号	产品名称	批文数量	序号	产品名称	生产企业
1	葡萄糖注射液	1 871	1	板蓝根颗粒	694
2	维生素 C 片	1 136	2	复方丹参片	610
3	安乃近片	1 122	3	牛黄解毒片	447
4	葡萄糖氯化钠注射液	945	4	六味地黄丸	328
5	复方磺胺甲噁唑片	930	5	维 C 银翘片	302
6	对乙酰氨基酚片	922	6	穿心莲片	268
7	盐酸小檗碱片	918	7	元胡止痛片	236
8	氯化钠注射液	905	8	杞菊地黄丸	235
9	土霉素片	839	9	补中益气丸	228
10	板蓝根颗粒	827	10	三七片	218
11	维生素 B_1 片	722	11	十全大补丸	217
12	诺氟沙星胶囊	697	12	川贝枇杷糖浆	214
13	复方丹参片	672	13	银翘解毒片	207
14	维生素 C 注射液	662	14	感冒退热颗粒	204
15	红霉素肠溶片	637	15	清热解毒口服液	204
16	甲硝唑片	632	16	附子理中丸	201
17	灭菌注射用水	607	17	三黄片	197
18	乙酰螺旋霉素片	597	18	归脾丸	196
19	氧	593	19	大山楂丸	192
20	去痛片	586	20	香砂养胃丸	192

4. 产品流通指征　虽然中成药产品数量众多，但根据产品流通指征数据（公开招标、广告信息等）显示，近3年中标、广告具有可查询信息的中成药文号仅有17 466个（占总文号数29.3%），涉及产品5 700个，占全部品种的57.7%。也就是说，其他70.7%的药品文号和42.3%的中成药品种，近3年在药品主流市场完全没有销售及广告记录。在主流市场没有痕迹表明这些产品要么依靠院外等渠道零散销售维持生存，或可能由于多种原因事实上停产或"休眠"，已经成为"僵尸文号"。

5. 处方药分类情况　我国于1999年出台《处方药与非处方药分类管理办法（试行）》，正式施行药品分类管理。我国非处方药包括甲类非处方药与乙类非处方药两大类。其中，乙类非处方药相对安全性更高些，在医院、药店以及经过批准的超市、宾馆等地均可销售；甲类非处方药需在执业药师指导下购买使用，只能在医院与药店销售。

截至2020年1月，我国非处方药共计4 998种，其中中药非处方药共计3 907种，化药非处方药1 091种。可以看出，中药是我国非处方药的主体，占据全部非处方药总数八成左右。中药非处方药中，甲类非处方药2 984个，乙类非处方药923个，"双跨"品种1 109个。

根据Wind数据，2018年我国非处方药总销售规模达到1 751亿元，其中线上销售比例仅占到5.1%。但线上非处方药销售增长迅速，2015—2018年线上非处方药销售增速在40%以上，线下非处方药收入增速低于10%。

6. 国药准字B文号产品　国药准字B文号产品原为中药保健药品，后在中药保健药品整顿工作中，转为中成药产品。此类产品上市是依据1985年卫生部《中药保健药品的管理规定》，根据该文件规定，中药保健药品是指对人体有一定程度的滋补营养、保健康复作用，长期服用对人体无害的药品。中药保健药品上市既无须药学、药效、临床及功能性试验，也无须国家批准，由省级卫生部门批准，报原卫生部备案。2000—2003年间，国家药监部门开展中药保健药品整顿工作，当时确定的工作原则为：原来的中药保健药品，符合食品属性，药用价值不突出的列为食品；毒副反应明显的，危害群众健康的，予以淘汰；介于两者之间的，规范后纳入药品监管范畴。

目前，我国现存国药准字B文号1 010个，涉及964个品种（不同名称计不同品种），其中OTC 548个，处方药464个，"双跨"品种2个（龙芪溶栓肠溶胶囊、妇科养血颗粒）。生产企业分布在634个厂家，其中具有5个以上国药B字文号的厂家有19家。

（三）中药新药注册分析

中成药创新品种的成功上市，显著提高了防治重大疾病的效果，在降低重大疾病的发病率和死亡率方面重要作用，进一步满足了民生急需。部分新药研发的创新性和质量明显提升，为我国中医药产业提供了创新品种，对带动产业升级，有效提高中药企业市场竞争力，形成企业新的经济增长点，有巨大的带动作用。

新药研发是医药科技成果转化为生产力的必经途径，是医药产业服务民生的最终出口，也是医药企业参与产业科技创新的目标。中药创新产品是中医药理论突破和临床实践经验升华的最终产物，也是中药产业发展的"源头活水"。研发什么样的中药新药？如何选题？

如何保证有临床价值的中药新药能获批上市？中药新药审评注册的理念、方法、质量与进度不仅与人民群众的用药安全与健康福祉息息相关，还有保障药品可及性、引导医药市场良性竞争的作用，直接影响着中药产业的健康发展。

下文通过总结过往几年国家药监部门批准上市的中药新药，透视分析我国中药新药注册监管理念变化及趋势，为中药新药研发立项及投资提供参考。

1. 中药新药申报及审批结果　中药新药申请（NDA）方面，国家药监部门受理的中药NDA申请2015年共20件，受2015年药物临床试验数据自查核查工作影响，2016年为0件，2017年为1件，2018年为8件。获批中药新药方面，2015—2019年获批上市中药新药共14件，其中2015年7件，2016年审批通过2件，2017年1件，2018年2件，2019年2件（图1-14）。

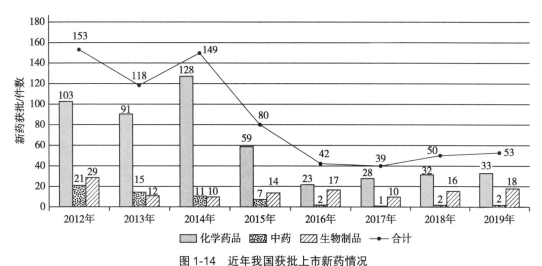

图1-14　近年我国获批上市新药情况

数据来源：根据历年国家药监部门发布的药品审评报告及公告整理。

2. 近年来获批的中药新药　2016—2019年间，7个中药新药获批，具体情况如下。

（1）金花清感颗粒：2016年9月，聚协昌（北京）药业有限公司的金花清感颗粒获批。金花清感颗粒由金银花、浙贝母、黄芩、牛蒡子、青蒿等组成；功能主治为疏风宣肺，清热解毒；用于外感时邪引起的发热，恶寒轻或不恶寒，咽红咽痛，鼻塞流涕，口渴，咳嗽或咳而有痰等，舌质红，苔薄黄，脉数；适用于各类流感包括甲型H1N1流感所引起上述证候者。2009年为应对甲型H1N1流感，国内中医专家联合组成北京攻关课题组，对有效中药进行筛选与评价，得到了有效组方——金花清感方，该方在汉朝张仲景《伤寒论》麻杏石甘汤和清朝吴鞠通所著《温病条辨》银翘散两个古代经典名方基础上加减而来。随后开展的金花清感方治疗甲型H1N1流感的临床研究，采用规范、严格的现代循证医学研究方法，进行前瞻性、非设盲、随机、对照试验（临床试验国家登记号：NCT00935194），结果显示，中药汤剂（金花清感方）可以显著降低甲型H1N1流感发热持续时间，其效果与达菲相仿或有更加优效趋势。相关文章于2011年发表在国际内科学领域"第一刊"——《内科年鉴》。在北京市政府的大力支持下，北京医药界对金花清感方开展了联合开发。2016年，金花清感颗粒最终获批准上市，以新药的形式固化了2009年中药抗甲型H1N1流感基础与临床研究的成果。《2016 年度药品审评报告》认为：金花清感颗粒"将发挥传统中药在突发卫生事件和重大公共卫生事件中的积极作用"。上市后，金花清感颗粒迅速获得有关方面的认可，先后获得国家卫健委发布的《流感诊疗方案（2018 年版）》推荐，也连续入围《中药大品种科技竞争力报告》（2018 版、2019 版）。2020 年新型冠状病毒肺炎（COVID-19，简称"新冠肺炎"）疫情，国家卫健委与国家中医药管理局联合发布了《新型冠状病毒感染的肺炎诊疗方案》，从第四版以后方案均推荐金花清感颗粒应用于新冠肺炎患者医学观察期。新冠肺炎疫情期间，金花清感颗粒获得了广泛的临床应用，显示出较好的疗效，并和连花清瘟胶囊、血必净注射液一起成为国家中医药管理局重点推荐的"三药三方"之一。

（2）九味黄连解毒软膏：2016 年 9 月，成都圣康药业有限公司的九味黄连解毒软膏（注册名为克疣毒软膏）获批。该药功能主治为：清热解毒，燥湿祛疣，用于外生殖器及肛周部位尖锐湿疣的局部治疗。据介绍，该药源于中医土方，企业从 2002 年开始与成都中医药大学专家合作开展药品研发，2006 年，药品正式进入新药证书申报环节。四川省是药品上市许可证持有人制度（MAH）试点省份，为解决该单位暂时无力筹办药品生产设施的困局，该药获批时只有新药证书，没有生产批件。截至目前，该产品仍未上市。

（3）丹龙口服液：2017 年 8 月，国家食品药品监督管理总局正式批准浙江康德药业集团有限公司（下称康德药业）提交的丹龙口服液上市许可持有人申请。丹龙口服液由丹参、黄芩、麻黄、白芍、地龙、防风、浙贝母、甘草、半夏组成，此前作为江苏省人民医院的院内制剂已经在临床使用多年。该药在宣降肺气、止咳平喘的功效基础上更注重清痰、化瘀、祛邪，兼顾了痰、瘀、邪等哮喘发作的病理基础和诱发因素，以其为代表的"化瘀平喘、清热化痰"治法较全面地考虑了哮喘急性发作的各个环节，故其平喘、止咳疗效更为突出。目前，中国哮喘患者达 3 000 万，慢性阻塞性肺疾病（COPD）有约 1 亿患者，两者都是常见的复杂气道炎症性疾病，专门用于治疗此类疾病的中成药很少，有明确循证医学证据的中成药更加匮乏。

（4）关黄母颗粒：2018 年 2 月 2 日，通化万通药业股份有限公司接到国家食品药品监督管理总局颁发的"关黄母颗粒"（更舒颗粒）新药证书。该产品由熟地黄、龟甲胶、黄柏、知母、白芍 5 味中药组方而成，具有调肝益肾、滋阴降火的功效，主治更年期综合征（绝经前后诸证）中医辨证属肝肾阴虚证，症见烘热面赤，头晕耳鸣，腰膝酸软或足跟痛，少寐多梦，急躁易怒，阴部干涩或皮肤瘙痒等。关黄母颗粒原名更舒颗粒，是由中国医药研究开发中心开发研制的中药六类新药，2007 年技术转让通化万通接续开发研制，历经十余年而终成正果。与已上市的中药相比，该药品在改善改良 Kupperman 量表评分方面有一定临床优势，为女性更年期综合征的临床治疗提供了一种更为安全有效的选择。

（5）金蓉颗粒：2018 年 12 月 28 日，广州奇绩医药科技有限公司的金蓉颗粒获批上市。该药处方由淫羊藿、肉苁蓉、郁金、丹参等多种药味组成，功能主治为补肾活血，化痰散结，调摄冲任，用于乳腺增生症痰瘀互结、冲任失调证，症见乳房疼痛、触痛，胸胁胀痛，善郁易怒，失眠多梦，神疲乏力，腰膝酸软，舌淡红或青紫或舌边尖有瘀斑，苔白，脉弦细或滑。该药源自广东省中医院乳腺科林毅教授多年经验方，为在广东省中医院应用多年的中药制剂消癖口服液基础上,创新研制而成的中药新药。金蓉颗粒为乳腺增生症患者提供了一种新的安全有效的治疗手段,对于满足患者需求和解决临床用药可及性具有积极意义。该药系第一个由研发机构作为持有人进行委托生产的中药品种。

(6)芍麻止痉颗粒:2019 年 12 月 25 日,天士力医药集团股份有限公司收到国家药品监督管理局核准签发的儿科新药芍麻止痉颗粒(曾用名:止动颗粒)的药品注册批件。芍麻止痉颗粒由白芍、天麻、蒺藜、钩藤、灵芝等 11 味中药组成,具有平抑肝阳、息风止痉、清火豁痰的功效,用于中医辨证属肝亢风动、痰火内扰所致的抽动秽语综合征(Tourette 综合征),症见面部、头颈、四肢或躯干部位肌肉不自主抽动伴有喉部异常发声、烦躁易怒、口干舌红、睡眠不安等。该产品于 2018 年 1 月进入药品审评中心审评序列,2018 年 9 月被成功纳入优先审评,理由为该药品属于具有明显治疗优势创新药、儿童用药品。可以看到,优先审评大大地加快了其获批上市的速度。

抽动障碍症是目前儿童精神科和儿科的一种较为常见的疾病,目前治疗该病主要采用包括药物治疗、心理治疗、饮食调整和环境治疗等为主的综合治疗,药物治疗是整个治疗的核心,也是综合治疗的成功基础。目前临床主流用药为氟哌啶醇、硫必利、匹莫齐特、硝西泮等精神神经类药物,但往往副反应较为显著。临床研究显示,芍麻止痉颗粒疗效上与硫必利相当,副反应更小,这无疑会让其具有一定市场竞争优势。而对企业而言,这不仅是一次重大的产品创新,也是其治疗领域上的突破,进入儿童用药市场,有可能带来新的业绩增长点。

(7)小儿荆杏止咳颗粒:2019 年 12 月 27 日,湖南方盛制药股份有限公司发布公告称,公司自主研发的一款名为"小儿荆杏止咳颗粒"的儿科新药,日前已获国家药品监督管理局批准,取得药品注册批件。小儿荆杏止咳颗粒由荆芥、炙麻黄、矮地茶、苦杏仁、甘草等组成,主要用于治疗小儿外感风寒化热轻度急性支气管炎引起的咳嗽、咳痰、痰黄、咽部红肿、发热等症,其处方来源于湖南中医药大学第一附属医院全国知名儿科专家欧正武教授治疗小儿外感咳嗽经验方。该药 2013 年 3 月申报生产,时隔 6 年半才获批,而从最初立项到正式获得药品注册批件历时逾 10 年。

小儿支气管炎是儿科常见多发病,市场容量大,依据 2019 年重点城市公立医院中成药儿科用药亚类格局占比数据显示,儿科止咳祛痰用药占比 26.52%,仅次于儿科感冒用药。近年来,儿科止咳用药中成药市场发展较为稳定,中成药疗效确切,毒副反应小,不易产生耐受性等特点,逐渐受到市场青睐,儿科止咳中成药市场发展前景较好。湖南方盛制药股份有限公司儿科药涵盖小儿补充营养剂用药、儿科厌食症用药,此次小儿荆杏止咳颗粒获批上市,将进一步丰富其儿科用药系列产品线,有助于综合竞争力的提升,未来推向市场将有望成为企业新的利润增长点。

3. 总结与启示

(1)面向现实的临床需求:虽然目前已经存在 9 000 多个中药品种,近 60 000 个中药批准文号,市场上并不缺中药品种,甚至存在不少临床价值低下的中成药。然而,面对目前尚未充分满足的、因生活方式改变或伴随新的治疗手段而新产生大量的临床需求,应用中医药的理念、策略、方法,尤其是通过创新的中药,可以更好地满足(或替代)这些临床需求,不仅具有非常重要的现实意义，更加具有显著的产业导向意义。近年获批的几种中药都较好地体现了这一点，如芍麻止痉颗粒、丹龙口服液都是针对明显尚未得到较好满足的临床需求，这些领域尚无临床优势特别突出的药物，这些中药新药获批，可有效地满足临床需求，而对于企业而言，此类产品也具有较低的市场推广成本和较高的临床认可度，可以较快地产生效益，具有显著的市场价值。从现实临床需求出发，寻求中医药的有效方药解决方案，这正是中药新药研发的价值基点。

（2）源于丰富的临床实践经验：通过近年获批的中药新药可以清晰地看出，获批的这几种药物基本都具备非常丰富的临床实践，如金蓉颗粒和丹龙口服液均源自应用多年的医疗机构中药制剂，另外几个产品也是源自中医名家多年的临床验方。丰富的临床实践经验，为产品的临床研究提供了相对清晰的目标和预期，自然相对更容易获得预期较好的临床试验结果，成为产品能够顺利通关的重要保障。

2019 年 10 月中共中央、国务院发布《关于促进中医药传承创新发展的意见》对于中医药传承发展、中药创新及产业发展提出了新的要求，已经正式实施的新版《中华人民共和国药品管理法》也对于中药注册管理提出了新的要求；2020 年 3 月 30 日《药品注册管理办法》正式发布，提出了药品注册管理的基本要求，并明确将以符合中药特点对中药注册管理另文要求，自 2020 年 7 月 1 日起施行。2020 年 1 月 7 日，国家药品监督管理局发布了《关于真实世界证据支持药物研发与审评的指导原则（试行）》，是国内首个关于真实世界证据支持药物研发与审评的指导文件。长期以来，如何证明中医药的有效性是制约中药临床价值评价的核心难题，而"真实世界研究"较为契合中医个性化诊疗和整体疗效评价的特点，不仅可用于上市后中药再评价，也有利于助推中药新药临床审批上市。随着未来新版《药品注册管理办法》等法规和针对中药人用经验整理和总结的技术要求进一步明晰，中医临床实践总结在中药新药注册审评中的作用将日益显现。可以预见，拥有丰富临床实践应用的方药，尤其是已经具有相对固定物质基础的医疗机构中药制剂，在开发成为中药新药时，可有效地降低研发成本、控制研发风险、缩短研发周期，将成为中药新药研发的高效率通道。

（3）立足中医理论的支撑：当前，中医药面临着传承不足、创新不够的局面严重制约着中医药的发展。从全部中药上市新药可以发现，2014 年至今没有新的中药注射剂获批，2016 年至今没有单方中药新药获批。从剂型上看，2016 年以来获批的 7 种中药新药，5 种为颗粒剂，1 种为口服液，1 种为外用膏剂，均为相对传统、生产工艺较为简单的剂型。2016 年以来，获批的中药均具有清晰的中医理论的支撑，即使适应证为相对具体的西医疾病，同样在用药人群、疾病分型、诊疗理念上突出中医药特点，甚至是在原有中医诊疗理念上有所创新的组方，可谓是"中"字当头。随着中药新药数量的大幅下降，中药的中医药特色要求也进一步突出，符合中医理论框架认知，成为中药新药的必然要求。

与此相应，将源自动物、植物，采用现代技术方法开发的天然药物，纳入化学药物管理框架，或许将成为另一种可能出路。长期以来，我国将中药、天然药物一起注册管理。中药是指在我国传统医药理论指导下使用的药用物质及其制剂；天然药物是指在现代医药理论指导下使用的天然药用物质及其制剂。从上述定义上可以看出，两者有着相似的物质基础和作用模式,但由于指导理论不同,导致其用药方式、理念显著不同。然而既然两者作为同一类药物管理,那就必然要基于两者之间的共同特点,寻求最大公约数,采用一致或相似的管理方式。这也就导致难以对两者之间做清晰的切割,难免有顾此失彼、此消彼长的可能性。目前看来,天然药物大多是源自天然的小分子物质,化学药则是通过化学合成得到的小分子物质药物,两者在研发实质上并无本质区别,天然药物参照化学药物注册管理或许更为合理。

(4)制度创新对中药新药的支持:虽然中药创新在技术层面依然步履艰难,但在制度层面已经为中药产业开启新时代产学研合作铺平了道路。

MAH 制度的初衷是为鼓励创新、整合产能,近年来获批的多个中药新药品种已经受惠于此前开展 MAH 制度试点。例如 2016 年,成都圣康药业的九味黄连解毒软膏是我国第一个以 MAH 取得新药证书的中药品种;2017 年,浙江康德药业集团股份有限公司的丹龙口服液是我国第一个以 MAH 上市的中药新药;2018 年获批的金蓉颗粒是第一个由研发机构作为持有人进行委托生产的中药品种。随着《中华人民共和国药品管理法》(2019 修订)的实施,在 MAH 制度全面实施的推动下,科研机构将有机会真正分享到其科研成果带来的直接经济利益,而不必沦落到只能卖出新药批件的尴尬境地。

(5)儿童用药成为突破口:目前,儿童用药市场规模仅占医药行业的5%,而儿童占全国人数约 16.6%,儿童用药市场远未饱和。《2016 年儿童用药安全调查报告白皮书》显示,我国儿童专用药仅 60 多种,药品数量占比约为 1.7%;全国 6 000 多家药企中,专门从事儿童用药生产的仅 10 余家。2013 年我国儿童用药市场规模突破千亿,2018 年正式突破了 1 500 亿元,截至目前,我国儿童药市场依然是一个相对竞争不充分的市场,市场潜力巨大。然而由于儿科用药产品的临床研究限制条件众多,儿童用药安全性要求较高,儿童专用药开发难度大,近年来新上市的产品并不多。为了鼓励儿童用药产品的研发,国家有关部门都给予了极大的政策支持,药监部门也致力于加快儿童药的审评审批,2019 年获批的两个儿科新药都是中药。

4. 问题分析

(1)中药新药面临"转型"阵痛:2015 年国家食品药品监督管理总局发布了文件严查新药临床数据造假,重压之下 1 000 多个新药申报撤回,当年新药申报数大幅下降。在随后的几年里,当时撤回的化学药、生物药,很多整理了临床试验数据后重新申报,而撤回的中药却很少再次申报,甚至两年里仅有 1 个中药 NDA 申请。2018 年以来,中药 NDA 申请在逐步恢复中。除了临床数据核查核验之外,影响中药新药申报更重要的原因是药品审评理念转变对中药的冲击更为显著。

近几年来,我国中药新药的审评审批理念实质上出现了一个明显的转向,即由过去更加倾向于先进技术方法在中药领域的应用,甚至以技术方法先进性来衡量药物的价值,逐步转向了以临床需求为核心,在中医临床实践和传统理论认知基础上,尊重中医药规律和特点的应用技术创新。这种变化固然是积极的,也是业界一直呼吁的,朝向符合中医药自身发展规律,但对现存"池子里"在研中药品种构成了重大的挑战。虽然监管方近年来做出了诸多努力,但似乎药监部门对于中药新药的价值理念并未足够清晰有效地传递到业界,或者说很多中药企业并没有真正理解或准备接受监管部门的中药新药理念，大量中药企业普遍对于中药新药研究开发处于观望阶段。当前，中药新药正在承受着中药价值理念转变带来的转型"阵痛"，面临"青黄不接"的尴尬局面。而这也为那些在困境中依然坚持推进中药新药研发，坚持临床需求导向和中医药特色的企业和其新产品上市提供了难得的历史机遇。

（2）中药新药研发周期过长：可以看出，近年获批的中药新药大都经历了超过 10 年的研发周期。这种超长的研发周期显著制约了中药新药创制。企业开展中药新药研发工作，从新药立项，到获批上市，再到获得收益，周期在十几年以上，在当前甚至是中长期的业绩中都难有体现，期间的各种不确定性过大，绝大部分企业都难以下定决心；对于投资方来说，中药新药投资回收周期过长，受政策影响更大，相对更难深度参与。研发周期过长，不利于提升中药新药研发的积极性。

合理的利益分配机制是中药新药项目能够顺利完成，进而获得长期收益的关键。从临床优势组方（中医医师）→医疗机构中药制剂（医院）→研发中药新药（科研机构）→新药上市（企业），是一条较为便捷、可行的中药新药研发路径。目前看来这条中药新药的研发路径虽然是可以走通的，但整个周期过长，且涉及利益环节较多，从而使得项目的风险分担、利益分配都面临较大的不确定性。

超长的中药新药研发周期与中药注册监管及技术要求日益复杂有关，更与过去 20 年间我国中药注册技术要求不断提升、新药技术方向反复变化有关。随着 2019 年全国中医药大会的召开，中央对于中医药"传承精华，守正创新"的发展方向一锤定音，随之而来的是中药新药价值理念的进一步明确，并逐渐形成行业共识，未来中药研发周期过长的问题或将得到一定程度的改变。

中药新药研发经历了一段时间的困惑和艰难的转型，当前其发展方向和政策趋势已经明确，实现的技术路径也在逐步清晰，现在已经到了可以重整旗鼓、重新上路再出发的时候了。只不过再上路时，世界已经和以前不同了，过去"短平快"的中药新产品"批量"开发模式已经一去不返了，未来的中药新产品开发，必然是"深耕细作"，深入临床实践，从临床需求出发，找出确有临床优势和丰富临床数据积累的中医候选方药，通过翔实、可信、中医药特色明确的研究，证明药品的价值，进而获得监管方的认可，获得批准上市。尤其已经具备多年应用历史的医疗机构中药制剂，基于清晰的用药经验积累，如开发为中药新药，不仅能够大大地缩短研发周期，同时也具备更明确的临床价值，或将成为未来中药新药开发的关键突破口。

（四）中药产业升级和技术创新

通过近几十年来的中药现代化进程，中药产业具备了一定竞争力，中成药已从丸、散、膏、丹等传统剂型，发展到现在的滴丸、片剂、膜剂、胶囊等 40 多种剂型，中成药产品生产工艺水平有了很大提高。近年来，对中药的研究逐步走向深入化、体系化，中药有效成分分离提取关键技术、大型现代中药工程装备生产技术、中药新药研发等取得重大突破。

围绕"大品种、大企业、大市场"的培育，在国家中药品种保护等相关政策和重大新药创制国家科技重大专项、中药标准化项目等系列专项的支持下,中成药行业在大品种技术改造、生产工艺技术提升和生产质量在线控制水平提升、生产关键技术孵化基地和新药研发平台建设方面取得了一定成效,产业规范化水平得以提升。重点中成药生产企业纷纷借助国家级企业技术中心、工程研究中心、重点实验室等一批国字号研发平台,对中成药二次开发模式和关键技术加以推广应用,提升中药质量控制水平,挖掘临床价值并进行精准临床定位,成功培育了一批中成药大品种,年销售过亿元的中成药品种有 500 余个,过 10 亿元的品种超过 50 个。

在中药大品种成长的推动下,一批现代化中成药制药企业发展迅速,多家中药企业年营业额超过 100 亿元,中国制药工业百强榜上中药企业约占 1/3。截至目前,境内沪深两市上市的中药制造业上市公司达 60 家,2019 年营业收入总额达到 3 054.5 亿元,同比 2018 年的 2 740.1 亿元,增长 11.47%,7 家公司营收超过百亿元,46 家公司营收超过 10 亿元。大品种推动了中药企业做大、做强、做优,龙头企业和品牌产品发展迅速,中成药制造业集团化、品牌化程度有所提升。

(五)中药不良反应报告分析

近年来,我国着力构建药品不良反应监测体系,完善相关法律法规,扩大监测覆盖面,建立以风险防控为主的预警机制,不良反应监测工作得到快速发展。下文根据国家药品不良反应监测中心发布的历年《国家药品不良反应监测年度报告》,对中药不良反应报告的现状和趋势进行分析。

1. 药品不良反应 / 事件报告 2019 年我国药品不良反应 / 事件报告中,涉及怀疑药品 163.5 万例次,其中中药占 12.7%、化学药品占 84.9%、生物制品占 1.6%。可以看出中药不良反应 / 事件报告发生率显著低于其市场规模占比,且呈逐年下降趋势,从 2014 年的 17.3%,下降至 2019 年的 12.7%(图 1-15)。

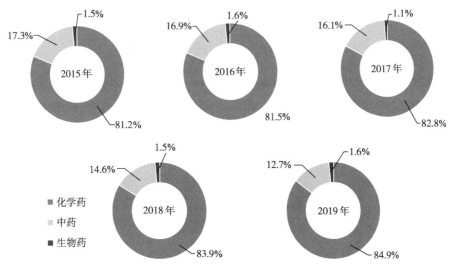

图 1-15 我国药品不良反应 / 事件报告涉及药品类别分布
数据来源:历年《国家药品不良反应监测年度报告》。

2. 严重药品不良反应 / 事件报告　2019 年严重不良反应 / 事件报告涉及怀疑药品 19.9 万例次，其中中药占 7.3%、化学药占 90.5%、生物药占 2.2%。可以看出，严重不良反应 / 事件报告涉及中药比例较低，尤其相对于中药市场规模占比，中药严重不良反应事件发生率远低于化学药品（图 1-16）。

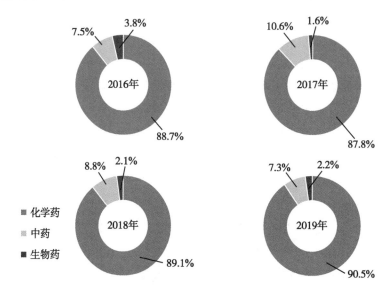

图 1-16　我国严重药品不良反应 / 事件报告涉及药品类别分布

数据来源：历年《国家药品不良反应监测年度报告》。

3. 不良反应事件的给药方式分析　按照药品给药途径统计，2019 年药品不良反应 / 事件报告中，静脉注射给药占 58.1%、其他注射给药占 4.7%、口服给药占 32.5%、其他给药途径占 4.70%。按照给药途径统计中药不良反应 / 事件报告，其中静脉注射给药占 44.8%，其他注射给药占 0.7%，口服给药占 46.4%，其他给药途径占 8.1%。中药注射剂不良反应 / 事件占比显著低于化学药品、生物制品注射剂（图 1-17）。

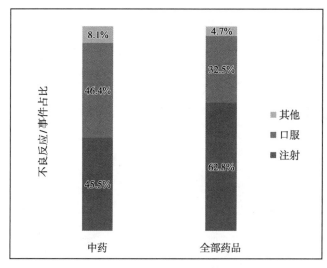

图 1-17　2019 年不良反应事件给药方式占比分布

数据来源：历年《国家药品不良反应监测年度报告》。

2016 年中药不良反应 / 事件报告中，按不同给药途径分布中注射给药占比为 53.8%。2019 年，注射给药占比已降至 45.5%。可以看出，近年来中药注射剂不良反应 / 事件报告占比显著下降。

安全性问题曾是中药注射剂的突出问题。2010 年前，中药注射剂严重不良反应 / 事件高发，如鱼腥草、刺五加、双黄连等中药注射剂都曾发生过严重的群体性不良反应 / 事件，使得中药注射剂的安全性问题成为各方的关注焦点。2009 年，国家药监部门启动针对中药注射剂安全性问题再评价工作，此后重大新药创制国家科技重大专项、中药标准化项目、中药注射剂系列专项均涉及中药注射剂安全性。在各方的共同努力下，近年来，在注射剂的风险因素识别、风险评估、安全性风险管控等方面取得了长足的进步。中药注射剂的安全性风险快速增加的态势得到初步控制，目前中药注射剂的不良反应数据已经出现明显降低。

然而，引发不良反应的原因，除了中药注射剂本身存在的问题，更可能与其在临床的不规范运用和广泛滥用关系甚大。可以预见，未来源自中药注射剂本身的安全性风险正在逐步得到控制，而源自临床不合理应用、不规范使用的安全性风险日益凸显。随着安全性问题突出的注射剂被逐渐淘汰，现有注射剂产品的安全风险管控水平逐步提升，安全性问题对于中药注射剂的重要性有可能逐步下降。合理用药问题成为中药注射剂的关键问题。

4. 涉及治疗领域 2019 年中药不良反应 / 事件报告数量略有下降，涉及的中药药品中，例次数排名前 5 位的类别分别是理血剂中的活血化瘀药（28.4%）、清热剂中的清热解毒药（11.4%）、补益剂中的益气养阴药（6.8%）、开窍剂中的凉开药（6.1%）、祛湿剂中的清热除湿药（5.7%）。2019 年中药严重不良反应 / 事件报告的例次数排名前 5 位的类别分别是理血剂中的活血化瘀药（39.8%）、补益剂中的益气养阴药（13.0%）、开窍剂中的凉开药（10.5%）、清热剂中的清热解毒药（8.6%）、解表剂中的辛凉解表药（3.8%）。

（六）中成药说明书修订通告

药品说明书是载明药品重要信息的法定文件，也是药品信息的最主要来源，还是向患者介绍药品特性、指导临床医生正确选择用药和患者安全用药的主要媒介。长期以来，我国中成药说明书存在内容缺失、表述不清、警示作用不强等三类主要问题。近年来，国家药监部门越来越重视中成药说明书的规范化问题，积极推动中成药说明书管理向科学规范的方向发展，一方面鼓励企业依据自身情况有计划、自主地推进说明书规范，推动中药临床合理用药；另一方面，在出现说明书上未提及的使用问题或药品不良反应时，国家药监部门则会强制修订相关产品的说明书。根据国家药品监督管理局网站历年发布的通告，2015—2019 年累计发布说明书修订通告共计 128 项，涉及 283 个产品（表 1-6）。

1. 涉及药品分类情况 2015—2019 年发布的说明书修订通告中，按药品分类来看，非处方药说明书修订多于处方药，涉及 170 个非处方药产品，占比 58%。按药品类别看，涉及中药产品多于化学药和生物制剂，中药占比为 60%。按给药方式看，口服制剂最多，占比 47%，外用制剂占比 34%，注射剂类占比 19%（图 1-18）。

表 1-6　我国近年发布药品说明书修订通告情况

项目	2015 年	2016 年	2017 年	2018 年	2019 年	合计
通告数量	20	28	19	34	27	128
涉及药品种类数	46	74	59	63	41	283
发布说明书范本药品个数	37	49	38	31	2	157

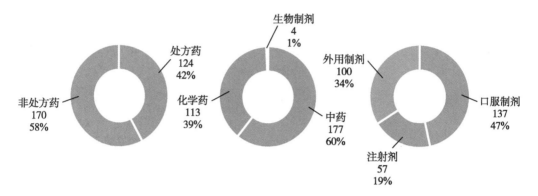

图 1-18　2015—2019 年我国药监部门发布的药品说明书修订通告情况

2. 涉及说明书项目情况　从 2015—2019 年药监局发布药品说明书修订通告涉及项目可以看出（图 1-19），近年来国家药监部门加大了药品说明书的规范及要求力度，强制修订了多个药物的说明书，主要基于安全性要求，注意事项、不良反应、使用禁忌是修订最多的项目。

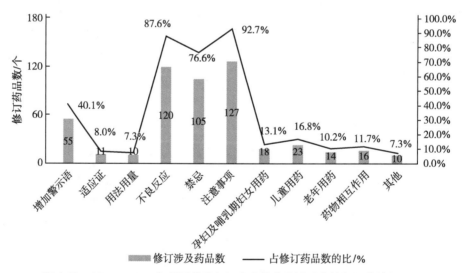

图 1-19　2015—2019 年我国药监部门发布的药品说明书修订通告涉及项目

　　由于中药特殊的发展历史、科学体系和行业要求，长期以来，大量中成药说明书不良反应或禁忌的表述仍是"尚不明确"，随着社会的进步、公众维权意识和用药安全意识的增强，中成药说明书的核心要素标示不充分将给临床用药带来困惑。中成药说明书的修订，不是对其安全性的否定，而是为了今后对其的使用更趋安全和规范。诚实公布相关信息，有助于医生对症下药、患者安心服药，同时也可以倒逼药企不断改进工艺和管理，提升药品质量水平,企业和行业才能健康地发展下去。

完善中成药说明书主要包括两类内容:一类要报国家药品监督管理局审批,另一类要报省级药监部门备案。适应证、主治证改变需要审批,而安全信息内容的改变只需要备案。在新旧包装更换过程中,说明书的修订可能导致企业重点产品在销售时出现短期的货品调配等问题,但长期来看,说明书的规范化有助于药品合理应用,降低药品不良反应的发生,降低企业产品风险,对患者、医师、药企、监管部门四方来说则是共赢。中药生产企业应自觉履行企业主体责任,与时俱进,认真研读国家有关部门对于药品说明书相关要求,深入研究产品,主动提高药品说明书质量,展示负责任、专业化的企业形象。

(七)中成药质量状况

近年来,国家药品监督管理局落实"四个最严"要求,坚持风险管理理念,稳步推进国家药品抽检工作,掌握上市后药品质量状况,评估药品生产、经营和使用单位的质量管理水平,严厉打击违法违规行为。

1. **国家抽检中药质量态势**　中国食品药品检定研究院发布的《国家药品抽检质量状况报告》显示,当前我国药品安全形势总体平稳可控,药品质量保持在较高水平。2018 年,国家药品抽检品种共 162 个,共抽检 23 863 批次样品,共检出不符合规定药品 702 批次。其中抽检中成药 51 个品种、9 037 批次,检出不符合规定 114 批次,共涉及 37 家生产企业,占总抽样涉及生产企业的 5.6%。

2019 年国家药品抽检品种共 184 个,其中中成药 57 个品种、6 177 批次。经检验,符合规定 6 151 批次,不符合规定 26 批次(含 2 批次补充检验不符合规定)。生产、经营、使用环节分别抽取中成药 634、4 805、738 批次,可以看出,经营环节是目前中成药抽检的主要环节。在生产与经营环节各检出不符合规定产品 3 和 23 批次,占对应环节全部产品的比例均为 0.5%;不符合规定产品数量分别为 18 和 6 批次,各占全部不符合规定项目的 69.2% 和 23.8%。

可以看出,国家药品抽检结果中,各类型药品占比变化剧烈,但中药饮片占抽检不合格比例始终较高(图 1-20)。尤其是近年来,其他药品质量明显提升,不合格批次显著下降,中药质量问题相对凸显,2018 年中药饮片和中成药在全部不合格药品中超过 9 成。2018 年中药饮片占全部抽检不合格药品 7 成以上,超过其他各类药品不合格批次总和 1 倍还多。

2017 年以来,有关方面加大了对中成药产品的抽检力度,抽检达到 9 000 批次以上;近年来,中成药抽检合格率维持在较高的水平,始终在 98% 以上(图 1-21)。

2. **中成药质量问题分析**　根据国家抽检中成药不合格情况分析,不符合规定项目主要集中在检查与含量测定两项,当前中成药的质量问题主要源自药材原料质量和工艺生产控制两个方面。

(1)药材原料方面:中成药以中药材和饮片为原材料,中药材和饮片的质量会影响中成药产品质量。国家评价性抽样工作反映出中成药原料主要存在四类问题:一是质量低劣,含量测定不合格;二是外源性污染物超限,农药残留检出率颇高;三是品种混用、掺伪;四是药材炮制不规范。

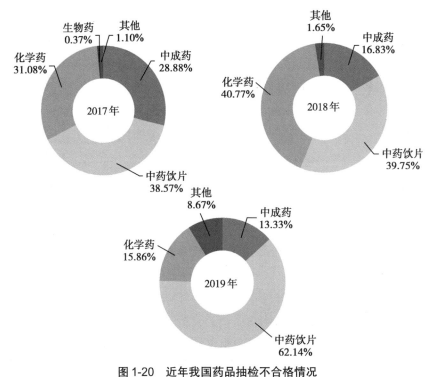

图 1-20　近年我国药品抽检不合格情况

数据来源：中国食品药品检定研究院《国家药品抽检质量状况报告》。

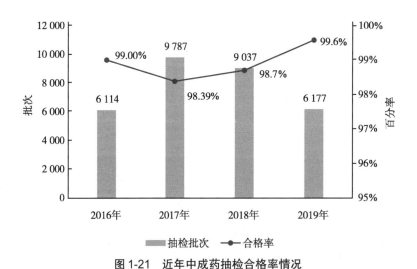

图 1-21　近年中成药抽检合格率情况

数据来源：中国食品药品检定研究院《国家药品抽检质量状况报告》。

（2）生产工艺控制：中成药品种仍以传统制剂、粗提取制剂为主，工艺水平较低，且部分质量标准难以全面评价产品的质量，生产过程控制至关重要。国家评价性抽检中发现的中成药生产工艺控制问题主要为：生产工艺参数不合理或控制水平低；企业间和企业内批间制剂质量差异大，企业内部的不同批次样品间差异也较显著，工艺稳定性较差；生产清场不彻底，来自生产过程中不同产品间的交叉污染；生产工艺存在缺陷，原料提取不完全。

（八）飞检及 GMP 证书收回情况

随着新一届国家药监系统的组建，医药产业将迎来新一轮飞检考验。2018 年以来，飞检已成为每家药品生产、经营企业关注的焦点。GMP 飞行检查重点企业类型：产品抽检不合格的企业；被发放告诫信的企业；注册现场检查或 GMP 认证检查发现缺陷较多的企业。

1. GMP 证书收回分类情况 2018 年全年共收回 GMP 证书 224 张。各类别占比情况如下：中药饮片收回 96 张，占总量的 42.9%；口服制剂收回 88 张，占总量的 39.3%；原料药收回 22 张，占总量的 9.8%；冻干、注射剂收回 11 张，占总量的 4.9%；外用药收回 3 张，占总量的 1.3%，生物制品 2 张，占总量的 0.9%，医用气体 2 张，占总量的 0.9%（图 1-22）。

2. GMP 证书收回分布情况 从表 1-7 可以看出，各省份收回 GMP 证书数量差异巨大，安徽省 4 年累计收回 79 张 GMP 证书，收回 GMP 证书与企业数量的比例达 24.69%。安徽省中药饮片加工企业数量众多，饮片企业是 GMP 收回的重灾区。江苏省、浙江省、北京市、上海市医药企业数量众多，但 GMP 证书收回数量较少，4 年收回的数量不到本地企业数量的 3%；而广西壮族自治区 131 家医药生产企业，4 年累计收回 GMP 证书 48 张，占比高达 36.64%。

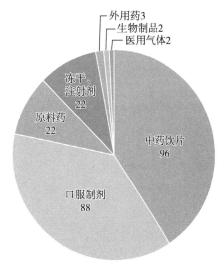

图 1-22 2018 年我国收回 GMP 证书情况
数据来源：国家药监局及各省药监局。

表 1-7 我国收回 GMP 证书分布情况

序号	省份	药品生产企业数量	收回 GMP 证书（张）					比例
			2015 年	2016 年	2017 年	2018 年	总计	
1	北京	261	0	3	1	1	5	1.92%
2	天津	127	0	2	2	4	8	6.30%
3	河北	345	1	15	4	6	26	7.54%
4	山西	150	0	2	2	7	11	7.33%
5	内蒙古	96	1	1	3	8	13	13.54%
6	辽宁	256	5	8	10	10	33	12.89%
7	吉林	342	18	20	13	16	67	19.59%
8	黑龙江	215	4	6	0	6	16	7.44%
9	上海	196	0	2	2	1	5	2.55%
10	江苏	474	0	1	6	7	14	2.95%
11	浙江	441	1	2	4	1	8	1.81%
12	安徽	320	14	22	10	33	79	24.69%
13	福建	134	3	3	2	2	10	7.46%

续表

序号	省份	药品生产企业数量	收回GMP证书（张）					比例
			2015年	2016年	2017年	2018年	总计	
14	江西	194	3	6	3	11	23	11.86%
15	山东	406	13	7	10	12	42	10.34%
16	河南	303	1	5	11	6	23	7.59%
17	湖北	303	11	11	3	6	31	10.23%
18	湖南	218	4	4	4	3	15	6.88%
19	广东	603	16	9	16	12	53	8.79%
20	广西	131	12	15	11	10	48	36.64%
21	海南	89	3	4	3	5	15	16.85%
22	重庆	121	2	1	7	9	19	15.70%
23	四川	453	4	3	1	16	24	5.30%
24	贵州	167	1	1	1	3	6	3.59%
25	云南	208	0	3	2	4	9	4.33%
26	西藏	21	0	0	0	0	0	0.00%
27	陕西	217	9	5	6	6	26	11.98%
28	甘肃	208	12	5	11	13	41	19.71%
29	青海	55	1	0	5	6	12	21.82%
30	宁夏	23	1	0	4	0	5	21.74%
31	新疆	74	0	5	0	0	5	6.76%
	合计	7 151	140	171	157	224	692	9.68%

（九）中成药进出口贸易

近几年，中医药国际化成绩斐然，中医药以丰富有效的防病治病方法和理念、技术正在逐渐被世界各国认知、接受，产品和服务越来越受欢迎。不断有中药产品以药品身份正在或已经完成在欧美的注册上市，完成了几十年来中医药人的梦想。相比10年前，中药类产品出口额已增加了近3倍。

中国医药保健品进出口商会数据显示，2018年中药类产品进出口额57.68亿美元，同比增长10.99%，占医药产品进出口总额的5.02%。其中，中药类产品出口额39.09亿美元，同比上升7.39%。出口均价同比增长16.69%，带动中药类出口额增长。从中药出口分类看，植物提取物市场最为活跃，出口额23.68亿美元，同比增长17.79%。2019年我国中药类商品贸易总额61.74亿美元，同比增长7.05%。其中，出口额为40.19亿美元，同比增长2.82%；进口额为21.55亿美元，同比增长15.93%，继续保持出口和进口双增长态势（图1-23）。

中成药出口方面，2017年，我国中成药出口2.5亿美元，同比增长11.03%；2018年中成药出口额2.64亿美元，同比增长5.51%；2019年，中成药出口量12 600t，同比增长12.21%，但受出口价格下跌的影响，出口额微跌0.45%，为2.63亿美元，整体呈现出稳健的发展态势。然而，中成药目前在中药产品整体出口额中占比仅为6.53%，相对于原料类产品仍处于弱势地位。

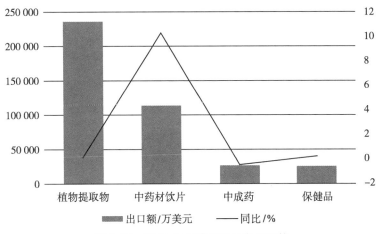

图 1-23　2019 年中药类商品出口趋势
数据来源：中国医保进出口商会。

安宫牛黄丸是近年来中成药出口金额最大的品种，其次分别为片仔癀、清凉油、云南白药、六味地黄丸系列等。中国香港是中成药的主要出口市场，持续占据中成药出口 40% 以上的份额，其余前几大市场依次为美国、日本、新加坡、马来西亚、越南、印度尼西亚、泰国、澳大利亚、阿拉伯联合酋长国。可以看出，中成药主要的目标市场主要集中在东南亚国家。

随着我国综合国力的增强，中国产品和价值观念对世界影响持续增加，尤其是随着"一带一路"沿线国家和地区对中医药了解、认识、接受程度的逐步加深，中成药出口贸易预期将保持增长。今年以来，新冠肺炎疫情在全球蔓延，成为 21 世纪以来最重大的全球性危机。在此次疫情防控中，中医药发挥了重要作用，这在一定程度上可以增进世界人民对中药的了解，未来中成药的出口或将迎来新的契机。

三、中成药相关政策趋势分析

医药行业是政策高度敏感型行业，政策对于产业发展有极大的影响。通过现有政策分析透视未来政策走势，有助于把握中药产业发展方向。2018—2019 年有关部门发布了多项重要的法律法规及政策文件，现将对中成药影响较大的部分内容简要分析如下。

（一）中共中央、国务院《关于促进中医药传承创新发展的意见》

2019 年 10 月，全国中医药大会召开，中共中央、国务院发布《关于促进中医药传承创新发展的意见》（以下简称《意见》）。《意见》从健全中医药服务体系、发挥中医药在维护和促进人民健康中的独特作用、大力推动中药质量提升和产业高质量发展、加强中医药人才队伍建设、促进中医药传承与开放创新发展、改革完善中医药管理体制机制等六个方面提出了 20 条意见，为新时代传承创新发展中医药事业指明方向。

2019 年 12 月，国家中医药管理局官网发布了《关于印发〈中共中央国务院关于促进中医药传承创新发展的意见〉重点任务分工方案的通知》（以下简称《通知》），该《通知》共有 20

个章节、125 项条款，为《意见》的实施行动纲领。其中，与中成药密切相关内容如下：

> 17. 加快中医药循证医学中心建设，用 3 年左右时间，筛选 50 个中医治疗优势病种和 100 项适宜技术、100 个疗效独特的中药品种，及时向社会发布。（国家中医药局、国家卫生健康委、科技部负责）
>
> 18. 聚焦癌症、心脑血管病、糖尿病、感染性疾病、老年痴呆和抗生素耐药问题等，开展中西医协同攻关，到 2022 年形成并推广 50 个左右中西医结合诊疗方案。（国家卫生健康委、国家中医药局、中央军委后勤保障部卫生局负责）
>
> 20. 建立有效机制，更好发挥中医药在流感等新发突发传染病防治和公共卫生事件应急处置中的作用。（国家卫生健康委、国家中医药局负责）
>
> 45. 加强中成药质量控制，促进现代信息技术在中药生产中的应用，提高智能制造水平。（工业和信息化部、国家药监局、国家发展改革委、科技部、国家中医药局负责）
>
> 46. 探索建立以临床价值为导向的评估路径，综合运用循证医学等方法，加大中成药上市后评价工作力度，建立与公立医院药品采购、基本药物遴选、医保目录调整等联动机制，促进产业升级和结构调整。（国家药监局、国家医保局、国家卫生健康委、国家中医药局分别负责）

《意见》和《通知》的纲领性、框架性文件，指引了未来一段时期内中医药领域政策走向。未来，相关部门将根据文件精神，陆续出台各项配套文件，或在本领域发布的政策文件中，细化落实有关措施。

（二）《中华人民共和国药品管理法》

《中华人民共和国药品管理法》（2019 修订）[以下简称《药品管理法》（2019 修订）]已于 2019 年 8 月 26 日第十三届全国人大常委会第十二次会议修订通过，并已于 2019 年 12 月 1 日起施行。此次修订是药品管理法颁布以来的第二次系统性、结构性重大修改，将药品领域改革成果和行之有效的做法上升为法律，将对整个医药行业及产业发展产生深刻而广泛的影响。

1. 药品管理先进理念的贯彻

（1）强化药品上市许可持有人制度：《药品管理法》（2019 修订）专设了第三章"药品上市许可持有人"，对持有人的条件、权利、义务、责任等做出了全面系统的规定，明确药品上市许可持有人（MAH）依法对药品研制、生产、经营、使用全过程中药品的安全性、有效性和质量可控性负责。MAH 制度的初衷是鼓励创新、整合产能，近年来，在 MAH 制度试点的推动下，虽然中药创新在技术层面步履维艰，但在产业层面已开启了中医药产学研合作创新的新模式。《药品管理法》（2019 修订）通过全面强化许可人的主体责任，有利于厘清监管双方的责任和义务。

（2）突出了药品全生命周期管理的理念：《药品管理法》（2019 修订）有关药品全生命周

期管理的论述有利于形成积极导向,推动行业提质增效。《药品管理法》(2019 修订)强调上市许可人对已上市药品安全性、有效性和质量可控性定期开展再评价。通过上市后评价,尤其是明确地把评价结果和药品淘汰结合起来,对于促进企业关注产品提升,优化中药行业生态,具有重要而积极的现实意义。

(3)强化药品安全"社会共治"的理念:通过强化地方政府、有关部门、药品行业协会、新闻媒体等各方面的责任,齐心合力共同保障药品安全。

《药品管理法》(2019 修订)通过这些先进理念的更新,将对医药产业的生态环境和长期健康发展产生积极而深远的影响,对于中药产业同样将产生系列影响。

2. 专设中药条款　由于在中医药法等法律中已有明确规定,《药品管理法》(2019 修订)对中药内容未作特殊规定,体现了中医药的特色内容。中成药遵守药品管理的各项一般规定,中药材、饮片部分有少量针对性的特殊要求。

《药品管理法》(2019 修订)增加"国家鼓励运用现代科学技术和传统中药研究方法开展中药科学技术研究和药物开发,建立和完善符合中药特点的技术评价体系,促进中药传承创新"。这为建立符合中医药特点的中药技术评价体系提供了法律支撑。

《药品管理法》(2019 修订)将"鼓励培育中药材"修改为"鼓励培育道地中药材",凸显了道地药材对于中药的重要价值。

《药品管理法》(2019 修订)明确了中药饮片生产企业履行药品上市许可持有人的相关义务,保证中药饮片安全、有效、可追溯。对中药饮片生产提出了保证中药饮片可追溯的全新要求,这将进一步提升中药饮片准入门槛。

3. 对中药产业的影响

(1)强化上市后药品评价:《药品管理法》(2019 修订)对药品上市后管理提出明确要求。规定建立年度报告制度,持有人每年将药品生产销售、上市后研究、风险管理等情况按照规定向药品监管部门报告。同时要求持有人应当主动开展药品上市后研究,对药品安全性、有效性和质量可控性进行进一步确证,对已识别风险的药品及时采取风险控制措施;给用药者造成损害的,依法承担赔偿责任。这些属于对药品的普遍规定,但对于中药而言,其产品生命周期往往较其他类药品更长,持续开展上市后药品评价对于维护中药产业正常竞争秩序而言意义尤其重大。

(2)生产合规要求提升,中药产业面临巨大压力:2018 年度药品监管统计年报显示:2018 年各级监管机构共查处药品案件 9.8 万件,货值金额 27.4 亿元,罚款 76.6 亿元,没收违法所得金额 20.0 亿元,取缔无证经营 1 037 户,捣毁制假售假窝点 148 个,责令停产停业 1 093 户,吊销许可证 197 件,移送司法机关 2 000 件。随着《药品管理法》(2019 修订)的实施,药品监管处罚力度大幅提升。

除了大力增加处罚力度,《药品管理法》(2019 修订)还专门增加了奖励、保护举报人,严格问责地方政府和药监部门等条款,从而形成对药品生产合规问题从发现、监管、处罚的全方位强化。地方政府和各级药监部门瞒报、谎报、缓报、漏报药品安全事件,未及时消除区域性重大药品安全隐患,履行职责不力等造成药品重大安全事件或严重不良影响,都要对直接负责的主管人员和其他直接责任人员给予记过或者记大过处分;情节严重的,给予降级、撤职或者开除处分(表1-8)。

表1-8 《药品管理法》修订前后关于药品生产违规处罚规定

项目			《药品管理法》2015版	《药品管理法》(2019修订)
问题描述			未按照规定实施《药品生产质量管理规范》	应当检验而未经检验即销售药品;编造生产、检验记录;未经批准在药品生产过程中进行重大变更
发现违规			给予警告,责令限期改正	没收违法生产、进口、销售的药品和违法所得以及专门用于违法生产的原料、辅料、包装材料和生产设备;责令停产停业整顿;处违法生产、进口、销售的药品货值金额十五倍以上三十倍以下的罚款;货值金额不足十万元的,按十万元计算
逾期不改			责令停产、停业整顿,并处五千元以上二万元以下的罚款	—
情节严重	企业	资质	吊销《药品生产许可证》	吊销药品批准证明文件直至吊销药品生产许可证
	责任人	范围	—	法定代表人、主要负责人、直接负责的主管人员和其他责任人员
		罚没	—	没收违法行为发生期间自本单位所获收入,并处所获收入百分之三十以上三倍以下的罚款
		禁业	—	十年直至终身禁止从事药品生产经营活动
		拘留	—	可以由公安机关处五日以上十五日以下的拘留

(3)生产工艺变更有关要求:《药品管理法》(2019修订)第七十九条:"生产工艺变更……属于重大变更的,应当经国务院药品监督管理部门批准,其他变更应当按照国务院药品监督管理部门的规定备案或者报告。药品上市许可持有人应当按照国务院药品监督管理部门的规定,全面评估、验证变更事项对药品安全性、有效性和质量可控性的影响。"可以看出,在药品上市许可人和全生命周期管理的思维下,《药品管理法》(2019修订)关于药品生产工艺变更部分更合理地界定了监管方和被监管方的责任范畴。如果这一原则在未来的相关技术指导原则中得到合理贯彻,将有利于改变当前中药企业大量存在的实际生产工艺与批准工艺不一致的窘境,突破中药改良式创新的困境。

(三)国家基本药物

基本药物是适应基本医疗卫生需求,剂型适宜,价格合理,能够保障供应,公众可公平获得的药品。实施国家基本药物制度是党中央、国务院在卫生健康领域做出的重要部署,完善国家基本药物制度是深化医改、强化医疗卫生基本公共服务的重要举措,期望通过全面实施基本药物制度可以实现降低药价、保障供应、提升质量、减轻负担、促进创新的目标。国家基本药物目录(以下简称"基药目录")是各级医疗卫生机构配备使用基本药物的依据。

1. 国家基本药物制度　1997 年,《中共中央、国务院关于卫生改革与发展的决定》提出建立并完善基本药物制度。2007 年,党的十七大报告提出建立国家基本药物制度,保证群众基本用药。2009 年,新一轮医改提出加快建立以国家基本药物制度为基础的药品供应保障体系,将初步建立国家基本药物制度作为医改近期五项重点任务之一。2011 年,国家基本药物制度实现政府办基层医疗卫生机构全覆盖。国家卫健委药物政策与基本药物制度司负责完善国家基本药物制度,组织拟订国家药物政策和基本药物目录,开展药品使用监测、临床综合评价和短缺药品预警,提出药品价格政策和基药目录内药品生产鼓励扶持政策的建议。

2018 年 8 月国务院办公厅发布《关于完善国家基本药物制度的意见》,该文件成为我国基本药物制度的纲领性文件。该文件强调,完善目录调整管理机制,对目录定期开展评估,实行动态调整,调整周期原则上不超过 3 年。根据有关方面表示,未来将建立基药目录动态调整机制,坚持调入调出并重,持续完善目录品种结构和数量,切实满足疾病防治用药需求。每次动态调整的具体品种数量,将根据我国疾病谱变化和临床诊疗需求,综合考虑药品临床应用实践、药品标准变化、药品不良反应监测、药品临床综合评价等因素确定,考虑建立由医疗机构、科研院所、行业学会和协会等共同参与的研究评价机制,做好基本药物目录的动态优化和调整完善,引导促进行业健康发展。

2. 国家基本药物目录基本情况　2018 年 10 月国家卫健委发布"国家基本药物目录(2018 版)"。新版目录与原目录相比,增加了 165 种基本药物,调入了 187 个品种,调出了 22 个品种,品种数量由原来的 520 种增加到 685 种,涉及 1 100 多个剂型、1 800 多个规格。其中西药 417 种、中成药 268 种(含民族药)。在覆盖临床主要病种的基础上,重点聚焦癌症、儿童、慢性病等病种,其中包括肿瘤用药 12 种、临床急需儿童药品 22 种和丙肝治疗新药(表 1-9)。

表 1-9　我国历版基药目录收录品种情况

版次	西药	中药	总数
1982 年	278	—	278
1996 年	699	1 812	2 511
1998 年	740	1 570	2 310
2000 年	770	1 249	2 019
2002 年	759	1 242	2 001
2004 年	773	1 260	2 033
2009 年	205	102	307
2012 年	317	203	520
2018 年	417	268	685

3. 新版基药目录调整中成药分析　开展基本药物目录调整工作时,对于中成药国家基本药物的遴选,国家卫健委充分尊重中医药特点,会同国家中医药局单独组织中医药专家,按照基本药物目录管理办法和基本药物工作委员会确定的目录调整工作方案所明确的调整

原则和程序,进行充分论证和评审。基药目录所纳入的都是根据诊疗规范、临床诊疗指南和专家共识依据,疗效确切、价格合理、临床应用价值高的药物。

2018版基药目录收录268个中成药品种,有的品种包含多个剂型,共涉及468个中成药产品,涉及11 343个批文(表1-10)。

表1-10 2018版基药目录新增中成药情况

序号	药品名称	序号	药品名称
5	金花清感颗粒	136	五灵胶囊
10	复方银花解毒颗粒	137	枳术宽中胶囊
11	金叶败毒颗粒	138	宽胸气雾剂
22	复方黄黛片	154	正清风痛宁缓释片(片)
23	唐草片	164	克痢痧胶囊
24	清热八味胶囊(散、丸)	168	金钱胆通颗粒
28	四妙丸	169	银屑胶囊(颗粒)
35	金芪降糖片(胶囊、颗粒)	170	除湿止痒软膏
53	杏贝止咳颗粒	171	金蝉止痒胶囊
54	苏黄止咳胶囊	173	肛泰栓(软膏)
63	参苓白术散颗粒	174	复方黄柏液涂剂(复方黄柏液)
64	肾衰宁胶囊(片、颗粒)	178	湿润烧伤膏
67	益气和胃胶囊	180	双石通淋胶囊
68	摩罗丹	184	西黄丸(胶囊)
75	百令胶囊(片)	187	灵泽片
76	金水宝胶囊(片)	203	补血益母丸(颗粒)
84	天芪降糖胶囊	204	定坤丹
85	津力达颗粒	207	滋肾育胎丸
86	益气维血胶囊(片、颗粒)	217	石斛夜光丸
87	芪苈强心胶囊	218	和血明目片
91	乌灵胶囊	230	金嗓散结胶囊(片、颗粒、丸)
93	升血小板胶囊	234	西帕依固龈液
99	瘀血痹胶囊(颗粒、片剂)	236	六神丸(胶囊、凝胶)
106	补肺活血胶囊	237	百蕊颗粒
107	灯盏生脉胶囊	244	独一味胶囊(片)
108	活心丸	248	滑膜炎颗粒(片)
109	芪参益气滴丸	254	麝香追风止痛膏
110	扶正化瘀片(胶囊)	256	小儿柴桂退热颗粒(口服液)
111	鳖甲煎丸	257	小儿金翘颗粒
118	大黄䗪虫丸	261	小儿肺热咳喘颗粒(口服液)
125	华蟾素片(胶囊)	262	金振口服液
126	红金消结胶囊(片)	267	小儿黄龙颗粒
135	荜铃胃痛颗粒		

与 2012 版基药目录相比，2018 版基药目录新增中药品种涉及 69 个，其中 66 个为新增中成药组方，3 个为新增剂型。新增 66 个中药组方中，有 36 个为独家产品（剂型独家），这些产品均曾入围了《报告》（2017 版）（该版报告共入围 552 个中药大品种）（表 1-11）。

表 1-11　2018 版基药目录新增独家中成药及生产企业

目录序号	药品名	生产企业
5	金花清感颗粒	聚协昌（北京）药业有限公司
22	复方黄黛片	天长亿帆制药有限公司
28	四妙丸	吉林紫鑫药业股份有限公司
53	杏贝止咳颗粒	江苏康缘药业股份有限公司
54	苏黄止咳胶囊	扬子江药业集团北京海燕药业有限公司
64	肾衰宁胶囊	云南雷允上理想药业有限公司
68	摩罗丹	邯郸摩罗丹制药有限公司
75	百令胶囊	杭州中美华东制药有限公司
76	金水宝胶囊	江西济民可信金水宝制药有限公司
85	津力达口服液	石家庄以岭药业股份有限公司
86	益气维血颗粒	广东红珊瑚药业有限公司
87	芪苈强心胶囊	石家庄以岭药业股份有限公司
91	乌灵胶囊	浙江佐力药业股份有限公司
93	升血小板胶囊	陕西郝其军制药股份有限公司
99	瘀血痹片	辽宁华润本溪三药有限公司
106	补肺活血胶囊	广东雷允上药业有限公司
107	灯盏生脉胶囊	云南生物谷药业股份有限公司
109	芪参益气滴丸	天士力医药集团股份有限公司
110	扶正化瘀胶囊	上海黄海制药有限责任公司
125	华蟾素注射液	安徽华润金蟾药业股份有限公司
126	红金消结胶囊	云南佑生药业有限责任公司
137	枳术宽中胶囊	山西双人药业有限责任公司
154	正清风痛宁缓释片	湖南正清制药集团股份有限公司
171	金蝉止痒胶囊	重庆希尔安药业有限公司
174	复方黄柏液涂剂	山东汉方制药有限公司
180	双石通淋胶囊	陕西摩美得制药有限公司
218	和血明目片	西安碑林药业股份有限公司
237	百蕊颗粒	安徽九华华源药业有限公司
244	独一味胶囊	康县独一味生物制药有限公司
248	滑膜炎颗粒	神威药业（张家口）有限公司
254	麝香追风止痛膏	重庆希尔安药业有限公司
256	小儿柴桂退热口服液	吉林敖东延边药业股份有限公司
261	小儿肺热咳喘口服液	黑龙江葵花药业股份有限公司
262	金振口服液	江苏康缘药业股份有限公司
267	小儿黄龙颗粒	重庆希尔安药业有限公司

本次基药目录调出 22 种药物,蛤蚧定喘丸(胶囊)、小儿化毒散(胶囊)、明目蒺藜丸 3 个品类 5 个中药品种被调出。所有调出品种均未入围《报告》(2017 版)中药大品种目录。

4. 基本药物配备与落实 2019 年 1 月,国家卫健委、国家中医药管理局联合印发《关于进一步加强公立医疗机构基本药物配备使用管理的通知》。文件强调全面配备优先使用基本药物,对医师、药师和管理人员加大基本药物制度和基本药物临床应用指南、处方集培训力度,坚持基本药物主导地位,强化医疗机构基本药物使用管理。省级卫生部门要合理确定各级各类医疗机构国家基本药物的使用比例,确保达到较高的使用量。医疗机构也应制定院内基本药物使用办法或细则,将基本药物使用情况作为处方点评的重点内容,对无正当理由不首选基本药物的予以通报。药品集中采购平台和医疗机构信息系统应对基本药物进行标注,提示医疗机构优先采购、医生优先使用。

2019 年 10 月《国务院办公厅关于进一步做好短缺药品保供稳价工作的意见》(国办发〔2019〕47 号),提出基本药物"986 政策",即"逐步实现政府办基层医疗卫生机构、二级公立医院、三级公立医院基本药物配备品种数量占比原则上分别不低于 90%、80%、60%,推动各级医疗机构形成以基本药物为主导的'1+X'('1' 为国家基本药物目录、'X' 为非基本药物,由各地根据实际确定)用药模式,优化和规范用药结构"。此次国家的"986 政策"和"1+X"的用药模式,将基本药物之外的药品使用量进一步压缩,也就是说,未来医院使用基本药物之外其他药品的份额,三级医院只剩下不到 40%,二级医院只剩下不到 20%,基层医疗机构只剩下不到 10%。

基本药物"986 政策"和"1+X"叠加全国性药品集中采购、疾病诊断相关分组(Diagnosis Related Groups,DRGs)、重点监控目录等政策威力巨大,将进一步加快医药行业洗牌,促进药品临床价值回归。

(四)国家基本医疗保险

1. 国家医保制度趋势 医疗保障是减轻群众就医负担、增进民生福祉、维护社会和谐稳定的重大制度。党的十八大以来,全民医保改革纵深推进,在破解看病难、看病贵问题上取得了突破性进展。目前,我国已建立了世界上规模最大的基本医疗保障网,全国基本医疗保险参保人数超过 13.5 亿人,覆盖面稳定在 95% 以上;基本医保基金收支规模和累计结存稳步扩大,整体运行稳健可持续。2019 年 6 月国家医疗保障局发布的《2018 年全国基本医疗保障事业发展统计公报》显示,2018 年全国基本医保基金总收入 21 384 亿元,比上年增长 19.3%,占当年 GDP 比重约为 2.4%;全国基本医保基金总支出 17 822 亿元,比上年增长 23.6%,占当年 GDP 比重约为 2%;全国基本医保基金累计结存 23 440 亿元,其中基本医保统筹基金累计结存 16 156 亿元,职工基本医疗保险(以下简称"职工医保")个人账户累计结存 7 284 亿元。

2019 年 8 月,国家医疗保障局、人力资源社会保障部印发《关于印发〈国家基本医疗保险、工伤保险和生育保险药品目录〉的通知》(医保发〔2019〕46 号文件),该文件进一步明确了地方权限,事实上取消了以往省级医保目录调整增加乙类药品的权限,但对于民族药留出了一定的余地。根据这一要求，原各省级医保目录的产品，如3年内未能进入国家医保目录，则意味着实质上将退出医保支付范畴。

2020年3月中共中央、国务院发布《关于深化医疗保障制度改革的意见》，该文件是我国医保制度改革的纲领性文件，是未来一段时间我国医保领域变革的导向。文件提出了"1+4+2"的总体改革框架。其中，"1"是力争到2030年，全面建成以基本医疗保险为主体，医疗救助为托底，补充医疗保险、商业健康保险、慈善捐赠、医疗互助共同发展的多层次医疗保障制度体系；"4"是健全待遇保障、筹资运行、医保支付、基金监管四个机制；"2"是完善医药服务供给和医疗保障服务两个支撑。医保支付方式改革对中成药影响较为显著。该文件强调推进医保支付方式改革，完善医保基金总额预算办法，推进大数据应用，逐步建立按病种、按疾病诊断相关分组付费为主，按床日、按人头、按服务单元付费等协同发展的多元复合型支付方式，探索医疗服务与药品分开支付。文件全文未提及"中医药"或"中药"。

2019年以来，国家组织药品集中采购和使用实现重大突破，并进一步提出推进药品、医用耗材集中带量采购制度改革，坚持招采合一、量价挂钩，以带量采购为原则，全面推进药品、医用耗材集中采购，建立健全省级招标采购平台，推进构建区域性、全国性联盟采购机制。关于药品价格方面，强调建立以市场为主导的价格形成机制，建立医药价格信息、产业发展指数监测与披露机制，综合运用监测预警、函询约谈、提醒告诫、成本调查、信用评价等方式规范价格行为。

可以看到，国家医保方面，在医保支付方式、集中采购环节、价格方面均有系统化变革，对于整个医药产业影响深远。虽然目前在医保目录准入层面给予中药一定平衡的支持，但国家医保各项规定及文件精神目前很少就中医药做出特色差异化要求。在全国一盘棋的医保整体格局下，中药如何更有效地证实自身健康价值，并在医保制度改革中寻求合理的政策支持，成为影响中药产业长期发展的关键问题。

2. 2019版《国家基本医疗保险、工伤保险和生育保险药品目录》常规准入基本情况　2019版《国家基本医疗保险、工伤保险和生育保险药品目录》（以下简称"医保目录"）常规准入部分共2 643个药品，包括西药1 322个、中成药1 321个（含民族药93个）；中药饮片采用准入法管理，共纳入892个。本次目录调整常规准入部分共新增了148个品种，其中，西药47个，中成药101个，其中77个是独家品种，占比高达76.2%。与2017版医保目录相比，2019版医保目录中，西药仅增加了25个，中成药则增加了83个，是西药的3倍多，无论在总数还是新增数量上，中成药都大幅增加。因此，2019版医保目录具有里程碑意义，从数量上真正达到了中西医并重（表1-12）。

新增药品覆盖了要优先考虑的国家基本药物、癌症及罕见病等重大疾病治疗用药、慢性病用药、儿童用药等，其中通过常规准入新增重大疾病治疗用药5个，糖尿病等慢性病用药36个，儿童用药38个，绝大部分国家基本药物通过常规准入或被纳入拟谈判药品名单，并将74个基本药物由乙类调整为甲类。从药品分类来看，品种数最多的是清热剂，有17个品种，祛瘀剂有11个品种；从药品剂型来看，主要是口服制剂、胶囊剂和颗粒剂，未见中药注射剂。

表 1-12 历版医保目录药品基本情况

年份	西药			中药			合计
	甲类	乙类	合计	甲类	乙类	合计	
2000 年	327	586	913	135	440	575	1 488
2004 年	315	712	1 027	135	688	823	1 850
2009 年	349	791	1 140	154	833	987	2 127
2017 年	402	895	1 297	192	1 046	1 238	2 535
2019 年	398	924	1 322	242	1 079	1 321	2 643
2019 年谈判后	398	957	1 355	242	1 112	1 354	2 709

2019 版医保目录中成药部分共计 1 321 个组方,涉及 2 238 个中成药品种,覆盖了市场上中药品种数量的近 1/4;这些品种共计有 25 275 个批文,覆盖 42.4% 的中药产品。2019 版医保目录中收录的 5 个中药品种经确认为进口品种(表 1-13)。

表 1-13 医保目录中的进口中药品种

分类	编号	药品名称	生产商
乙	192	珠珀猴枣散(小儿珠珀散)	香港保和堂制药有限公司
乙	237	标准桃金娘油肠溶胶囊	德国保时佳大药厂(G. Pohl-Boskamp GmbH & Co. KG)
乙	751	马栗种子提取物片	德国威玛舒培博士药厂(Dr. Willmar Schwabe GmbH & Co. KG)
乙	752	迈之灵片	德国礼达大药厂(Cesra Arzneimittel GmbH & CO. KG)
乙	1143	活血风湿膏	得生制药股份有限公司(中国台湾)

3. 新增医保中药甲类品种分析 2019 版医保目录中收载甲类品种 640 个,数量较 2017 年增加 46 个,其中西药 398 个,中成药 242 个。99 个中成药产品从医保乙类跃升到甲类。成为医保甲类品种后,报销比例提高到 100%;相比于医保乙类品种各地可以调出 15%,成为甲类品种后医保覆盖范围扩大至全国,也有利于产品的放量。

新增医保甲类品种中,有不少是多家企业生产的中成药产品,如小活络丸有 160 家企业生产,强力枇杷露有 123 家企业生产,即使医保政策获得突破,由于市场竞争格局不清晰,相关企业也难以获得实质上的利好。因此,独家或准独家产品,是医保乙类变为甲类真正获益的企业和产品。新增医保甲类目录中,入围《报告》(2018 版)的中成药品种详见表 1-14。

表 1-14 2019 版医保目录新增甲类产品中涉及的中药大品种

产品名称	同品厂家数	入围中药大品种的生产厂家
正清风痛宁片	2	湖南正清制药集团股份有限公司
华蟾素片	1	安徽华润金蟾药业股份有限公司
乌灵胶囊	1	浙江佐力药业股份有限公司
芪苈强心胶囊	1	石家庄以岭药业股份有限公司
枳术宽中胶囊	1	山西双人药业有限责任公司
四妙丸	1	吉林紫鑫药业股份有限公司

产品名称	同品厂家数	入围中药大品种的生产厂家
盘龙七片	1	陕西盘龙药业集团股份有限公司
双石通淋胶囊	1	陕西摩美得制药有限公司
银花泌炎灵片	1	吉林华康药业股份有限公司
保妇康栓	1	海南碧凯药业有限公司
坤泰胶囊	1	贵阳新天药业股份有限公司
颈复康颗粒	1	颈复康药业集团有限公司
复方南星止痛膏	1	江苏康缘阳光药业有限公司
麝香追风止痛膏	1	重庆希尔安药业有限公司
金蝉止痒胶囊	1	重庆希尔安药业有限公司
润燥止痒胶囊	1	国药集团同济堂（贵州）制药有限公司
藿香正气口服液	2	太极集团重庆涪陵制药厂有限公司
双黄连口服液	13	哈药集团三精制药有限公司
养阴清肺口服液	1	呼伦贝尔松鹿制药有限公司
清开灵软胶囊	1	神威药业集团有限公司
消银颗粒	1	陕西康惠制药股份有限公司
小儿化食口服液	1	广州市香雪制药股份有限公司
养血清脑颗粒	1	天士力医药集团股份有限公司
天舒胶囊	1	江苏康缘药业股份有限公司
华蟾素胶囊	2	山东鑫齐药业有限公司
红金消结胶囊	1	云南佑生药业有限责任公司

可以看出，大部分医保新增产品独家或准独家产品，曾入围《报告》(2018 版)。

4. **医保目录调出及甲类变乙类** 在调出的药品方面，主要是被国家药监部门撤销文号的药品以及临床价值不高、滥用明显、有更好替代的药品，共调出 150 个品种，其中中药品种 67 个，具体情况见表 1-15。

5. **使用和支付受限中药品种** 2017 版医保目录共有 50 个中药注射剂品种，其中 39 个品种使用受限，有 26 个品种限于二级以上医疗机构使用。2019 版医保目录中成药部分中的 52 个中药注射剂品种，49 个品种使用受限，45 个品种仅限于二级以上医疗机构使用。此次调整并未直接将一些争议较大的中药注射液品种直接调出，而是在支付上做了相应的限制。此外，对 77 个口服中成药使用也做出了限制。

6. **医保谈判中药品种** 2019 年 11 月，国家医保局、人力资源社会保障部印发 2019 年国家医保谈判准入药品名单。本次谈判共涉及 150 个药品，包括 119 个新增谈判药品和 31 个续约谈判药品。119 个新增谈判药品谈成 70 个，价格平均下降 60.7%。至此，2019 年国家医保目录共收录药品 2 709 个，与 2017 年版相比，调入药品 218 个，调出药品 154 个，净增 64 个。新版医保目录于 2020 年 1 月 1 日正式实施。

表 1-15 2019 医保目录调出中药品种

药品名称	2017 医保类别	药品名称	2017 医保类别
感咳双清胶囊	乙	消瘀康片	乙
牛黄清感胶囊	乙	脑血康胶囊	乙
重感灵片	乙	脑血康颗粒	乙
柴黄胶囊	乙	脑血康口服液	乙
维 C 银翘胶囊	乙	消瘀康胶囊	乙
重感灵胶囊	乙	滇白珠糖浆	乙
抗病毒丸（浓缩丸）	乙	朝阳丸	乙
清热解毒注射液	乙	朝阳胶囊	乙
雪胆素片	乙	逍遥胶囊	乙
胆木浸膏胶囊	乙	胃疼宁片	乙
抗病毒片	乙	脉君安片	乙
银黄注射液	乙	山绿茶降压片	乙
澳泰乐片	乙	石龙清血颗粒	乙
肝苏丸	乙	山绿茶降压胶囊	乙
澳泰乐胶囊	乙	祖师麻注射液	乙
澳泰乐颗粒	乙	中风回春颗粒	乙
乙肝健胶囊	乙	复方梅笠草片	乙
新雪丸	乙	丹田降脂丸	乙
四物膏	乙	泰脂安胶囊	乙
心脑欣丸	乙	脂康颗粒	乙
强肝丸	乙	九一散	乙
生脉片	乙	生肌散	乙
养血安神丸	乙	安多霖胶囊	乙
养血安神糖浆	乙	螺旋藻片	乙
三七片	甲	螺旋藻胶囊	乙
荷叶丸	乙	得生丸	乙
三七胶囊	甲	乳块消丸	乙
心灵丸	乙	八宝眼药	乙
盾叶冠心宁片	乙	鼻炎滴剂	乙
保利尔胶囊	乙	青黛散	甲
豨红通络口服液	乙	脱牙敏糊剂	乙
豨莶通栓丸	乙	湿毒清片	乙
脑血康丸	乙	湿毒清胶囊	乙

注：川芎嗪、银杏提取物、七叶皂苷、白芍总苷、复方罗布麻、复方莪术油、银杏蜜环等品种从中药目录调进西药目录。
生脉饮、生脉饮（人参方）、小柴胡汤丸、锡类散、明目蒺藜丸 5 个产品从医保甲类调整到乙类。
所有医保甲类变为乙类品种及调出医保目录品种，均无之前或当年《报告》上榜产品。

2019 年，19 个参加医保谈判的中成药，18 个谈判成功，进入国家医保目录。另外，2017年谈判成功的 5 个中成药此轮继续成功续约，2019 年医保谈判取得成功的中成药品种数量达到 23 个。此次中药品种医保谈判成功率达到了 96%，反映出中药产品进医保意愿较为强烈。21 个显示价格的产品平均价格降幅达 56.9%（表 1-16）。

表 1-16　2019 医保谈判中药品种

编号	药品名称	谈判企业	医保支付标准	降幅	上市年
1	芪黄通秘软胶囊	神威药业集团有限公司	2.1 元（0.5g/粒）	65.9%	2009
2	冬凌草滴丸	河南百年康鑫药业有限公司	0.19 元（40mg/丸）	53.7%	2015
3	痰热清胶囊	上海凯宝药业股份有限公司	4.3 元（0.4g/粒）	80.5%	2013
4	金花清感颗粒	聚协昌（北京）药业有限公司	9.26 元（5g/袋）	30.4%	2016
5	麻芩消咳颗粒	亿帆医药股份有限公司	4.79 元（8g/袋）	*	2004
6	射麻口服液	海南中盛合美生物制药有限公司	*	*	1994
7	参乌益肾片	江苏康缘药业股份有限公司	1.44 元（0.4g/片）	67.5%	2010
8	芪黄颗粒	药都制药集团股份有限公司	7.5 元（5g/袋）	43.6%	2012
9	注射用益气复脉（冻干）	天士力医药集团股份有限公司	16.5 元（0.65g/瓶）	59.5%	2006
10	八味芪龙颗粒	重庆华森制药股份有限公司	2.93 元（6g/袋）	57.0%	2013
11	杜蛭丸	吉林敖东延边药业股份有限公司	6.49 元（5g/25 粒）	73.5%	2002
12	脑心安胶囊	吉林意达药业有限公司	1.38 元（0.3g/粒）	38.1%	2002
13	芪丹通络颗粒	河北中唐医药有限公司	4.16 元（8g/袋）	60.0%	2009
14	芪芎通络胶囊	吉林万通药业集团有限公司	0.69 元（0.5g/粒）	81.3%	2010
15	西红花总苷片	瑞阳制药有限公司	16.5 元（12mg/片）	80.0%	1999
16	注射用丹参多酚酸	天士力医药集团股份有限公司	58.5 元（0.13g/支）	80.3%	2011
17	血必净注射液	天津红日药业股份有限公司	22.08 元（10ml/支）	47.8%	2004
18	银杏内酯注射液	成都百裕制药股份有限公司	19.68 元（2ml/支）	70.4%	2011
19	银杏二萜内酯葡胺注射液	江苏康缘药业股份有限公司	93.7 元（5ml/支）	84.9%	2012
20	复方黄黛片	亿帆医药股份有限公司	10.19 元（0.27g/片）	3.0%	2009
21	食道平散	陕西欧珂药业有限公司	163 元（10g/瓶）	48.4%	2002
22	参　胶囊	吉林亚泰制药股份有限公司	6.18 元	7.1%	2000
23	注射用黄芪多糖	天津赛诺制药有限公司	200 元（250mg/支）	61.3%	2004

注：1～18 为首次谈判成功的中药品种；19～23 为续约谈判成功的中药品种；"*"品种企业申请价格保密。

谈判成功中药中，只有金花清感颗粒、冬凌草滴丸两个是近 5 年内批准上市的新产品。此次中药类品种医保谈判，主要解决了老品种进医保的问题。

（五）重点监控与合理用药

2019 年 7 月 1 日，国家卫生健康委办公厅、国家中医药局办公室联合发布了《关于印发第一批国家重点监控合理用药药品目录（化药及生物制品）的通知》（国卫办医函〔2019〕558号，以下简称"558 号文"），神经节苷脂、脑苷肌肽、丹参川芎嗪等 20 种药品被列入首批国家重点监控合理用药药品目录，这一目录被业内称为"国家版辅助用药目录"。

为了进一步挤压药品市场"水分"，558 号文明确"对纳入目录中的全部药品开展处方审核和处方点评，加强处方点评结果的公示、反馈及利用。对用药不合理问题突出的品种，采取排名通报、限期整改、清除出本机构药品供应目录等措施，保证合理用药。重点将纳入目录的药品临床使用情况作为医疗机构及其主要负责人的考核内容"。该政策的出台是多轮政策逐步深化演变的结果。自 2015 年以来，为加强医疗机构辅助用药临床应用管理，规范辅助用药临床应用行为，提高合理用药水平，维护人民群众健康权益，国家出台一系列政策，推动合理用药药品目录的出台实施。首批国家重点监控合理用药药品目录主要对辅助性、营养性药品以及高额品种等临床管理进行重点监控（表 1-17）。

表 1-17　我国关于重点监控合理用药有关政策

发布时间	政策文件	相关内容
2015 年 2 月	国务院办公厅印发《关于完善公立医院药品集中采购工作的指导意见》	重点跟踪监控辅助用药
2015 年 10 月	国家卫计委等五部门联合发布《关于控制公立医院医疗费用不合理增长的若干意见》	推行临床路径管理，采取处方负面清单管理，落实辅助用药、耗材使用管理等制度。建立对辅助用药等的跟踪监控制度
2016 年 4 月	国务院办公厅发布《深化医药卫生体制改革 2016 年重点工作任务》	公立医院改革试点城市要列出具体清单，对辅助性、营养性等高价药品不合理使用情况实施重点监控，初步遏制医疗费用不合理增长的势头
2018 年 10 月	国家卫健委发布《国家基本药物目录（2018 年版）》	将一批没有显著效果的"神药""万能药"调出
2018 年 12 月	国家卫健委发布《关于做好辅助用药临床应用管理有关工作的通知》	明确要求各省级卫生行政部门汇总辖区内医疗机构上报的辅助用药目录，将前 20 个品种信息上报国家卫健委，国家卫健委制定全国辅助用药目录并公布
2019 年 1 月	国务院办公厅印发《关于加强三级公立医院绩效考核工作的意见》	提出通过医疗质量控制、合理用药、检查检验同质化等指标，考核医院医疗质量和医疗安全
2019 年 7 月	国家卫健委发布《关于印发第一批国家重点监控合理用药药品目录（化药及生物制品）的通知》	发布第一批 20 个国家重点监控药品
2019 年 12 月	国家卫生健康委办公厅发布《关于做好医疗机构合理用药考核工作的通知》	加强医疗机构合理用药考核，提高医疗机构药事管理水平，提高医疗质量

目录没有涉及中成药产品，然而文件中却提出要求："除中医类别外的其他类别医师，需经过不少于 1 年系统学习中医药专业知识并考核合格后，遵照中医临床基本的辨证施治原则，可以开具中成药处方。"这也意味着，根据此要求，未经培训的西医以后将不能开具中成药处方，引起业内轩然大波。业内普遍认为，一旦该要求落实，将一举改变长期以来大部分中成药由西医医生开出的现状，对于产业影响极其深远。然而，由于该文仓促发布，有悖于长期以来我国医药行业的临床实践经验，且与现行多部法律法规，如《中华人民共和国执业医师法》和《处方管理办法》的相关规定有冲突；558 号文并无明确有关实施细则和执行时间，随后各地出台的地方性文件在执行时均做了相应的调整。

虽然首批重点监控合理用药药品目录中并没有中成药的身影，然而"限制西医临床处方中成药"这一规定的出台,显示出中成药合理用药问题已经引起业内高度关注,未来必将以某种形式得到解决。尤其是中药注射剂的不合理应用问题较为突出,未来依然面临较大的政策风险。

目前看来,558 号文"限制西医临床处方中成药"要求短期内很难全面落地执行,然而"虽无近忧,却有远患",在人民群众合理用药的需求和医保控费压力巨大的背景下,"念念不忘,必有回响",文件主要精神很可能会以其他形式改头换面再次出现,也有可能在某些地区或单位局部获得执行,成为中药产业面临的重大不确定因素。

2019 年 8 月,国家医疗保障局、人力资源社会保障部《关于印发〈国家基本医疗保险、工伤保险和生育保险药品目录〉的通知》(医保发〔2019〕46 号文件),进一步指出:"由具有相应资质的医师开具的中成药处方和中药饮片处方,基金方可按规定支付。各统筹地区要建立医保协议医师制度,加强对医师开具处方资格的核定管理。"本文件基本确认了医保部门对于 558 号文精神的基本认可。但何为"具有资质的医师"?仍将由卫生管理部门来认定。

2019 年 12 月,国家卫生健康委办公厅发布《关于做好医疗机构合理用药考核工作的通知》,就医疗机构合理用药考核工作提出了四点要求:提高对合理用药考核工作重要性的认识;明确合理用药考核范围和内容;做好合理用药考核工作的组织实施;加强考核结果运用。从简单粗暴的"药占比"考核,到更加科学、人性化的"合理用药"考核,该文件的出台可以说是医疗改革一个重要的进步标志,这也意味着国家卫健委对合理用药的考核再升级。目前看来,新的合理用药考核内容,无疑会引发医疗机构用药"大洗牌"。

四、制约中药产业高质量发展瓶颈分析

我国中成药制造业经历了一段快速发展时期,已形成了一定的产业规模与市场竞争力;伴随着我国经济的快速发展,人们生活品质的提升,广大群众对于中成药产品有了更高层次的要求。近年来,中医药发展战略上升为国家战略,中医药事业正步入快速发展的历史新阶段。当前,中药产业面临难得的历史契机,也对其高质量发展提出了更高要求。然而近年来,中药制造业主营收入和利润增速在医药工业各子领域中垫底,发展势头呈现相对弱势,中药质量问题引起广泛关注,中药阻碍行业存在创新活力不足等多方面问题,我国中药产业发展遭遇了明显的困境。

当前中药产业的发展困境不仅严重阻碍了我国中药产业现代化与国际化战略推进步伐,与国家对中药产业的发展预期之间存在着显著的落差,也使得整个中医药事业面临的不确定性增加。因此,把脉我国中药产业发展现状并对症开方,找出制约中药产业发展的关键性因素,针对性地提出政策建议,对于调整中药产业结构、保障中医药事业健康发展,具有重要的现实意义。

(一) 动力瓶颈

时代需要中医药,建设"健康中国",需要中医药发挥独特作用;增强民族凝聚力和自信

心，需要中医药彰显独特优势；人民群众尤其需要高品质的中药产品，这是中药产业发展的根本动力。然而这种需求的引力，国家方方面面政策的推力，似乎很少传导到中药企业身上。

1. 中药新产品研究开发陷入困境　新产品研发是医药科技成果转化为生产力的必经途径，是医药产业服务民生的最终出口，也是医药企业参与产业科技创新的目标和导向。中药新药审评的理念、方法、质量与进度不仅与人民群众的用药安全与健康福祉息息相关，还直接影响着中药产业发展。近年来，由于我国药品监管加强，药品审评审批及临床研究门槛不断提升，以及中药新药价值理念转型，中药新产品研发周期长、成功率低、不确定性大，中药新药开发举步维艰。中药产业自我更新的"造血功能"严重不足。如何能引导中医药临床、科技界、产业界、投资界积极参与中药新药研究开发工作，全面激发中药产业创新活力，应用中医药思维结合现代科学技术方法，开发出更好地解决或部分地满足临床现实需求的中药新药产品，避免从"一放就乱"走向"一抓就死"，激活中药新药研发，成为中药产业发展的首要动力问题。

2. 已上市中成药改良型创新困难　在生产过程中发现问题，不断改良生产过程、优化流程的渐进式改革，是我国很多制造业领域提升产品质量与技术水平，逐步从量变到质变，实现从"中国制造"演进到"中国质造"的主要途径。中药行业同样如此，改进产品生产工艺是中药企业技术创新的主要环节，更是激发中药企业创新热情，参与技术进步的关键。

生产工艺合规是现代药品监管的必然要求，然而由于多种复杂的历史遗留问题，目前中药生产现实中，存在大量的实际生产工艺与核准工艺不符的不合规情况。近几年来，在我国药品监管"四个最严"要求下，监管要求不断提升，然而，大量中药企业并未按预期积极进行工艺变更，生产合规的系统性风险不断积聚，已经形成"堰塞湖"式险情。这不仅导致各地监管执法尺度不一、滋生系统性腐败，严重影响有关法律、法规、标准的公信力，而且导致大量企业顶着巨大的不确定风险，使企业经营行为陷入"短期化"陷阱，对产业的健康发展和人民群众用药安全造成了巨大的风险。随着《药品管理法》（2019 版）的实施，药品生产合规问题的严重性进一步凸显。通过规范的生产工艺变更技术流程，实现生产工艺合规，是生产企业在现代药品监管机制下的必然选择，也成为破解困局的必然出路。

已上市中成药生产工艺变更，不仅是企业应对不断提高的监管要求的被动选择，更应该是作为上市后药品责任主体的中药企业不断关注中药产品自身，致力于提升产品品质，应用现代生产技术、设备等的主动选择，是中药产业通过"改良式"创新，实现提质增效、健康发展的重要环节。中药生产企业应该以积极的态度，认真研究产品生产工艺变更的有关问题，以充分、必要的资料来说明变更的合理性与科学性。

生产工艺变更的责任主体是上市持有人，而监管部门作为"指导""监督"责任方，应基于风险管控"底线"思维，在确保药品工艺变更后风险可控的前提下，向上市持有人释放足够的自由度。与之相应的，变更导致的风险以及后果，同样应由上市持有人承担主要责任。只有这样，才能有效地释放产业活力，同时减轻监管责任重担和审评人员的压力。

3. 中药产品市场竞争逻辑不清晰　药品采购作为体现医药产业价值的关键环节，对药品的供应保障及医药市场竞争秩序的维护有着十分重要的作用。20 世纪 90 年代，我国开始探索药品集中采购模式。近年来,政府又出台一系列政策对集中采购模式进行完善和发展,目前,我国已形成了"以政府主导、以省为单位、集中分类采购"的模式,该模式要求对临床用量大、采购金额高的药品实行双信封的招标采购方式。双信封要求竞标企业同时投经济技术标书和商务标书两份标书。第一个信封是"质量",将同一通用名的药品按质量分层;第二个信封是"价格",同一通用名、同一质量层次的药品实行最低价中标。质量分层初衷是为了体现与通用名药品的内在质量差异,防止市场出现"劣币驱逐良币",满足临床用药需求的多样性。目前我国缺乏统一、系统的药品综合评价指标体系,生产企业众多,质量差异大,要满足临床用药多层次的需求,各省在进行质量层次划分时,指标设置差异较大。但总体上可以看出,目前的经济技术标大多关注企业层面,而对于产品本身评价的指标较少(表1-18)。

表1-18 20个省份经济技术标客观指标

客观指标	省份数	最高	最低	客观指标	省份数	最高	最低
质量抽验*	20	25	3	仿制药一致性评价	2	5	2
行业排名	18	30	5	配送不良记录	2	10	5
原料来源和保障	17	10	2	剂型特点	2	8	1.5
销售额	16	16.7	3	国家定点生产药品中标企业	2	5	5
新版GMP和制剂国际认证	16	22	5	行业评比	1	15	15
电子监管码	12	8	1	实验室、检验室获得国家级认可证书	1	2	2
社会信誉(不良记录)*	11	11	2	往年企业品种覆盖	1	8	8
质量控制和创新研发(质量奖、创新医药企业等)	10	12	4	包装多样化	1	4.2	4.2
有效期及储存适应性	10	6	3	申报品规齐全	1	3	3
配送率	9	20	3	中国医药统计年报费用排序	1	5	5
研发能力(质量分组指标)	9	50	10	新药证书	1	6	6
企业信誉	6	8	2	其他国家上市销售	1	5	5
竞价分组	5	40	16	首次仿制国外专利药品	1	10	10
产品产量	4	15	6	专利情况(发明专利、实用新型等)	1	5	5
同品规网采数量排名	4	15	5	交易违规不良记录	1	8	8
本省医疗机构临床使用情况	4	15	5	投资建厂	1	5	5
公益捐赠*	4	3	3	中央储备任务、军队战备药材代储	1	2	2
往年中标供货情况	3	20	5	增加适应证或多种给药途径	1	2.5	2.5
质量标准	2	6	5	应急保障能力	1	5	5
自主配送能力	2	4	2	属往年中标产品	1	5	5
覆盖省份数	2	5	5	品牌知名度	1	5	5

注:* 表示部分省份作为加分项或者扣分项的指标。

相对于化学药和生物工程药，中药产品的产品与质量层级更为复杂，经济技术标不体现产品本身特质对中药产业影响更大。招标采购在医药市场竞争中具有"指挥棒"效应，招标技术标方向不清晰，整个中药市场竞争逻辑模糊化，导致在招标采购过程中出现只看企业和价格的情况，对于产品本身的品质和价值，缺少真正的关注。中药产业竞争远离产品"优胜劣汰"的竞争逻辑。一些企业不关注自身产品的品质和价值提升，而热衷于获取各种企业荣誉、资质。一些机构借机投其所好，开展此类针对医药企业的评比评价，中药产业竞争日益的表象化，呈现"虚火太盛，正气不足"。

4. 中药产品淘汰困难　当前，中药产业发展的动力不足，除了激励企业提升产品品质和价值的"引力"不足，还缺少淘汰落后产品的"推力"。中药产业"优胜劣汰"的趋势不够清晰，使得好的企业和产品难以凸显，不负责任的企业和品质低劣的产品也难以淘汰。

已上市中成药共计 59 595 个，其中存在大量良莠不齐的产品，从而出现同一品种在价格上的悬殊。如板蓝根颗粒共有 827 个批准文号，全国 694 家企业生产，以板蓝根颗粒 50g 包装为例，市场零售价格从 1.8 元到 8.8 元不等。市场呈现恶性竞争，存在低质药驱逐优质药的现象，优质优效药物无法为患者所用，阻碍了中药质量提升，影响了中药的创新发展和可持续发展。中药产品没有明确的淘汰路径，仅依靠市场竞争自然淘汰，低质量的产品、企业淘汰压力不明显。

产业集中度不够的问题长期存在。近年来，中药行业集中度提升的效率远远低于化学药和生物制药领域。中药企业很少感知到因为产品创新不够、质量不优带来的生存压力。劣质企业长期处于"半死不活、垂死挣扎"的状态，而只要企业存在一天，必然也要找寻自身的生存之道，自然是各种歪招层出不穷，偷工减料甚至用低质量的药材、甚至提取物投料，采用各种违规的销售策略，进一步恶化了行业生态环境。

综上，当前中药产业呈现"创新难有、改良不易、竞争无序、淘汰不力"的局面，产品"优胜劣汰"竞争格局不够清晰，新鲜血液进不来，行业营养跟不上；衰老细胞死得慢，反而可能形成"癌变"，进而污染了行业环境。中药产业面临发展动力不足的严峻形势，甚至一些行业龙头企业都对企业竞争和经营方向感到困惑。如何通过理念转变、政策调整，给中药企业技术创新、创造、改良提供充分的空间，以激发中药企业竞争活力，成为当前中药行业的核心问题。

（二）质量瓶颈

随着医药科技的快速发展和人民生活水平的提高，人民群众需要更高品质的中药产品，也对中药质量提出了更高的要求。

1. 现象　中药质量通告多，负面报道多。我国中药材生产规模化和专业化程度较低、来源复杂。受种植方式、生态环境、产业结构、监管体系等因素影响，中药质量安全状况不容乐观。

近年来，各种媒体上关于中药质量问题的报道层出不穷，已经给广大群众造成了中药质量较差，经常不合格的印象，这对于塑造高品质中药的认知、提升产业价值是非常不利的,必须引起各方高度重视。

2. 中药标准体系建设任重道远 我国中成药的质量标准从无到有、从不完善到逐步完善,已经形成了较为完整的质量标准体系,中成药质量正在向较高层次的标准迈进。中药质量控制是一项系统复杂的工程,中药质量标准的研究与制定是一个动态的、不断完善的过程。由于中成药成分复杂,影响因素众多,中药质量标准有其复杂性。标准的制定过程应有充分的开放性,才能保证标准的实用性和应用效果,评价标准的优劣应以标准的实施是否有利于促进有效监管和合理竞争为主,而不应是"标准技术方法领先",标准的技术属性要从属于应用属性。标准的生命力在应用,只有兼具共识度和权威性的标准才能具备公信力和可行性,才能获得良好的应用,进而促进行业良性发展,提升产品质量。因此,应树立"科研为标准服务,标准为监管服务,监管为公众服务"的标准工作理念。

然而目前中药质量标准制定过程开放性不足;作为产业主体的企业参与度较低;标准评价及反馈机制缺失;中药标准,尤其是中药材、饮片标准的共识度、可行性都亟待提升;追求标准技术创新的倾向突出,部分中药产品的检验周期过长,检验成本居高不下,检验效率难以提升,结论令人难以信服,进而使得监管、处罚和问责都难以落实,中药标准的执行效果和公信力不尽如人意。以上体现在现实中就是监管部门对中药质量监管效果不满意,生产企业疲于应付,公众普遍认为中药材、饮片品质下降,甚至质量问题成为中药获得国际认可的重要障碍。此外,中药标准体系不健全,不同层级标准演化转换机制缺失。近年来,国家通过推动中药标准化项目拟建立全面的中药标准体系。截至目前,中药标准化体系建设工作依然任重而道远。

3. 中药材生产与监管"碎片化" 中药产业链条分为种植养殖、流通贮存、加工炮制、处方使用四大环节,横跨三大产业,涉及农林、药监、工商、商务、中医药等多个政府部门,体系极为复杂。尤其是中药材兼具农产品和药品的双重属性,给中药源头治理带来严峻挑战。农业部门往往用一般农产品管理方式对待中药材,药监部门则不具备监管药材种养的法定职权和专业能力。在粗放的农业生产模式下,这种部门职责缝隙的负面效应被不断放大,产地环境污染、农业投入品使用不当等问题扰乱了中药材生长规律。此外,中药材质量还受种子种苗质量等因素影响。理应是道道把关的中药质量安全,却在现实中层层失守。我国药农数以百万计,大多为个体散户,受药材产量和价格波动等因素诱导,分散的药农容易实施短期行为,降低了其提升药材品质的积极性。

中药质量瓶颈的关键是产业发展与监管能力不匹配的结构性矛盾,亟待全面推动中药质量变革,通过监管体制、标准体系、产品竞争格局等方面的政策引导,让产品品质真正成为中药行业竞争的核心要素。质量不仅是理念和口号,应成为企业和产品竞争的关键手段,进而激发企业提升产品质量的内生动力。通过"质量竞争",向质量要效益,推动中药产业迈向高端,以高品质中药产品推动中药产业高质量发展。

(三)效率瓶颈

历史和现实的多重原因致使中药行业集中度低,厂家过多必然导致激烈竞争,监管不严必然导致无序竞争,进而带来生产效率、运营效率、监管效率低下等一系列问题,与当前经济社会发展和人民群众的需求不协调。

1. 中药生产效率亟待提升　近半个世纪以来,随着我国中药产业的快速发展,中药工业逐步实现了半机械化、机械化、电气化生产。未来,随着人口红利的逐渐消失、劳动力价格不断攀升,劳动力较为密集的中药产业面临较大压力。自动化、信息化、智能化成为未来中药生产发展的必然方向。

当前,我国中药制造行业在传统中药生产中存在突出问题,表现为"三高、三低":能耗高、污染高、成本高,工艺水平低、生产效率低、药材利用率低。先进技术采用不够,在线检测技术未能和工艺、设备有效结合,过程控制被动且水平不高。法规对于设备的更改升级也存在一定约束。中药制药设备标准化程度低、同质化严重、缺乏创新、生产形式单一,能耗高,尤其在浓缩、干燥环节耗能大。近年来,中药生产自动化发展迅猛,但依然远远落后于现代制药业。

2. 中医药技术创新效率有待提升

(1) 科技创新已成中药产业发展的燃眉之急:中药大品种科技竞争力评价结果显示:虽然近年来,中药科技创新取得了长足的发展,一些中药产品的科技竞争力显著增强,然而,也有很多市场销售规模较大的中成药产品科技因子得分在 10 分以下,说明相当一部分中成药产品的科技投入、产出都非常少,也从整体上反映出这些中药品种的科技状况不容乐观,中成药科技水平两极分化严重。

以科技造就中药精品,靠价值来驱动市场,是中药产业发展的必由之路,科技创新已成当前中药产业发展的燃眉之急。

(2) 中医药学术对中药产业发展支撑力度不足:中医药学术步履艰难,一些制约中医药研究的瓶颈问题日益突出:中医药基础研究薄弱,低水平、重复性研究过多,科学层次上的关键问题提炼不够,没有明确稳定的中长期研究方向,难以形成理论上的重大突破;在研究的思路方法上,多学科尤其是大学科介入中医药研究领域不足,学科间接触不良、交融不畅,难以形成学科碰撞,缺乏能带动整个行业发展及科学诠释中医药理论体系的原创性成果。中医药基础性研究滞后,中医药技术标准体系不健全,中医药学术对中药产业发展支撑力度不足。

(3) 中药产业科技发展存在着极大的不均衡:当前,现代科学技术的发展为中药研究开发和产业优化升级提供了优良的方法和手段,然而中药科技发展存在着极大的不均衡,存在着"四化和两不足"等问题,即产学研结合松散化、形式化、短期化、初级化,以及研究创新不足、集群效应不足。

对于以中药生产为主体的中药制药企业,生产工艺、制剂、质量标准研究本来是企业的优势领域,然而由于中药标准制定过程中企业缺位、工艺变更困难,这些研究很难有实质意义上的产出。中药企业仅能开展药效、作用机制、临床、不良反应研究,这些往往不是企业的优势技术领域,只能委托科研院所、大专院校、医院来完成,这也使得中药企业对于技术研究、产品升级感觉力不从心,难以深度投入。首先,作为市场主体的中药企业创新动力与

能力相对不足，中药科技创新仍以高等院校和科研院所为主体，企业主要通过购买、兼并等
手段以实现产品的更新，未能真正做到与医疗高等院校和科研机构的有机结合；其次，中药
企业间发展不均衡，绝大多数中药企业缺乏研发积极性，科技创新投入不足；中药科研创新
平台分散，成果转化率低，尚不能很好地满足国家中医药领域的创新战略布局需要。

（四）结构瓶颈

1. 中药产业集中度低　中药产业有其自身的特点，产品种类多样化，真正开始规范化
和产业化的时间并不长，行业中有大量企业存在。截至 2019 年底，按药品批文看，我国共
有 5 305 家药品生产企业，其中 2 846 家企业生产中药产品，占比超过一半，而中药产业近
年来的主营收入规模仅占医药工业总体 1/4 左右，显示中药企业总体规模偏小。中药饮片
行业集中度更低，中药生产规模化、集约化程度低制约了中药行业的发展。小而全、多而杂
的生产方式阻碍了中药生产规范化、规模化的发展。

截至 2017 年 5 月底，国内生产原料药和制剂厂有 3 994 家，生产中成药的企业有 2 080
家，中药饮片企业有 1 592 家。市值超过 100 亿元的中药企业有 30 余家。截至 2018 年 9
月，全国规模以上中成药企业有 1 621 家。

我国中成药企业约 80% 以上属于中小型企业，企业数量多、规模小、产品单一，产品缺
乏自身特色、附加值低，缺乏具有国际竞争能力的龙头企业。同品种生产企业数量多，产能
过剩，缺乏品种与技术创新，专业化程度低，协作性差，市场同质化竞争加剧，在医药产业竞
争中处于不利地位。尤其是近年来，中药产业集中度提升的效率远远低于化学药和生物制
药产业。

2. 高竞争力企业稀缺　尽管近几年中药企业得到了一定的发展，但长期以来，我国中
药工业体制障碍和结构性矛盾、条块分割的发展模式没有得到突破和化解，低水平重复建
设、组织结构分散、技术水平偏低、竞争无序的局面未得到根本改善，与其他优势产业相比，
中药系市场主体在数量与规模上都落于下风，如何培育强势市场主体成为做大做强我国中
药产业所面临的重大课题。

中小企业占整个中药产业 97% 以上，企业整体水平一直在低水平层次上徘徊，总体上
仍存在管理水平差、创新能力弱、缺乏可持续的科学发展观等问题。由于中成药企业普遍
规模偏小，大多数企业受短期利益驱使，不注重练内功，大量中药企业研发投入严重不足，
对产品缺少临床、作用机制、物质基础及不良反应研究，企业并未成为产业技术创新的真正
主体。企业间产品的同质化程度严重，大部分中小企业既没有优势品种，又缺乏销售渠道，
既没有研发能力，又缺乏营销策略，主要依靠以往形成的低价格、多折扣、大流通、回扣战、
广告战的模式经营，很难保持较好的盈利能力。甚至有的企业利用国家法律的边缘效应，
进行不正当甚至非法的促销经营，顾此失彼，忽视了企业发展后劲的培育，导致市场获利微
薄、研发资金难以保障、新品跟进乏力、市场渠道萎缩，企业运作的固定成本增高，利润增速
放慢，路越走越窄。

龙头企业未发挥引领作用，中小企业未实现产业聚集，影响了我国中成药制造业的持

续发展和国际竞争力的提高。

3. 中药出口结构不合理 中医药国际化是必然趋势,我国中药出口历史悠久,随着全球范围内传统中医药在治疗疾病和维护人类健康方面的作用日渐得到认可,中药出口贸易发展迅速。然而,在我国中药出口规模不断增长的同时,国际竞争力却在下降,出口产品以低附加值的原材料和初加工产品为主,我国中药出口占医药总出口的比重持续降低。我国中药出口的品种主要以低附加值的中药材、中药饮片和粗提取物为主,高附加值的中药成方制剂出口较少,中药出口品种的结构不合理。

综上所述,当前在医药产业全行业加速"提质增效",迈向高质量发展的态势下,中药产业面临严峻的挑战。动力、质量、效率、结构四大瓶颈制约了中药产业高质量发展,中药企业的创新、创造、竞争活力不足,尤其是产品间优胜劣汰的竞争逻辑不清晰,导致行业产业竞争力提升缓慢。

因此,亟待通过动力变革、效率变革、质量变革来推动中药产业结构优化和"提质增效",推进中药产业高质量发展。动力变革是基础,质量变革是主体,效率变革是主线,结构优化是关键。应通过"内引外推",强化以产品为中心的行业竞争格局,充分激发中药企业创新活力,引导企业真正成为创新主体,进而提升中药企业和产品的竞争力,激活高质量发展的微观基础,推动中药产业迈向高质量发展。

第二章　中药大品种科技概貌

一段时间以来,中药行业"创新难有、改良不易、竞争无序、淘汰不力",尤其中药产品间优胜劣汰的竞争逻辑不清晰,产业发展与竞争方向不清晰,在医药产业全行业"提质增效",迈向高质量发展的态势下,中药产业面临严峻的挑战。近年来,以临床价值、科学价值为核心的科技创新驱动,正在成为中药产业高质量发展的关键推动力,这也是突破当前产业困境的必然选择。

如何能有效彰显优势中成药产品的竞争力,让确有临床优势的产品和认真做产品的企业能够有机会脱颖而出,推动中药产品的差异化评价,促进企业和产品"提质增效",成为激活中药产业竞争态势,撬动中药产业迈向高质量发展的关键。中药产品竞争力评价成为撬动产业发展的支点,中立第三方展开的科技竞争力评价成为重要的切入点。

一、新时代中药大品种的价值理念

对于评价工作而言,必须首先明确其价值理念,也就是评价的导向问题。中药大品种科技竞争力评价工作,始终秉承"临床价值大、科学价值强、市场价值高"的新时代中药大品种价值理念。

以往业内比较普遍的做法是以销售额作为衡量医药"大品种"的主要指标,将全球年销售额超过十亿美元的药品称为"重磅炸弹"(blockbuster drugs),国内则通常将年销售额超过亿元的品种称为"大品种"。需要强调的是,销售额可以作为衡量大品种的重要指标之一,但是不应该成为唯一指标。王永炎院士曾提出中药大产品应该具有"三高四特"和"共识疗效","三高"就是高技术含量、高知名度、高销售额;"四特"就是特效、特色、特别携带方便、特别服用方便;"共识疗效"是指产品的临床疗效中医认可、西医也认可。新时代对于中药提出了全新的要求,对应于这种新要求的中药大品种应与传统意义上"唯销售论"的大品种不同,新时代的"中药大品种"指具有显著或确切的临床疗效,满足临床需求,科技含量高,中医药特色显著,所占市场份额大的品种。临床价值和科学价值是产生市场价值的基础,市场价值是临床价值、科技价值在临床的市场化体现。因此,"临床价值大、科学价值强、市场价值高"是新时代中药大品种的基本特征,是中药大品种培育的目标和方向,也是中药大品种科技竞争力评价的价值导向。

二、遴选中药大品种

目前已上市中成药近一万个品种，五万多个产品，良莠不齐，需要确定遴选入围评价的中药大品种范围。项目组从"临床价值、科学价值、市场价值"三个维度，经过"初步遴选—开放增补—审核确认"流程，确定入围 2019 年科技竞争力评价的中药大品种。

（一）入围产品遴选过程及规则

在《报告》（2018 版）纳入评价的 569 个中药大品种基础之上，2019 年，项目组面向业内企业，开放了入围科技竞争力评价中药大品种的增补通道，按照下述规则进行增补。

（1）产地为中国的中成药产品（国药准字 Z 开头），且非中西药复方制剂；

（2）产品具有独特优势，独家品种、独家剂型产品或中药保护品种（含曾列入）；

（3）市场规模大（年销售额过亿，近 5 年上市的新产品超过五千万）；

（4）临床价值显著，科技成果突出（满足以下任一项即可）：

①获得过国家级的科研专项[☆a]；

②获得过省部级、一级学会及以上科技奖励、荣誉称号[☆b]；

③发表过高影响力论文（SCI 影响因子 > 5）[☆c]；

④入选主流诊疗指南；

⑤以药品身份正式注册进入外国市场；

⑥拥有一项以上获授权且法律状态正常的发明专利[☆d]；

备注：

[☆a] 项目任务书参与单位为生产企业，产品名称出现在项目名称或摘要中，有实际国拨经费到账。

[☆b] 奖励项目名称或摘要中出现产品名称，且获奖单位中包含生产企业。

[☆c] 产品名称出现在题目和关键词中。论文不包括会议论文、来信、专刊。

[☆d] 产品名称或产品处方出现在专利摘要中，且专利权人包含生产企业或关联企业（包括企业曾用名、分支机构等）。

符合要求的品种提交增补资料，经项目组审核确认后，纳入待评价中药大品种目录。

（二）历年入围中药大品种

2016 年版入围科技竞争力评价的中药大品种 327 个，2017 年版进一步扩展入围评价范围，达 552 个产品；2018 年版面向业内开放产品增补，在开放增补期间，12 家企业提出了 53 个产品的增补申请，经审核 17 个符合条件的产品被纳入评价范围，2018 年版最终确定入围中药大品种科技竞争力评价的有 569 个产品。在 2018 年版基础上，工作组 2019 年增补了若干近年上市中药新药产品，以及若干取得突破符合增补规则的品种，淘汰了停产及其他不符合条件的产品，最终确定入围 2019 年版中药大品种科技竞争力评价的 579 个产品，涉及 380 家企业、530 个品种（表 2-1）。入围品种均为各治疗领域临床常用的优势品种。

表 2-1　历年入围中药大品种情况

年度	调整情况			入围情况		
	定向增补	企业增补（确认/提交）	淘汰	产品	品种	企业
2016 年	—	—	—	327	287	229
2017 年	—	—	—	552	510	374
2018 年	5	17/53	5	569	520	376
2019 年	6	5/13	1	579	530	380

（三）中药大品种区域分布

对入围中药大品种的生产地进行统计，入围品种数最多的地区分别是广东省（47）、贵州省（39）、吉林省（39），入围产品数量排名靠前的省（区、市）基本均为中药产业大省，中药大品种区域分布见表 2-2。

表 2-2　中药大品种区域分布

排名	入围产品总数		排名	入围产品总数	
	省区	产品数		省区	产品数
1	广东	47	17	河南	14
2	贵州	39	18	甘肃	13
3	吉林	39	19	辽宁	13
4	四川	36	20	上海	13
5	山东	35	21	安徽	12
6	江苏	34	22	广西	12
7	北京	28	23	湖北	12
8	河北	27	24	山西	10
9	江西	26	25	福建	6
10	陕西	26	26	内蒙古	6
11	云南	26	27	西藏	4
12	天津	22	28	青海	3
13	浙江	19	29	新疆	3
14	湖南	18	30	海南	2
15	黑龙江	17	31	香港	1
16	重庆	15			

注：宁夏回族自治区、台湾、澳门特别行政区未有产品纳入本次评价。

（四）中药大品种治疗领域分布

579 个入围的中药大品种共涉及 15 个治疗领域，具体情况如图 2-1 所示。其中治疗心脑血管疾病的药物最多,达到116种,其次是骨骼肌肉系统用药和呼吸系统用药。

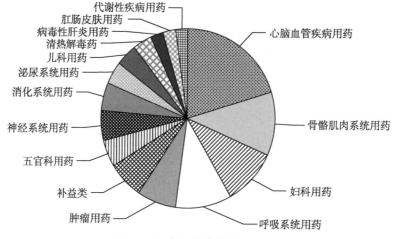

图 2-1　中药大品种治疗领域分布

三、科技投入

中药大品种是牵引中药产业发展的核心,政府历来高度重视大品种的科技引领作用,对那些疗效确切、有良好市场开发前景、拥有自主知识产权的中药品种给予引导和重点支持。在"973计划""863计划"、国家科技重大专项、国家科技支撑计划、中药标准化项目中,均有中药新药品种开发、中药大品种技术提升、质量提高、临床评价等的研究支持;在国家自然科学基金项目中也涉及中药大品种的基础和应用基础研究。

(一)国家自然科学基金

作为我国着力源头创新,提升自主创新能力的国家科技项目,国家自然科学基金主要支持基础和应用基础研究。中药大品种为中医药科技创新的重要载体之一,中医原创理论、配伍机制、作用机制等方面的研究若依托于中药大品种,则更有利于科研成果的临床转化。

2009—2018年,国家资助中医药领域项目共计10 917项,资助项目数逐年增加;项目资助金额累计达455 222.22万元,2014年资助金额最高(表2-3、图2-2)。

中药大品种相关项目数和项目资助金额整体呈上升趋势,但于2013年有所下降(图2-3)。

表 2-3　2009—2018年中医药领域国家自然科学基金资助情况

项目领域	项目数	项目金额 / 万元
中医学	4 709	199 940.71
中药学	4 052	165 091.96
中西医结合	2 156	90 189.55

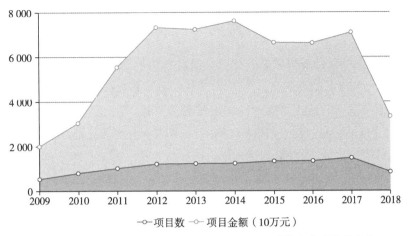

图 2-2　2009—2018 年中医药领域国家自然科学基金资助趋势变化

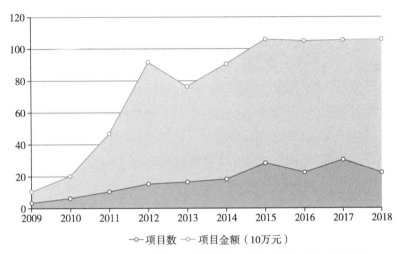

图 2-3　2009—2018 年国家自然科学基金资助中药大品种趋势变化

国家自然科学基金在中医药领域的主要资助领域为中医学、中药学、中西医结合等，总占比大于 50%（图 2-4）。

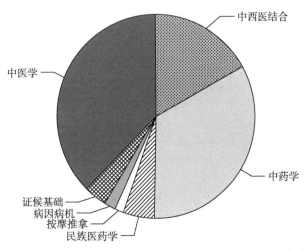

图 2-4　2009—2018 年国家自然科学基金资助中医药领域的资助领域

（二）重大新药创制国家科技重大专项

重大专项是党中央、国务院着眼我国长远发展做出的前瞻性战略决策，我国自 2008 年起正式实施"重大新药创制国家科技重大专项"（以下简称"专项"）。专项以人民健康为根本，市场需求为导向，自主创新为动力，平台建设为支撑，新药创制为目标，专项聚焦新药研发关键领域，针对重大疾病防控需求，集中优势资源，围绕产业链部署研发链，带动中国新药研发能力跨越式发展，为保障国民健康提供科技支撑。专项设置了创新药物研究开发、药物大品种技术改造、创新药物研究开发技术平台建设、企业新药物孵化基地建设和新药研究开发关键技术研究项目。专项实施以来，在支持我国中药产业研发创新能力与提高产业科技水平方面，取得了显著成效。

在专项的支持下，中药新药研发成果显著，惠及广大患者。获得专项支持的中药新药中，银杏二萜内酯葡胺注射液、金花清感颗粒、小儿黄龙颗粒、龙血通络胶囊、麝香通心滴丸、九味熄风颗粒、芪骨胶囊等品种已经成为在临床具有一定影响力的中药大品种。自 2008 年启动以来，专项共资助中药大品种改造项目 79 项，通过对这些药物疗效、成分、作用机制、制剂、生产工艺和质量标准、安全性等方面的系统研究，实现了中药产品技术水平的全面提升，大大提高了这些中成药产品的临床价值与科学价值，提升了产品的科技竞争力。专项以国家项目支持的形式，形成了良好的行业导向，引导全行业关注产品本身，注意提升产品技术含量，有力地推动了中药产业整体提质增效。

（三）中药标准化项目

为推动中药产业技术优化，增加中药产业核心竞争力，切实提高中药产品质量水平，国家发展改革委和国家中医药管理局共同组织实施国家中药标准化项目。中药标准化项目以全面提高中药产品质量为目标，推进中药产业链标准体系建设，加快形成中药标准化支撑服务体系，总项目投入经费为 7.37 亿元。首批建设项目共有全国 105 家企业参与，涉及复方血栓通胶囊、舒血宁注射液、裸花紫珠颗粒等中成药品种 59 种，常用中药饮片 101 种，项目实施时间为 2016—2019 年。目前，项目已进入收官阶段，拟形成一批优质中成药产品行业标准。

四、科技产出

中药产品科技研究可以改进产品的生产工艺、提高产品质量、阐释作用机制、减少不良反应发生、提升临床证据力度，同时也将伴随着学术论文和知识产权等科技产出。

（一）科技核心期刊论文

中药大品种科技竞争力评价中，中文论文以"中国科技核心期刊"为基准。2009—2018年共发表中医药科技核心期刊论文（中图分类号 R2，核心期刊目录为 2016 年版）约 18.6 万篇,总被引次数约 71.89 万次;共发表中药大品种相关科技核心期刊论文约 2.27 万篇,占中医药整体发文的 12.20%,被引次数共约 10.6 万次。

1. 研究方向分析　对 2014—2018 年中药大品种相关的科技核心期刊论文,频次≥50 次的 118 个关键词聚类,展示了热点的中药大品种及其研究重点领域(图 2-5)。

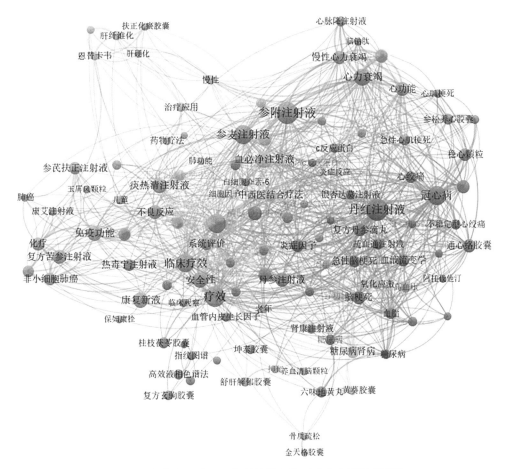

图 2-5　中药大品种近五年科技核心期刊发文主题共现图谱

对 2016—2018 年中药大品种相关的科技核心期刊论文,频次≥50 次的 118 个关键词聚类,展示了热点的中药大品种及其研究重点领域(图 2-6)。

2. 机构分析　2009—2018 年中医药领域核心期刊发文排名前 10 位的机构中,有 10 所中医药大学;与中药大品种相关的核心期刊论文发文排名前 10 位的机构中,有 5 所中医药大学,5 家医院(表 2-4)。

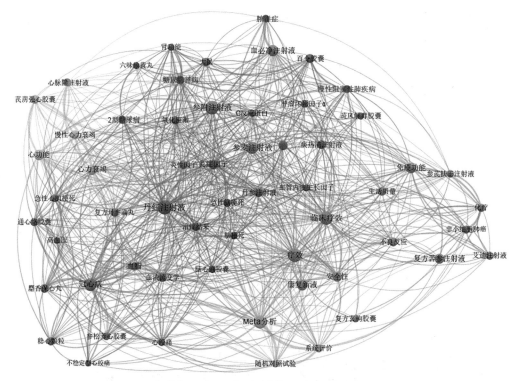

图 2-6 中药大品种近三年科技核心期刊发文主题共现图谱

表 2-4 中文科技核心发文 TOP10 机构

序号	中医药领域		中药大品种	
	机构名称	论文数	机构名称	论文数
1	南京中医药大学	6 041	天津中医药大学	231
2	北京中医药大学	5 984	中国中医科学院	216
3	山东中医药大学	3 964	南京中医药大学	206
4	天津中医药大学	3 826	北京中医药大学	194
5	广州中医药大学	3 256	广州中医药大学	122
6	成都中医药大学	3 055	中国人民解放军总医院	112
7	中国中医科学院	2 681	武汉大学人民医院	108
8	湖南中医药大学	2 529	天津中医药大学第一附属医院	96
9	辽宁中医药大学	2 308	北京中医药大学东直门医院	95
10	上海中医药大学	2 131	河南中医药大学第一附属医院	95

备注：所有排名按第一作者统计。

（二）SCI 论文

以 Web of Science 核心合集收录的论文作为数据源，采用（TS =（"Chinese Herbal" OR "Traditional Chinese Medicine" OR "TCM" OR "acupuncture"）OR AD = traditional chinese med）AND PY = 2009—2018 的检索策略进行中医药领域论文检索，共 30 278 篇论文；2009—2018 年发表的中药大品种相关论文共 1 353 篇，占整个中医药领域论文的 4.5%。

1. 年度趋势分析 2009—2018 年，中医药领域 SCI 发文数呈线性上升趋势；而中药大品种的发文数据一直趋于平稳状态（图 2-7）。

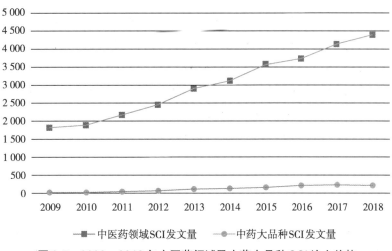

图 2-7 2009—2018 年中医药领域及中药大品种 SCI 论文趋势

2. 研究方向分析 对 2014—2018 年中医药领域相关的 SCI 论文关键词聚类，展示了热点的中医药领域及其前沿研究方向。图 2-8 所展示的主要研究主题为传统中药，主要涉及中草药、植物成分鉴定以及研究中药成分的相关方法；针灸，主要涉及针灸疗法进行疾病的治疗，替代药物以及其他进行实验研究的方法；细胞凋亡，主要涉及中药治疗癌症的相关

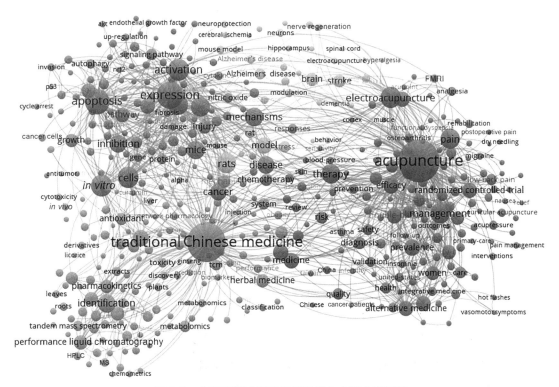

图 2-8 中医药领域近五年 SCI 发文主题共现图谱

研究,基因表达、激活、抑制以及中药在细胞凋亡机制中所涉及的基因位点;神经修复,主要是中药对于神经疾病治疗的相关研究,包括阿尔茨海默病等的治疗以及研究相关的动物实验。

对 2016—2018 年中医药领域相关的 SCI 论文关键词聚类,展示了热点的中医药领域及其临床研究。图 2-9 展示的主要研究主题为传统中药,主要涉及中草药、植物成分鉴定以及研究中药成分的相关方法;针灸,主要涉及针灸疗法进行疾病的治疗,替代药物以及其他进行实验研究的方法;细胞凋亡,主要涉及中药治疗癌症的相关研究,基因表达、激活、抑制以及中药在细胞凋亡机制中所涉及的基因位点;电针疗法,主要是中药对于中风等神经疾病治疗的相关研究,包括阿尔茨海默病等的治疗以及研究相关的动物实验。

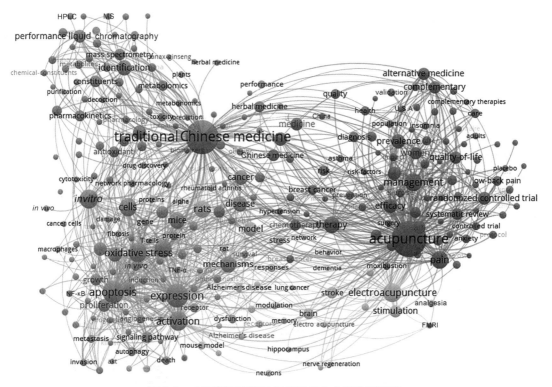

图 2-9　中医药领域近三年 SCI 发文主题共现图谱

对 2014—2018 年中药大品种相关的 SCI 论文,频次≥5 次的 85 个关键词聚类,展示了热点的中药大品种及其研究热点方向(图 2-10)。

对 2016—2018 年中药大品种相关的 SCI 论文,频次≥5 次的 52 个关键词聚类,展示了热点中药大品种及其研究热点方向(图 2-11)。

3. 机构分析　2009—2018 年中医药领域 SCI 期刊发文排名前 10 位的机构中,有 5 所中医药大学,2 所科学院,2 所医科大学,1 所综合性大学;与中药大品种相关的 SCI 论文发文排名前 10 位的机构中,有 4 所中医药大学,2 所药科大学,1 所科学院,1 所综合性大学,2 所医科大学(表 2-5)。

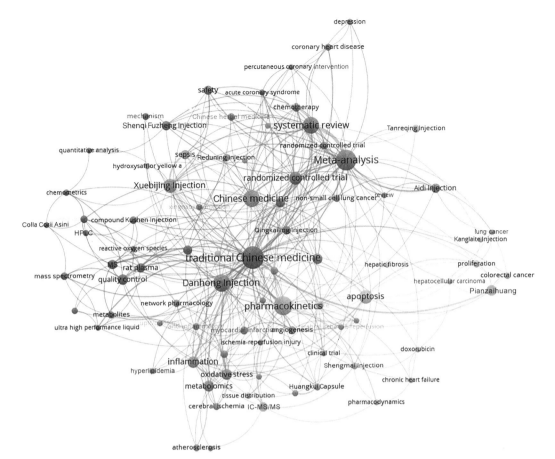

图 2-10 中药大品种近五年 SCI 发文主题共现图谱

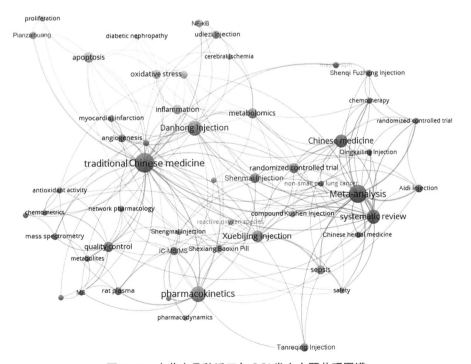

图 2-11 中药大品种近三年 SCI 发文主题共现图谱

表2-5　SCI期刊发文TOP10机构

中医药领域			中药大品种		
序号	机构名称	发文量	序号	机构名称	发文量
1	北京中医药大学	1 195	1	北京中医药大学	95
2	中国医学科学院	1 135	2	中国中医科学院	85
3	中国科学院	942	3	天津中医药大学	66
4	上海中医药大学	850	4	中国药科大学	53
5	中国医科大学	824	5	浙江大学	50
6	庆熙大学	643	6	沈阳药科大学	35
7	南京中医药大学	590	7	福建中医药大学	32
8	广州中医药大学	547	8	第二军医大学	32
9	天津中医药大学	524	9	南京中医药大学	30
10	首都医科大学	490	10	首都医科大学	26

备注：所有排名按第一作者统计。

4. 文献类型分析　2009—2018年，中医药领域相关SCI论文集中发表的文献类型主要为article，占总发文数的74.5%，其次为review、proceedings paper，分别占总发文数的11.5%和6.6%。

5. 典型突破性论文

（1）2019年6月，血必净注射液对重症社区获得性肺炎疗效的随机对照多中心临床研究在国际重症医学权威期刊 *Critical Care Medicine*（CCM）发表（5年IF：7.514）。该研究是在中国33家医院进行的前瞻性、随机、对照研究。在常规抗感染治疗的基础上联合使用血必净注射液，共有710名18～75岁的成年严重的社区获得性肺炎患者纳入研究。该研究证实血必净注射液能够显著降低重症肺炎患者的病死率；显著提高肺炎严重指数（PSI）风险评级改善率；缩短机械通气时间和ICU住院时间。复旦大学附属中山医院白春学教授、北京中医药大学东直门医院商洪才研究员为论文共同通讯作者。

（2）2019年3月，由山东大学齐鲁医院张运院士领衔的"应用通心络干预颈动脉斑块的随机、双盲、安慰剂对照、多中心临床研究"结果在中国介入心脏病年会上公布，该论文发表在国际权威科技期刊 *Nature* 子刊《科学报告》上。该研究联合18个省35家三甲医院，共筛选出1 212例颈动脉粥样硬化斑块患者作为研究对象，在临床常规治疗的基础上加用通心络胶囊，观测用药2年后双侧颈动脉内中膜厚度、斑块面积、血管重构指数等指标的变化。

（3）2019年8月，由中国医学科学院皮肤病医院顾恒教授牵头，9家三甲医院共同参与的"润燥止痒胶囊治疗慢性湿疹有效性和安全性多中心、随机、双盲、安慰剂对照临床研究"结果在国际权威医学杂志 *Journal of Dermatological Treatment* 上发表。这是皮肤科领域中成药首次在国外发表研究成果和论著性文章。

（三）发明专利

知识产权作为产业竞争的重要工具，日益引起中药产业界关注。其中，发明专利具有投资大、风险高、周期长的特点,尤其中药技术发明专利具有明显的行业属性,即中药产业创新成果对专利保护的依赖性较强,专利对中药产业的发展具有举足轻重的作用,特别是高质量发明专利成为企业在市场竞争中保驾护航的利器。研究表明,在中药行业,发明专利大多是围绕企业核心产品的技术创新,如处方专利、功能专利为产品核心专利;新型制剂技术专利往往意味着产品线和价值领域的拓展;有效成分提取、精制、分离等技术发明专利往往是企业对产品工艺的改良式创新的成果体现;检测与质量控制等技术发明专利则体现了企业对产品质量的关注;原料药材种植、采收、加工相关发明专利则体现了企业对于产品品质源头的重视。因此,中药发明专利代表的技术创新对企业长期效益具有显著的正向影响。

1. **中医药专利申请概况** 截至 2019 年 9 月,中医药产业中国专利申请共 398 938 件。中医药产业中国专利申请在 2011 年以前增长缓慢,2012 年开始迅速增长,在 2015 年达到峰值,2012—2015 年的复合增速达到 33.1%,高于同期生物医药产业专利申请增速(20.4%)和中国全产业专利申请增速(15.7%)。中医药产业中国专利申请在 2015 年出现拐点,之后专利申请量开始下降,与生物医药产业和中国全产业专利申请保持继续增长的态势有所不同。中医药专利申请增长态势和中药产业增长态势之间呈现高度的正相关,专利申请的拐点略早于产业增速(图 2-12～图 2-14)。

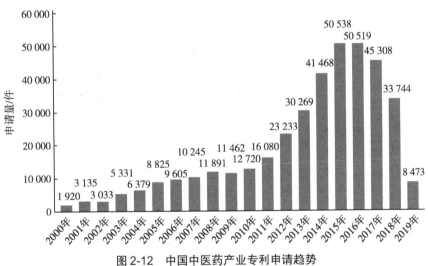

图 2-12 中国中医药产业专利申请趋势

2. **中医药专利授权分析** 截至 2019 年 9 月,中国中医药产业授权专利共 114 652 件,累计授权率达到 28.74%,中医药专利的申请授权比整体偏低,远低于生物医药产业平均水平(表 2-6)。

中国中医药产业发明专利申请共 369 556 件,占中国中医药产业专利总量的 92.63%。中国中医药产业专利申请中发明专利占绝对优势,远高于中国生物医药产业专利申请中发明专利占比(68.00%)和中国全产业专利申请中发明专利占比(41.01%)。发明专利占比往往代表某一领域的核心技术,是技术创新的最直接体现,显示中医药产业属技术密集型产业,技术关注度较高。

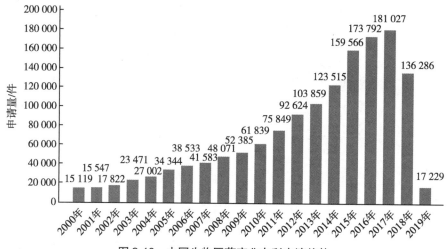

图2-13 中国生物医药产业专利申请趋势

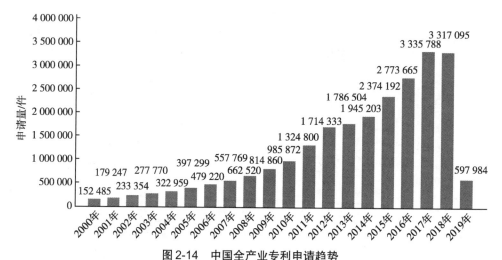

图2-14 中国全产业专利申请趋势

数据来源：中汽知投知识产权产业金融大数据平台。

表2-6 中国中医药专利情况统计/件

	专利申请/件	专利授权/件	申请授权比/件	发明专利申请/件	发明专利占比
中国全产业	25 114 802	18 304 455	72.88%	10 298 661	41.01%
生物医药产业	1 514 308	815 190	53.83%	1 029 739	68.00%
中医药产业	398 938	114 652	28.74%	369 556	92.63%

3. 中医药产业专利资产情况 有效专利意味着拥有有效的专利权，有效专利数量多说明拥有能产生经济效益的专利权利多。据统计，截至2019年9月底，中国中医药产业有效专利共68 395件，占中国中医药产业相关专利总量的17.14%，低于中国生物医药产业有效专利占比（28.17%）和中国全产业有效专利占比（37.67%）（表2-7）。

与此同时，中医药产业有效发明专利数偏低，有效发明专利占比仅为生物医药产业平均水平的2/3左右，说明中医药产业技术发明产业转化效率不高。

表 1-7　中国有效专利情况统计 / 件

	有效专利 / 件	有效专利占比	有效发明 / 件	有效发明专利占比
中国全产业	9 462 197	37.67%	2 611 792	25.36%
生物医药产业	426 556	28.17%	220 078	21.37%
中医药产业	68 395	17.14%	51 706	13.99%

4. 中药大品种专利状况　2009—2013 年，中药大品种有效发明专利授权大幅度上升，5 年间增长了 5 倍，得益于产业高增长带来的投入增加，以及重大新药创制国家科技重大专项等国家重点项目的支持。而 2013 年后，中药大品种有效发明专利授权逐渐下降，其原因主要如下：一方面，随着近年来中药发明专利审核要求的提高，中药专利质量得到了提升，与此同时授权数量有所下降；另一方面，受中药产业预期增速下降，影响了对产品的科技投入，进而导致产出下降（图 2-15）。这也反映出近年来由于中药产业产品优胜劣汰的竞争逻辑不够清晰，企业对于产品的科技创新的投入、产出均有所下降。

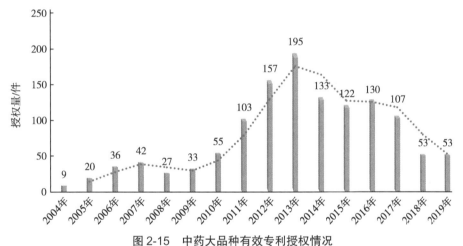

图 2-15　中药大品种有效专利授权情况

数据来源：万方数据、中汽知投知识产权产业金融大数据平台。

五、科 技 奖 励

（一）国家科学技术奖

国家科学技术奖是由中华人民共和国国务院为奖励在科技进步活动中做出突出贡献的公民或组织而设立的奖项，该奖代表了所有科技奖励的最高荣誉。近年来，中药大品种在中医药发展中的战略地位提升，国家科学技术奖中越来越多地出现中药大品种的身影，部分代表性品种如下：

"参松养心胶囊治疗心律失常应用研究"荣获 2009 年国家科学技术进步奖二等奖；

"芪参益气滴丸对心肌梗死二级预防的临床试验""中药连花清瘟治疗流行性感冒研究"荣获 2011 年国家科学技术进步奖二等奖；

"抗关节炎中药制剂质量控制与药效评价方法的创新及产品研发"（正清风痛宁片）荣获2012年国家科学技术进步奖二等奖；

"参附注射液品质控制与产业化关键技术应用"荣获2013年国家科学技术进步奖二等奖；

"中药注射剂全面质量控制及在清开灵、舒血宁、参麦注射液中的应用"荣获2014年国家科学技术进步奖二等奖；

"以桂枝茯苓胶囊为示范的中成药功效相关质量控制体系创立及应用""藏药现代化与独一味新药创制、资源保护及产业化示范"（独一味胶囊）"基于活性成分中药质量控制新技术及在药材和红花注射液等中的应用"三项研究荣获2015年国家科学技术进步奖二等奖；

"IgA肾病中西医结合证治规律与诊疗关键技术的创研及应用"（黄葵胶囊）荣获2016年国家科学技术进步奖一等奖；

围绕麝香保心丸等产品的"基于整体观的中药方剂现代研究关键技术的建立及其应用"项目获2018年国家科学技术进步奖二等奖；

"丹参多酚酸盐及其粉针剂"（注射用丹参多酚酸盐）荣获2011年国家技术发明奖二等奖；

"银杏二萜内酯强效应组合物的发明及制备关键技术与应用"（银杏二萜内酯葡胺注射液）荣获2018年国家技术发明奖二等奖。

（二）省级科学技术奖

省级科学技术奖适用于奖励在省行政区域内对科学技术创新和发展做出突出贡献的组织和个人，调动科学技术人员的积极性和创造性，加速本省科学技术进步，促进经济建设和社会发展。该奖项代表了省区域范围内科技奖励的最高荣誉。

2009—2018年，入围的中药大品种中，近百个产品曾获得各省各等级科学技术进步奖，康复新液、复方血栓通胶囊、桂枝茯苓胶囊等产品获得省级科学技术进步奖一等奖。

（三）学会科技奖励

国家科学技术奖励工作办公室批准设立的学会科学技术奖，具有较高的权威性，是为了奖励在医药学基础研究、应用研究和开发研究等科学技术进步活动中做出突出贡献的个人和集体。

2009—2018年间，入围的中药大品种中，脑心通胶囊、疏风解毒胶囊、消渴丸等产品获得国家一级学会科技奖励。

（四）中国专利奖

中国专利奖是为强化知识产权创造、保护、运用，推动经济高质量发展，鼓励和表彰为技术（设计）创新及经济社会发展做出突出贡献的专利权人和发明人（设计人），由国家知识产权局于1989年设立的奖项。评奖标准不仅强调项目的专利技术水平和创新高度，也注重其在市场转化过程中的运用情况，同时还对其保护状况和管理情况提出要求。

近年来，黑龙江珍宝岛药业股份有限公司的舒血宁注射液、江苏康缘药业股份有限公司的热毒宁注射液、山东丹红制药有限公司的丹红注射液先后获得中国专利金奖。2014年安徽济人药业有限公司的疏风解毒胶囊成为首个获得中国专利金奖的非注射类中药产品。

六、临床证据

中成药的适应证绝大多数以证候或病证结合为主，在临床应用过程中，受限于说明书表述不清晰、信息更新缓慢等问题，公众用药、西医师处方对选药辨证、用量疗程等问题难以把控，影响医生选药及药师的临床用药指导，进而影响了中成药临床的安全、合理使用，降低了中成药的临床应用价值，也阻碍了中成药的临床应用推广。通过在临床指南和专家共识中形成对中成药产品高质量、清晰明确、可操作的推荐意见，并对其强度进行分级，是促进从研究证据到临床实践转化的重要途径。对中成药产品而言，临床指南、专家共识是具有重要意义的临床证据，也是处方药产品临床推广的重要抓手。

（一）临床诊疗指南

循证医学是基于证据的医学，要求在现有最佳证据的基础上，结合专家经验和患者需求，为临床用药提供指导意见，是近年来在世界范围内兴起的最权威的"药物疗效和安全性"评价方法。循证医学强调多中心、随机、双盲研究，要求大量、规范、严格的临床研究数据来支持，所以提供的用药依据更加客观、可靠，循证医学研究成为药品进入临床诊疗指南的前提条件。目前，尽管我国中成药品种众多，但开展循证医学研究的仍然较少。近年来，有不少中成药产品取得了重大突破，并进入现代主流医学指南，取得了"共识疗效"。如：复方黄黛片为《急性早幼粒细胞白血病中国诊疗指南（2011年版）》推荐一线用药，《中国心力衰竭诊断和治疗指南2014》将芪苈强心胶囊列为治疗药物推荐；苏黄止咳胶囊作为治疗感冒后咳嗽和咳嗽变异性哮喘的推荐 线治疗用药，进入《咳嗽的诊断与治疗指南（2015年版）》；《原发性肝癌诊疗规范（2017年版）》推荐槐耳颗粒作为术后治疗（复发转移的防治）药物。

2019年3月，欧洲胃肠内镜学会联合会、欧洲螺杆菌和微生物研究组、欧洲病理学会和葡萄牙消化内镜学会在国际权威内镜期刊 *Endoscopy* 上发表了《胃上皮癌前疾病及病变的管理》，这是欧洲全面管理胃癌前病变的最新指南。摩罗丹是该指南中唯一入选的中成药，这也是中成药首次入选国际胃肠权威指南。指南肯定了摩罗丹治疗胃癌前病变的效果。这是中成药在国际权威的胃癌前病变治疗中首次崭露头角，也是目前为止唯一入选的中成药。

（二）临床专家共识

由于中成药在临床推广中面临产品循证证据不充分、西医很难分清证型、产品特点与优势不明确、说明书不够完善等若干瓶颈问题的制约，中药循证研究存在诸多困难，目前中药研究往往面临"证据不足"或"质量较低"的情况。专家共识是临床专家的用药经验和有限的文献研究证据相结合而产生的临床证据。通过制定临床专家共识，可以在一定程度上填补临床实践指南的空缺，为临床决策提供重要依据。企业要将产品培育为大品种，将科研价值和临床价值有效传播,必须依靠专业化的学术推广体系,在临床调研过程中推动药品销售人员角色逐步转型为"专业化药学服务人员"。这些工作同步推动了企业内部的目标整合与专业认同,通过大品种培育和制定专家共识工作,取得了指导临床用药、建立专家体系、形成共识标准资格、强化产品临床治疗作用、建立产品临床品牌等一系列综合成效。

七、中成药标准

我国中成药的质量标准从无到有、从不完善到逐步完善,已经形成了较为完整的质量标准体系,中成药质量正在向较高层次的标准迈进。中药质量标准是国家或行业对中药的质量和检验方法所做的技术规定,是对药品进行质量控制和评价的法定依据。由于中成药成分复杂,影响因素众多,中药质量标准有其复杂性。中药质量控制是一项系统复杂的工程,中药质量标准的研究与制定同样是一个动态的、不断完善的过程。产品标准应该是基于现有技术,由利益相关各方商议后达成最大共识的体现。从某种意义上说,标准是妥协的产物,标准的制定过程需要有充分的开放性,才能保证标准的实用性和应用效果。虽然药品作为特殊商品,涉及人民群众用药安全、有效,由国家药品监督管理部门制定、发布,但其同样满足标准的基本要求。

习近平总书记提出食药监管的"四个最严"要求,强调要把最严谨的标准、最严格的监管、最严厉的处罚、最严肃的问责落到实处,确保人民群众用药安全、有效。中共中央、国务院《关于促进中医药传承创新发展的意见》提出"促进中药饮片和中成药质量提升,……建立最严谨标准"。可以看出,建立最严谨的标准是药品安全标准工作的努力方向,"最严谨的标准",一定是科学、合理的标准,是符合行业、产业发展实际情况的标准。只有确保标准制定过程的开放性,才能保证标准的共识度;只有重视对标准工作的反馈和实施评价,注重标准可行性、合理性、科学性,才能保证标准的公信力;这对于中药尤其明显。只有具备较高共识度、较强可行性和强大公信力的"最严谨的"中药标准,才能实现"严格的监管",落实"最严厉的处罚"和"最严肃的问责"。

《中华人民共和国药典》(简称《中国药典》)2020年版于2020年6月正式颁布,并将于2020年12月30日正式执行。2020年版药典编制工作以中医临床需求为导向构建中药质量控制技术体系,制定中药标准;安全性方面,强调有效控制外源性污染物对中药安全性造成的影响,制定中药安全用药检验标准及指导原则;有效性方面,强化中药标准的专属性和整体性不断创新及完善中药分析检验方法。

1. 药典品种变化总体情况 根据《中国药典》2020年版编制大纲的要求,本版药典提出了新增加中成药品种的建议和退出的原则,坚持"临床常用、疗效确切、使用安全、工艺成熟、质量可控"的品种遴选原则,全面覆盖国家基本药物目录、国家基本医疗保险用药目录,适应临床治疗用药指南调整变化的需要。同时,结合国家药品标准清理,逐步完善药品标准淘汰机制,加大对已经取消文号、长期不生产、质量不可控、剂型不合理、稳定性不高的药品标准的淘汰力度。

《中国药典》2015 年版一部共收载中药 2 158 种，药材和饮片 618 个（不含收载在品种下的饮片标准）、植物油脂和提取物 47 个、成方制剂和单方制剂 1 493 个。

《中国药典》2020 年版一部中药共计收载中药 2 270 种，新增 117 种，删除 5 种，修订 385 种（表 2-8）。药材、饮片部分，新增裸花紫珠 1 种，删除马兜铃、天仙藤、穿山甲 3 种，修订品种 218 个。中成药部分新增小儿扶脾颗粒、和血明目片等 116 个品种，修订品种 160 个，删除黄连羊肝丸、益血生胶囊 2 个品种［黄连羊肝丸处方中含有夜明砂（蝙蝠类动物的粪便），益血生胶囊处方中含有含紫河车（人类胎盘）］。修订 7 个植物油脂和提取物标准。

表 2-8　《中国药典》2020 年版中药部分修订总体情况

类别	《中国药典》2015 版	《中国药典》2020 版	新增	删除	修订
中药材及饮片	618	616	1	3	218
中成药	1 493	1 607	116	2	160
中药提取物及油脂	47	47	0	0	7
总条目数	2 158	2 270	117	5	385
合计（药材与饮片分列）	2 598	2 711	117	5	452

注：根据药典目录对比总结分析。

2. 新增中成药品种　《中国药典》2015 年版发布后，2018 年、2019 年国家药典委员会先后发布了该版药典的第一增补本和第二增补本，其中第一增补本新增中成药品种 32 个，第二增补本新增中成药品种 8 个，其余 77 个品种为 2019 年国家药典委员会发布《中国药典》2020 年版一部拟新增和修订品种公示内容（表 2-9）。

表 2-9　《中国药典》2020 年版新增中成药品种情况

编号	中成药名称	增补方式来源	编号	中成药名称	增补方式来源
764	万灵五香膏	第一增补本	1718	活血止痛软胶囊	第一增补本
803	小儿扶脾颗粒	第一增补本	1744	冠脉宁胶囊	第一增补本
978	丹鹿通督片	第一增补本	1765	桂附地黄口服液	第一增补本
1049	正气片	第一增补本	1864	益脑片	第一增补本
1149	再造生血胶囊	第一增补本	1922	通窍耳聋丸	第一增补本
1189	血滞通胶囊	第一增补本	1938	黄芪生脉颗粒	第一增补本
1226	安脑片	第一增补本	1964	银杏叶软胶囊	第一增补本
1236	妇宁栓	第一增补本	1991	痔疮胶囊	第一增补本
1276	芪参益气滴丸	第一增补本	2079	跌打七厘片	第一增补本
1277	芪珍胶囊	第一增补本	2087	喉疾灵片	第一增补本
1401	坤泰胶囊	第一增补本	2116	痛风定片	第一增补本
1443	固肠止泻胶囊	第一增补本	2137	强力天麻杜仲丸	第一增补本
1452	和血明目片	第一增补本	2138	强力枇杷胶囊	第一增补本
1476	金嗓开音颗粒	第一增补本	2146	疏风解毒胶囊	第一增补本
1481	金蝉止痒胶囊	第一增补本	2022	清降丸（清降片）	第一增补本
1686	脉络舒通丸	第一增补本	895	五加生化胶囊	第二增补本
1687	脉络舒通颗粒	第一增补本	907	五福化毒片	第二增补本

续表

编号	中成药名称	增补方式来源	编号	中成药名称	增补方式来源
1102	生白合剂	第二增补本	1490	乳康颗粒	新增补
1453	和胃止泻胶囊	第二增补本	1528	参芪五味子颗粒	新增补
1479	金嗓清音胶囊	第二增补本	1529	参芪降糖片	新增补
1485	乳块消颗粒	第二增补本	1530	参芪降糖胶囊	新增补
1972	银黄清肺胶囊	第二增补本	1566	厚朴排气合剂	新增补
2148	蒲元和胃胶囊	第二增补本	1576	胃疡宁丸	新增补
714	八珍丸（浓缩丸）	新增补	1627	复方双花口服液	新增补
758	大黄利胆胶囊	新增补	1645	复方鱼腥草合剂	新增补
814	小儿咳喘灵口服液	新增补	1652	复方益母草胶囊	新增补
884	无比山药丸	新增补	1680	恒制咳喘胶囊	新增补
896	五灵胶囊	新增补	1701	养血当归胶囊	新增补
918	止痢宁片	新增补	1702	养血饮口服液	新增补
971	丹灯通脑软胶囊	新增补	1777	唇齿清胃丸	新增补
972	丹灯通脑胶囊	新增补	1790	柴胡滴丸	新增补
985	风湿骨痛片	新增补	1805	积雪苷片	新增补
1088	四方胃胶囊	新增补	1806	射麻口服液	新增补
1137	老年咳喘片	新增补	1842	益气通络颗粒	新增补
1151	滋肾健脑液	新增补	1844	益气聪明丸	新增补
1183	血栓通胶囊	新增补	1853	益心酮分散片	新增补
1190	血塞通片	新增补	1854	益心酮滴丸	新增补
1191	血塞通胶囊	新增补	1861	益肾化湿颗粒	新增补
1192	血塞通颗粒	新增补	1868	凉解感冒合剂	新增补
1198	壮腰健身丸	新增补	1874	消咳喘胶囊	新增补
1215	安胎丸	新增补	1880	消栓肠溶胶囊	新增补
1246	妇科止带胶囊	新增补	1898	消癥丸	新增补
1249	妇科养荣丸	新增补	1962	银杏叶口服液	新增补
1253	妇康宝口服液（妇康宝合剂）	新增补	1969	银黄丸	新增补
			2031	清宣止咳颗粒	新增补
1268	芩暴红止咳分散片	新增补	2095	舒肝丸（浓缩丸）	新增补
1270	芪风固表颗粒	新增补	2098	舒肝解郁胶囊	新增补
1274	芪明颗粒	新增补	2099	舒泌通胶囊	新增补
1278	芪黄通秘软胶囊	新增补	2123	湿毒清片	新增补
1279	芪蛭降糖片	新增补	2136	滋肾健脑颗粒	新增补
1287	苏黄止咳胶囊	新增补	2140	强力枇杷露	新增补
1289	杏苏止咳口服液	新增补	2141	强力定眩胶囊	新增补
1292	杞菊地黄口服液	新增补	2150	蒲地蓝消炎胶囊	新增补
1306	连参通淋片	新增补	2220	增液颗粒	新增补
1365	补肾益精丸	新增补	2222	镇咳宁口服液	新增补
1369	补虚通瘀颗粒	新增补	2223	镇咳宁颗粒	新增补
1396	苦甘颗粒	新增补	2238	癃清胶囊	新增补
1398	苦参软膏	新增补	2245	藤丹胶囊	新增补
1399	坤宁口服液	新增补			

3. **非保密品种处方与制法公开**　根据《中国药典》2020 年版编制大纲的要求，国家药典委员会将完善和规范中成药标准体系，除国家保密品种外，原则上应公布处方和制法。《中国药典》2015 年版一部收载的中成药中，尚有多个品种未公开处方与制法的。2019 年 9 月，国家药典委员会发布公示，为了提升和保障用药患者的知情权，除国家保密品种外，拟公开这些品种的处方与制法，涉及复方丹参滴丸、红花片、二十五味珍珠丸、鼻炎康片、金银花露、牛黄蛇胆川贝液、安神补脑液、急支糖浆、三九胃泰颗粒等共 256 个品种。

4. **技术要求**　《中国药典》2020 年版对于中成药标准强调完善和规范标准体系，加强专属性鉴别，主要通过增加与临床功效相关指标成分的控制来体现中医药的特色。

八、中药海外药品注册

2018 年 10 月 22 日，习近平总书记在考察珠海市横琴新区粤澳合作中医药科技产业园时指出："中医药学是中华文明的瑰宝。要深入发掘中医药宝库中的精华，推进产学研一体化，推进中医药产业化、现代化，让中医药走向世界。"习近平总书记对中医药走向世界抱有殷切的期望。

事实上，中药产品通过海外药品注册在他国上市，具有重大的现实意义。首先，除了扩大我国医药产业的国际市场，还可以增进沟通交流，增加世界对于中医药乃至中国科技、文化的理解。其次，为了满足更多人群的应用需要，中医药产品和服务必须进一步标准化，因此能够加快推动国内中药标准化进程，提升中医药科技含量技术水平，进而推动中药产业提质增效。最后，海外药品注册，必须深入研讨他国药品注册监管理念，这有助于我国药品审评、注册管理理念提升。然而，中医药走出国门，需要突破三个壁垒，即经济壁垒、文化壁垒、政治壁垒，因此，中医药的国际化，不仅是行业行为，更应该是国家战略。

（一）中药海外药品注册概况

2016 年 12 月，上海和黄药业有限公司生产的胆宁片获得加拿大卫生部天然药品和非处方药局批准的上市许可证；2017 年 8 月，由香雪剑桥中药国际研究中心提交的板蓝根颗粒注册申请获得英国药品和健康产品管理局（MHRA）正式审评批准；2017 年 12 月，由四川川大华西药业股份有限公司研发的乐脉颗粒在加拿大注册成功，并获批上市。截至目前，已在世界主要国家上市的中成药见表 2-10。

表 2-10　已在主要国家上市的中成药（部分）

产品名称	生产厂家	治疗疾病	上市国家	身份	获批时间
华佗再造丸	广州奇星药业	治疗和预防中风	俄罗斯	药品	1998 年 1 月
复方丹参滴丸	天士力医药集团股份有限公司	冠心病、心绞痛	加拿大	天然药品	2008 年 7 月
柴胡滴丸	天士力医药集团股份有限公司	感冒	加拿大	天然药品	2008 年 7 月

续表

产品名称	生产厂家	治疗疾病	上市国家	身份	获批时间
地奥心血康胶囊	成都地奥制药集团有限公司	冠心病、心绞痛	荷兰	欧盟传统草药	2012 年 3 月
抗病毒口服液	广州市香雪制药股份有限公司	呼吸道感染	加拿大	天然药品	2015 年 11 月
丹参胶囊	天士力医药集团股份有限公司	妇科，用于轻中度痛经的症状缓解	荷兰	欧盟传统草药	2016 年 1 月
胆宁片	上海和黄药业有限公司	慢性胆囊炎、胆石症	加拿大	天然药品	2016 年 12 月
板蓝根颗粒	广州市香雪制药股份有限公司	缓解感冒及流感症状	英国	欧盟传统草药	2017 年 8 月
乐脉颗粒	四川川大华西药业股份有限公司	心脑血管疾病	加拿大	天然药品	2017 年 12 月

此外，穿心莲内酯滴丸、芪参益气滴丸已在加拿大作为药品注册，还有多种中成药产品在俄罗斯、古巴、越南和阿联酋等国家以药品形式注册上市，如兰州佛慈制药股份有限公司在海外注册了 210 多个药品文号，生产线全部通过澳大利亚治疗用品管理局（Therapeutic Goods Administration，TGA）、日本厚生省和乌克兰产品认证。

美国食品药品管理局（FDA）是世界上具有相当影响力的食品与药品管理机构，FDA 对植物药审评审批有着较高的要求。近年来，我国已有十余种中药产品向美国 FDA 提交申请，目前正处于Ⅱ期或Ⅲ期临床试验阶段（表 2-11）。

表 2-11　中药 FDA 药品注册进展

序号	产品名称	生产厂家	治疗疾病	最新进展
1	复方丹参滴丸	天士力医药集团股份有限公司	慢性稳定型心绞痛	2012 年启动Ⅲ期临床试验，2016 年 12 月结束；2017 年 9 月未获批准上市；近期拟开展新的国际临床试验
			急性高原综合征（AMS）	2018 年获得了另一新临床适应证新药临床试验申请（IND）批准
2	HMPL-004（穿心莲提取物）	和记黄埔医药有限公司	克罗恩病	2009 年完成克罗恩病的Ⅱ期临床试验
			溃疡性结肠炎	2009 年完成溃疡性结肠炎的Ⅱ期临床试验；2013 年开始溃疡性结肠炎的Ⅲ期临床试验，2014 年 10 月终止Ⅲ期临床试验
3	血脂康胶囊	北京北大维信生物科技有限公司	高脂血症	2012 年 12 月完成Ⅱ期临床，Ⅲ期临床状态未知
4	扶正化瘀片	上海现代中医药股份有限公司	丙型肝炎、肝纤维化	2013 年 8 月完成Ⅱ期临床试验，Ⅲ期临床试验状态未知
5	桂枝茯苓胶囊	江苏康缘药业股份有限公司	原发性痛经	2012 年启动Ⅱb 期临床试验，2015 年 7 月完成Ⅱb 期临床试验
6	杏灵颗粒	上海上药杏灵科技药业股份有限公司	冠心病、心绞痛	豁免Ⅰ、Ⅱ期临床试验，Ⅲ期临床试验状态未知

续表

序号	产品名称	生产厂家	治疗疾病	最新进展
7	威麦宁胶囊	华颐药业有限公司	肺癌	豁免Ⅰ期临床试验,Ⅱ期临床试验状态未知
8	康莱特注射液	浙江康莱特药业有限公司	胰腺癌、非小细胞肺癌	状态未知
9	康莱特软胶囊	浙江康莱特药业有限公司	前列腺癌	2013年12月终止Ⅱ期临床试验,状态未知
10	连花清瘟胶囊	以岭药业股份有限公司	流感	豁免Ⅰ期临床试验,2016年9月启动Ⅱ期临床试验

在世界不同地区,中药作为处方药、OTC药、传统药、食物补充剂销售,积累了针对不同地域、不同种族人群的市场认可度和临床应用效果。中国政府与相关国家和国际组织签订中医药合作协议86个,中国政府已经支持在海外建立了10个中医药中心。2019年上半年,世界卫生组织将以中医药为主体的传统医学纳入新版国际疾病分类(ICD-11)。

截至2019年,13个中药材标准已被《美国药典》正式采纳,66个中药材标准被《欧洲药典》收载。

(二)中药国际化前景分析

在未来,随着我国综合国力的显著增强,经济、文化影响力日益扩大,中医药的国际化正面临巨大的历史机遇。在中国制造进一步走向全世界的过程中,兼具原创科技优势、强势文化传统、现代制药技术的中国中药,必将发挥更大的作用。由于中医药是中国科技文化的集中体现,与西医学在认识论、方法论、世界观、自然观方面均有显著差异,同时我国在中药国际标准的制定上尚未获得主导权,中药知识产权保护存在难题,导致中医药国际化遇到很大障碍。

(三)贸易战背景下的中药国际化

在中美贸易大背景下,中医药作为中国特色最为突出的产业领域之一,必然受到国际社会的更多关注,这也是当前中医药面临严峻的舆论形势的重要原因之一。狭隘的贸易保护固然能够阻碍国外企业的进入,但却严重影响了国内有关企业竞争力的提升,也阻碍了中医药走向国际,不利于产业健康发展。我们应当通过加强中医药知识产权保护,以更加开放、包容的胸怀,积极面对国际竞争、面向现代科技,以传承创新、不断发展的中医药理念、方法、技术,更好地满足当代人的健康需求,为人类健康事业贡献"中国智慧"。

第三章 中药大品种科技竞争力评价模型

一、中成药科技竞争力评价的原则与策略

竞争力,是参与者双方或多方的一种角逐或比较而体现出来的综合能力,竞争力包含对象的现在,但它体现了对象未来可以展示的能力。中成药的科技竞争力是由于产品的科技投出、产出、获得的认可,彰显出的临床价值和科学价值,并由此形成的超越其他同类产品的竞争能力。

当前,众多高销售额中药产品的临床价值和科学价值不足。如何进一步提升并凸显产品的临床价值和科学价值是中药大品种培育亟待解决的问题。新时代中药大品种的价值理念需要有效的传播和渗透,符合中药大品种特征的优势中成药产品的科技创新成就与临床价值,亟待更充分、系统的展示与传播。以价值为导向,开展中药大品种的培育工作,需要渐进式的引导,中药大品种的临床价值、科技价值需要科学、合理的评价。

2016 年 4 月,中药大品种联盟和万方数据联合成立了"中药大品种科技竞争力评价项目组"(以下简称项目组),邀请相关领域专家,进行中药科技竞争力模型研究与评价工作。2018 年 5 月,"中成药科技竞争力评价方法"获得中华中医药学会团体标准立项,为更加科学、客观、规范评价中成药科技竞争力奠定了良好基础。

(一) 评价原则

1. **客观性** 评价应客观、公正,不带任何形式的偏见。
2. **真实性** 评价数据应真实、有效,数据来源应可追溯。
3. **规范性** 评价过程应规范、公开,信息反馈渠道应通畅。
4. **科学性** 评价方法应科学、合理,数据处理应严谨有序。

(二) 评价策略

《报告》基于过去 10 年间反映产品科技投入、产出的相关公开数据,采用凝聚行业共识的评价模型,在各项数据的基础上,计算各个品种的科技因子,客观反映产品的科技竞争力。

中成药科技竞争力评价作为中成药产品价值评价的重要方面,其评价结果是否可靠、

合理、可信，是评价能否获得认可的关键。项目组就中药大品种科技评价的品种目录、评价指标、指标权重进行了开放、深入的系列研究。中成药科技竞争力评价的公信力，来自行业的共识，在凝聚行业最大共识的基础上，形成行业公认的评价模型指标体系及权重因子。评价的原始数据来源于公开或授权的数据，为进一步保障数据的准确性、可靠性，设立了统一、规范、合理的筛选规则，确定纳入、排除标准。

二、评价指标体系

（一）指标选取原则

1. **导向性**　评价指标应体现中成药产品的科技优势，中成药产品的科技价值是其临床价值的集中体现，科技评价应体现中成药产品临床价值和中医药特色优势，彰显中药产业重大创新突破。

2. **公开可及**　评价指标应基于公开的数据或授权数据，确保数据的公开性和持续可获得。

3. **相关性**　评价内容应与产品本身直接关联，指标应反映产品的科技状况。

4. **可比性**　评价指标应有一定代表性，便于在同类评价对象之间的横向比较，评价对象自身的纵向比较。

（二）评价指标体系的形成

项目组依据上述评价指标遴选原则，面向业内开展了系列的线上、线下调研，通过行业专家调研访谈和德尔菲法确定了评价指标体系，最终确定了科技投入、科技产出、科技奖励、其他单项和核减指标 5 个一级评价指标，下设 11 个二级指标、19 个三级指标（表 3-1）。

依据《报告》数据工作运行情况和《报告》发布后收到的反馈，如存在调整必要，在下年评价工作开始前，对指标体系做出微调。在最初中药大品种科技竞争力评价指标体系（2016 版）的基础上，根据业内意见反馈，对指标体系进行优化调整、完善，2017 版进一步强化了临床方面的指标，加入临床指南，奖励方面增加华夏医学科技奖，增加核减指标；2018 版新增"中药保护品种"指标；2019 年微调了部分指标的纳入、排除范围和标准。

表 3-1　中药大品种科技竞争力指标模型体系（2019 版）

一级指标	二级指标	三级指标
科技投入	科研项目	国家自然科学基金
		中药标准化项目
		重大新药创制科技重大专项
科技产出	科研论文	中国科技核心期刊论文
		SCI 论文
	知识产权	中国发明专利
		境外发明专利

续表

一级指标	二级指标	三级指标
科技奖励	政府奖	国家科学技术奖（国家技术发明奖、国家科学技术进步奖）
		省部级科学技术奖
	学会奖	中华医学科技奖
		中华中医药科学技术奖
		中国中西医结合科学技术奖
		华夏医学科技奖
	专利奖	中国专利奖
其他单项	国际注册	美国、欧盟等国家药品注册
	质量标准	《中国药典》
	政策保护	中药保护品种
	临床证据	临床指南
核减指标	负面通报	国家药监部门发布不良事件通报、强制修订说明书、质量问题通告

（三）评价指标说明

1. 科技投入　科技投入反映了企业对产品的关注，与产品相关的国家课题科研项目反映了产品科技投入主体的多元化与高认可度，同时具备较强的可比性。

2. 科技产出　当下国内业界的一个比较普遍的共识是，投入性指标体系，只能展示企业一般发展状况，不能充分反映品种的真实动态水平。中药大品种科技竞争力评价重视科技成果产出导向。围绕中成药产品技术研究的学术论文和申报获得的发明专利，可以反映产品的科技产出，适合作为评价指标。为保证数据的可靠和质量，评价科技论文仅纳入科技核心期刊和SCI收录期刊；知识产权纳入中国及外国发明专利。

3. 科技奖励　科技奖励代表了有关科研成果的体系化和成果化，围绕中成药产品展开的科研成果获得国家、地方、行业组织及单项奖励，表明这种成果获得有关方面的认可，符合产业发展导向。

4. 国际注册　国际注册是中成药以药品身份正式走出国门的前提条件，是中医药国际化的前沿阵地。规范化地开展国际注册工作，甚至获得部分世界主流国家的药品注册许可，是中成药产品科技实力获得国际认可的体现。

5. 政策保护　产品获得政策保护，如中药品种保护是为保护国内中药生产企业权益、保护中药知识成果、保障公众用药安全、促进中药资源的有效配置，事实上成为中成药产品上市后再评价工作的集中反映，成功申报中药品种保护说明产品曾进行过相应的规范化研究。

6. 质量标准　质量标准是中成药产品质量控制的关键，也是产品技术指标的综合体现。标准为《中国药典》收载，表明产品质量标准达到了国家有关方面较规范的要求。

7. 临床证据　临床价值是中成药产品的核心价值，临床指南、专家共识等是产品获得临床认可的标志，表明产品的各项研究工作获得了业内临床专家的专业认可，形成了中成药产品规范化的使用方案或在特定疾病诊疗中推荐应用。

8. 核减指标　中成药产品的科技研究归根结底是要解决产品的安全性、有效性、质量稳定可控的问题,而待评价产品被国家药品监管部门公开发布的不良事件通报、强制修订说明书、质量问题通告,表明该产品在安全性、有效性、质量可控性有关科技研究,未能实际解决现实问题,未达到有关部门要求,因此,应予以核减。

三、评价指标权重

(一)确定指标权重

为更合理地评价中药产品的科技创新活动,反映广泛的行业意志,项目组就指标体系权重分配在业内展开调研。

调研方法: 在前期建立了科技评价指标模型体系的基础上,调研采用层次分析法(图 3-1),对其多种影响因素进行逐层的两两比较分析,通过综合分析调研结果,确定指标权重体系。

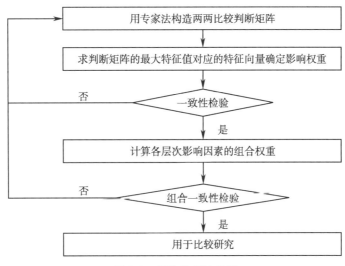

图 3-1　层次分析法示意

调研形式: 在线上、线下以多种形式展开调研,如现场问卷、远程邮件调研、有奖电子问卷等,收到了业内各界人士的问卷反馈二百余份。

调研结果: 对收到的问卷进行分析综合,得到了各指标相对于其他指标的权重(图 3-2),进而构建了“中药大品种科技竞争力评价体系”。《报告》(2019 版)仍沿用上一年的指标权重。

(二)指标权重比例

科技投入:初始占比 20%。

科技产出:初始占比 50%。其中科技论文 30%(中文、英文分别为 15%),知识产权 20%。

科技奖励:初始占比 20%。

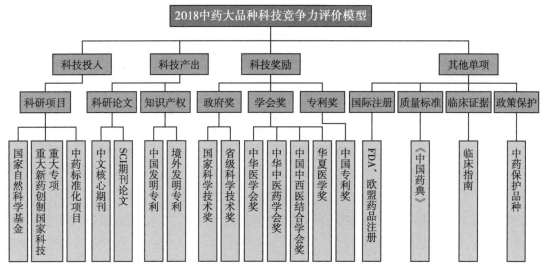

图 3-2 中药大品种科技竞争力权重因子调研示意

其他单项：初始占比 10%。

核减指标：公开违规项目，总体得分核减 10%。

四、模型算法规则

（一）指标规则

1. 科研项目 与产品直接相关的科技投入，以项目形式体现。主要包括与该产品直接相关的重大新药创制科技重大专项、中药标准化项目，以及国家自然科学基金项目。

纳入标准：项目名称或摘要中出现待评价品种，且实施单位或合作单位为生产企业，同时有实际国拨经费到账。国家自然科学基金项目：不限于生产企业申报项目，课题摘要中出现相关中成药品种名称即可。

2. 期刊论文 为保证数据的可靠和研究论文的质量，仅纳入科技核心期刊和 SCI 收录期刊。

（1）纳入标准：产品名称出现在题目和关键词中。

（2）排除标准：产品作为对照或参比药物出现在研究文献中；产品的单例不良反应或违规报告；其他产品不是文章主体的情况。

3. 发明专利 围绕产品的处方、功能主治、生产工艺、新剂型、新用途、检验方法等中国及境外发明专利申请及授权。

纳入标准：专利名称、摘要中包含产品名称或产品处方，专利主体内容与产品处方一致；且专利权人包含生产企业或关联企业（包括企业曾用名、分支机构等）。

4. 科技奖励 与该产品直接相关的各级科技奖励，包括国家级、省部级、专业学会奖（发明奖、技术进步奖）等。

纳入标准：奖励项目名称或摘要中出现产品名称，且获奖单位中包含生产企业。

5. 临床证据　在国家政府部门（国家卫健委、国家中医药管理局、国家药品监督管理局）、一级学会（中华医学会、中华中医药学会、中国中西医结合学会等）制定并公开发表的临床指南中，该药品被列为推荐用药。

6. 国际注册　在美国、欧盟、日本等国家以药品进行注册申报，按照进展情况分级赋值。

7. 质量标准　产品质量标准是否被纳入中国药典（包括《中国药典》2015年版一部及第一、第二增补本）。

8. 中药品种保护　产品为中药保护品种，目前仍在保护范围、曾经纳入保护品种分别计分。

9. 核减指标　待评价产品被国家药品监管部门公开发布的不良事件通报、收到质量问题通告或被强制修订说明书。

（二）计算方法

1. 科研项目　与产品直接相关的科技投入，以项目形式体现。重大新药创制国家科技重大专项、中药标准化项目，每项满分按4分计；根据结题或中期评价结果计算得分（如评价结果为A、B、C、D四档，则得分依次为4、3、2、1）。国家自然科学基金：每项按1分计，申报单位不限于企业；申报单位为生产企业或其关联机构的按1.5分计；多家产品需除以竞争因子。该项得分为以上所有项目得分加和。

2. 期刊论文　仅纳入科技核心期刊和SCI收录期刊论文。SCI论文影响因子以2018版JCR报告的影响因子为统计依据。中文期刊按科技核心期刊篇数加和为z，该项得分为Z，$Z=\mathrm{LN}(z/J+1)/7\times15$（$J$为竞争因子）；英文期刊按当年度JCR报告的SCI影响因子加和计算为s，该项得分为S，$S=\mathrm{LN}(s/J+1)/5.2\times15$（$J$为竞争因子）。期刊论文总得分为产品的科技核心期刊论文项得分和SCI论文项得分之和。多家企业产品，相关文章列入所有入围企业名下，通过竞争因子区分不同厂家产品。

3. 发明专利　符合评价规则的中国及境外发明专利计分规则见表3-2。

表3-2　发明专利计分规则

类型	法律状态		
	有效授权	已公开，待授权	无效（撤回、驳回、过期、转移）
中国专利	1分	0.3分	0
国外专利	1分	0.3分	0

以中国专利+国际专利得分为得分单元p，该项得分为P，$P=\mathrm{LN}(p+1)/3.8\times21-1$。

4. 科技奖励　与产品直接相关且符合上述规则的各级科技奖励，各项奖励计分规则见表3-3。

计分规则：奖励名称未包含产品主题词（仅在奖励摘要中出现产品名称），按一半得分计；奖励名称中包含多个产品，则每个产品各得一半得分；奖励名称及摘要中均未出现产品名称,该项不得分。获奖单位排名第一为产品生产企业,产品按全部得分计,排名第二按奖项得分 1/2 计,第三名及以后按奖项得分 1/3 计;获奖单位未包含生产企业,该项不得分。

表 3-3　科技奖励计分规则

类型	奖励级别		
	一等奖	二等奖	三等奖
国家级	15 分	10 分	—
省部级	8 分	5 分	3 分
一级学会	7 分	4 分	2 分
中国专利奖	金奖 6 分		优秀奖 2 分

奖励总得分:根据奖励规则计算产品获得的各项奖励得分,加和即得。

5. 临床证据　符合规定的临床指南,每项计 1 分。

6. 国际注册　在美国、欧盟等以药品进行注册申报,按照进展情况得分规则见表 3-4。

表 3-4　国际注册计分规则

国际注册分类	各对应阶段	加分
FDA 植物药注册	申请初期临床试验	2
	进入Ⅲ期临床试验	4
	新药申请	6
	上市许可	10
欧盟传统草药注册	按照要求提交完整注册资料	2
	获准上市许可	4
其他发达国家	获准药品上市许可	3
亚非拉国家	获准药品上市许可	2

7. 质量标准　产品质量标准被现行《中国药典》收录计 3 分,未被收录计 0 分。

8. 中药品种保护　产品目前仍在中药品种保护目录计 2 分;曾纳入保护品种计 1 分;未纳入计 0 分。

9. 核减指标　产品因有关问题被通报起一年内,该产品科技因子总得分核减 10%。

注:以上所有公式中出现的常数,系根据各指标的权重占比和前 3 年的归一化计算的平均值形成。

(三)说明

1. 科技因子　将纳入评价中药产品的各项科技信息进行统计、计数,基于中成药科技竞争力指标模型,按照相应的权重因子,计算各个品种的得分值,即为产品的"科技因子",该因子可较为综合地反映出产品在科技方面的竞争力。

2. 竞争因子　多家企业生产的产品,无法区分各自贡献度的文章、课题、指南等,列入所有入围企业名下,通过竞争因子区分不同厂家产品。产品竞争因子的计算方法如下:入围大品种评价厂家数为 A,同品种生产厂家为 B,则该产品的竞争因子 $J = A + \log5(B)$。

3. **数据来源**　中药大品种科技竞争力评价的所有数据均是基于公开信息或已获授权数据，根据中药大品种科技竞争力评价模型规则，按照统一的检索式和检索规则获取，并根据统一的处理规则进行数据清洗、计算。

4. **时间范围**　除特殊说明外，所有产品科技信息（论文、奖励、项目等，除发明专利外）的发表、获得、立项时间在 2009 年 1 月 1 日—2018 年 12 月 31 日；科技因子（3 年）只以近 3 年的科技信息计（2016 年 1 月 1 日—2018 年 12 月 31 日）。

第四章　2019中药大品种科技竞争力评价

目　录

　　在前三版《报告》的基础上，《报告》（2019版）继续稳步扩大入围评价品种数量，尤其注重新上市中药产品的纳入；进一步完善了评价模型体系；进一步强化科技工作时效性，提升近期科技参数的权重；从指标简单计数，逐步增加分级信息；加强产品科技竞争力与临床应用、市场销售等数据间的关联分析。根据业内共识意见，《报告》（2019版）进一步完善了评价指标体系；注重客观化，进一步明晰各项评价规则、优化模型算法。在近一万个品种、近六万个已上市中成药产品中，从"临床、科学、市场"三个维度，遴选出业内普遍认可的579个中药大品种，作为2019年中药大品种科技竞争力评价的入围产品。这些产品均为各治疗领域临床常用的优势品种。按照前面的中药大品种科技竞争力评价模型,评价 579 个入围产品,计算产品在过去 10 年间(2009 年 1 月 1 日—2018 年 12 月 31 日)和近 3 年间(2016 年 1 月 1 日—2018 年 12 月 31 日)的科技因子。《报告》(2019 版)按治疗领域分科、地域、剂型(突出口服剂型)、民族药等设立多个分类统计,力图全方位、多角度立体展示中药大品种的科技创新能力。

一、2019 中药大品种科技因子(10 年)

基于产品过去 10 年间(2009 年 1 月 1 日—2018 年 12 月 31 日)科技因子得分情况,可以反映产品 10 年间累计的科技竞争力概况(表 4-1～表 4-22)。

表 4-1 为 2019 年全部入围中药大品种,根据 2019 科技竞争力评价模型和统一的规则和算法,得到科技因子最高的前 100 种,即中药大品种科技竞争力百强产品。

表 4-1　2019 中药大品种科技竞争力:全品类

序号	产品名称	生产企业	科技因子
1	参附注射液	华润三九(雅安)药业有限公司	86.43
2	丹红注射液	山东丹红制药有限公司	81.94
3	桂枝茯苓胶囊	江苏康缘药业股份有限公司	77.96
4	疏风解毒胶囊	安徽济人药业有限公司	73.20
5	片仔癀	漳州片仔癀药业股份有限公司	72.82
6	脑心通胶囊	陕西步长制药有限公司	71.28
7	喜炎平注射液	江西青峰药业有限公司	69.62
8	热毒宁注射液	江苏康缘药业股份有限公司	65.58
9	麝香保心丸	上海和黄药业有限公司	61.92
10	稳心颗粒	山东步长制药股份有限公司	60.63
11	连花清瘟胶囊	石家庄以岭药业股份有限公司	58.09
12	血必净注射液	天津红日药业股份有限公司	57.37
13	复方丹参滴丸	天士力医药集团股份有限公司	56.83
14	参芪扶正注射液	丽珠集团利民制药厂	53.40
15	芪参益气滴丸	天士力医药集团股份有限公司	52.81
16	参松养心胶囊	北京以岭药业有限公司	52.13
17	阿胶	东阿阿胶股份有限公司	51.87
18	复方血栓通胶囊	广东众生药业股份有限公司	50.48
19	黄葵胶囊	苏中药业集团股份有限公司	50.43
20	复方苦参注射液	山西振东制药股份有限公司	49.37
21	痰热清注射液	上海凯宝药业股份有限公司	47.53
22	复方阿胶浆	东阿阿胶股份有限公司	47.35
23	仙灵骨葆胶囊	国药集团同济堂(贵州)制药有限公司	47.14
24	注射用益气复脉(冻干)	天津天士力之骄药业有限公司	46.94
25	云南白药	云南白药集团股份有限公司	46.91
26	芪苈强心胶囊	石家庄以岭药业股份有限公司	46.00

续表

序号	产品名称	生产企业	科技因子
27	银杏二萜内酯葡胺注射液	江苏康缘药业股份有限公司	45.89
28	消渴丸	广州白云山中一药业有限公司	45.34
29	热淋清颗粒	贵州威门药业股份有限公司	44.74
30	康复新液	四川好医生攀西药业有限责任公司	44.70
31	康莱特注射液	浙江康莱特药业有限公司	44.40
32	百令胶囊	杭州中美华东制药有限公司	44.31
33	醒脑静注射液	无锡济民可信山禾药业股份有限公司	44.23
34	血脂康胶囊	北京北大维信生物科技有限公司	43.91
35	注射用丹参多酚酸盐	上海绿谷制药有限公司	43.30
36	疏血通注射液	牡丹江友搏药业有限责任公司	42.13
37	金水宝胶囊	江西济民可信金水宝制药有限公司	41.60
38	艾迪注射液	贵州益佰制药股份有限公司	41.56
39	注射用血栓通（冻干）	广西梧州制药（集团）股份有限公司	41.34
40	舒血宁注射液	黑龙江珍宝岛药业股份有限公司	41.04
41	地奥心血康胶囊	成都地奥制药集团有限公司	40.95
42	通心络胶囊	石家庄以岭药业股份有限公司	40.80
43	血栓心脉宁片	吉林华康药业股份有限公司	40.39
44	肾康注射液	西安世纪盛康药业有限公司	39.18
45	三金片	桂林三金药业股份有限公司	38.83
46	舒血宁注射液	神威药业集团有限公司	38.63
47	槐耳颗粒	启东盖天力药业有限公司	37.61
48	妇科千金片	株洲千金药业股份有限公司	37.44
49	华蟾素注射液	安徽华润金蟾药业股份有限公司	37.38
50	银丹心脑通软胶囊	贵州百灵企业集团制药股份有限公司	37.03
51	正清风痛宁片	湖南正清制药集团股份有限公司	36.91
52	清开灵注射液	神威药业集团有限公司	36.88
53	散结镇痛胶囊	江苏康缘药业股份有限公司	36.70
54	参麦注射液	正大青春宝药业有限公司	36.27
55	苦碟子注射液	通化华夏药业有限责任公司	35.94
56	参麦注射液	神威药业集团有限公司	35.80
57	胃肠安丸	天津中新药业集团股份有限公司乐仁堂制药厂	34.81
58	血府逐瘀胶囊	天津宏仁堂药业有限公司	34.80
59	坤泰胶囊	贵阳新天药业股份有限公司	34.65
60	松龄血脉康胶囊	成都康弘制药有限公司	34.46
61	益心舒胶囊	贵州信邦制药股份有限公司	34.34
62	冠心舒通胶囊	陕西步长制药有限公司	34.30
63	丹蒌片	吉林康乃尔药业有限公司	34.13
64	通脉养心丸	天津中新药业集团股份有限公司乐仁堂制药厂	33.94
65	六神丸	雷允上药业集团有限公司	33.84
66	生脉注射液	江苏苏中药业集团股份有限公司	33.83

续表

序号	产品名称	生产企业	科技因子
67	复方丹参片	广州白云山和记黄埔中药有限公司	33.81
68	养血清脑颗粒	天士力医药集团股份有限公司	33.63
69	灯盏细辛注射液	云南生物谷药业股份有限公司	33.29
70	复方鳖甲软肝片	内蒙古福瑞医疗科技股份有限公司	33.20
71	荷丹片	南昌济顺制药有限公司	33.17
72	天舒胶囊	江苏康缘药业股份有限公司	33.09
73	脉络宁注射液	金陵药业股份有限公司南京金陵制药厂	32.96
74	消癌平注射液	南京圣和药业有限公司	32.94
75	保妇康栓	海南碧凯药业有限公司	32.88
76	肾炎康复片	天津同仁堂集团股份有限公司	32.75
77	银杏内酯注射液	成都百裕科技制药有限公司	32.17
78	苦碟子注射液	沈阳双鼎制药有限公司	32.06
79	注射用丹参多酚酸	天津天士力之骄药业有限公司	31.51
80	玉屏风颗粒	国药集团广东环球制药有限公司	31.45
81	四磨汤口服液	湖南汉森制药股份有限公司	31.16
82	养心氏片	上海医药集团青岛国风药业股份有限公司	30.96
83	白芍总苷胶囊	宁波立华制药有限公司	30.94
84	康艾注射液	长白山制药股份有限公司	30.67
85	蓝芩口服液	扬子江药业集团有限公司	30.33
86	清开灵注射液	广州白云山明兴制药有限公司	30.15
87	注射用红花黄色素	浙江永宁药业股份有限公司	30.08
88	丹参注射液	正大青春宝药业有限公司	30.02
89	安宫牛黄丸	北京同仁堂科技发展股份有限公司制药厂	29.32
90	醒脑静注射液	大理药业股份有限公司	29.02
91	银杏叶片	扬子江药业集团有限公司	29.00
92	注射用血塞通（冻干）	黑龙江珍宝岛药业股份有限公司	28.88
93	痹祺胶囊	天津达仁堂京万红药业有限公司	28.84
94	青鹏软膏	西藏奇正藏药股份有限公司	28.59
95	速效救心丸	天津中新药业集团股份有限公司第六中药厂	28.47
96	喘可治注射液	广州万正药业有限公司	28.27
97	阿胶	山东福胶集团有限公司	27.90
98	金振口服液	江苏康缘药业股份有限公司	27.75
99	苏黄止咳胶囊	扬子江药业集团北京海燕药业有限公司	27.74
100	蒲地蓝消炎口服液	济川药业集团有限公司	27.70

表 4-2 为 2019 年入围中药大品种的所有非注射剂产品科技因子最高的 100 名。对于非注射剂中药产品，尤其是传统剂型产品，随着其传统价值的逐步凸显，面临较好市场机遇，但与此同时，科技也应同步发挥更加重要的支撑作用，才能使得产品成为科技与文化"双轮驱动"、超长生命周期的中药大品种。

表 4-2 2019 中药大品种科技竞争力：非注射类

序号	产品名称	生产企业	科技因子
1	桂枝茯苓胶囊	江苏康缘药业股份有限公司	77.96
2	疏风解毒胶囊	安徽济人药业有限公司	73.20
3	片仔癀	漳州片仔癀药业股份有限公司	72.82
4	脑心通胶囊	陕西步长制药有限公司	71.28
5	麝香保心丸	上海和黄药业有限公司	61.92
6	稳心颗粒	山东步长制药股份有限公司	60.63
7	连花清瘟胶囊	石家庄以岭药业股份有限公司	58.09
8	复方丹参滴丸	天士力医药集团股份有限公司	56.83
9	芪参益气滴丸	天士力医药集团股份有限公司	52.81
10	参松养心胶囊	北京以岭药业有限公司	52.13
11	阿胶	东阿阿胶股份有限公司	51.87
12	复方血栓通胶囊	广东众生药业股份有限公司	50.48
13	黄葵胶囊	苏中药业集团股份有限公司	50.43
14	复方阿胶浆	东阿阿胶股份有限公司	47.35
15	仙灵骨葆胶囊	国药集团同济堂（贵州）制药有限公司	47.14
16	云南白药	云南白药集团股份有限公司	46.91
17	芪苈强心胶囊	石家庄以岭药业股份有限公司	46.00
18	消渴丸	广州白云山中一药业有限公司	45.34
19	热淋清颗粒	贵州威门药业股份有限公司	44.74
20	康复新液	四川好医生攀西药业有限责任公司	44.70
21	百令胶囊	杭州中美华东制药有限公司	44.31
22	血脂康胶囊	北京北大维信生物科技有限公司	43.91
23	金水宝胶囊	江西济民可信金水宝制药有限公司	41.60
24	地奥心血康胶囊	成都地奥制药集团有限公司	40.95
25	通心络胶囊	石家庄以岭药业股份有限公司	40.80
26	血栓心脉宁片	吉林华康药业股份有限公司	40.39
27	三金片	桂林三金药业股份有限公司	38.83
28	槐耳颗粒	启东盖天力药业有限公司	37.61
29	妇科千金片	株洲千金药业股份有限公司	37.44
30	银丹心脑通软胶囊	贵州百灵企业集团制药股份有限公司	37.03
31	正清风痛宁片	湖南正清制药集团股份有限公司	36.91
32	散结镇痛胶囊	江苏康缘药业股份有限公司	36.70
33	胃肠安丸	天津中新药业集团股份有限公司乐仁堂制药厂	34.81
34	血府逐瘀胶囊	天津宏仁堂药业有限公司	34.80
35	坤泰胶囊	贵阳新天药业股份有限公司	34.65
36	松龄血脉康胶囊	成都康弘制药有限公司	34.46
37	益心舒胶囊	贵州信邦制药股份有限公司	34.34
38	冠心舒通胶囊	陕西步长制药有限公司	34.30
39	丹娄片	吉林康乃尔药业有限公司	34.13
40	通脉养心丸	天津中新药业集团股份有限公司乐仁堂制药厂	33.94
41	六神丸	雷允上药业集团有限公司	33.84
42	复方丹参片	广州白云山和记黄埔中药有限公司	33.81

续表

序号	产品名称	生产企业	科技因子
43	养血清脑颗粒	天士力医药集团股份有限公司	33.63
44	复方鳖甲软肝片	内蒙古福瑞医疗科技股份有限公司	33.20
45	荷丹片	南昌济顺制药有限公司	33.17
46	天舒胶囊	江苏康缘药业股份有限公司	33.09
47	保妇康栓	海南碧凯药业有限公司	32.88
48	肾炎康复片	天津同仁堂集团有限公司	32.75
49	玉屏风颗粒	国药集团广东环球制药有限公司	31.45
50	四磨汤口服液	湖南汉森制药股份有限公司	31.16
51	养心氏片	上海医药集团青岛国风药业股份有限公司	30.96
52	白芍总苷胶囊	宁波立华制药有限公司	30.94
53	蓝芩口服液	扬子江药业集团有限公司	30.33
54	安宫牛黄丸	北京同仁堂科技发展股份有限公司制药厂	29.32
55	银杏叶片	扬子江药业集团有限公司	29.00
56	痹祺胶囊	天津达仁堂京万红药业有限公司	28.84
57	青鹏软膏	西藏奇正藏药股份有限公司	28.59
58	速效救心丸	天津中新药业集团股份有限公司第六中药厂	28.47
59	阿胶	山东福胶集团有限公司	27.90
60	金振口服液	江苏康缘药业股份有限公司	27.75
61	苏黄止咳胶囊	扬子江药业集团北京海燕药业有限公司	27.74
62	蒲地蓝消炎口服液	济川药业集团有限公司	27.70
63	脑心清片	广州白云山和记黄埔中药有限公司	27.65
64	灯盏生脉胶囊	云南生物谷药业股份有限公司	27.64
65	正天丸	华润三九医药股份有限公司	27.55
66	藿香正气口服液	太极集团重庆涪陵制药厂有限公司	27.35
67	振源胶囊	吉林省集安益盛药业股份有限公司	27.30
68	脉血康胶囊	重庆多普泰制药股份有限公司	27.19
69	心可舒片	山东沃华医药科技股份有限公司	27.14
70	复方黄柏液涂剂	山东汉方制药有限公司	26.55
71	舒肝解郁胶囊	成都康弘药业集团股份有限公司	26.53
72	海昆肾喜胶囊	吉林省辉南长龙生化药业股份有限公司	26.11
73	乌灵胶囊	浙江佐力药业股份有限公司	26.06
74	消痛贴膏	西藏奇正藏药股份有限公司	25.79
75	补肺活血胶囊	广东雷允上药业有限公司	25.79
76	口炎清颗粒	广州白云山和记黄埔中药有限公司	25.52
77	气滞胃痛颗粒	辽宁华润本溪三药有限公司	25.52
78	银杏叶片	上海上药杏灵科技药业股份有限公司	25.46
79	八宝丹	厦门中药厂有限公司	24.83
80	金龙胶囊	北京建生药业有限公司	24.63
81	独一味胶囊	康县独一味生物制药有限公司	24.56
82	六味地黄丸（浓缩丸）	仲景宛西制药股份有限公司	24.43
83	复方木尼孜其颗粒	新疆维吾尔药业有限责任公司	24.26
84	复方黄黛片	天长亿帆制药有限公司	24.13

续表

序号	产品名称	生产企业	科技因子
85	复方斑蝥胶囊	贵州益佰制药股份有限公司	24.01
86	穿心莲内酯滴丸	天士力医药集团股份有限公司	23.99
87	尪痹片	辽宁上药好护士药业(集团)有限公司	23.88
88	抗病毒口服液	广州市香雪制药股份有限公司	23.80
89	小儿豉翘清热颗粒	济川药业集团有限公司	23.55
90	银杏叶胶囊	上海信谊百路达药业有限公司	23.51
91	丁桂儿脐贴	亚宝药业集团股份有限公司	23.23
92	致康胶囊	西安千禾药业有限责任公司	23.19
93	胆宁片	上海和黄药业有限公司	22.73
94	回生口服液	成都地奥集团天府药业股份有限公司	22.65
95	板蓝根颗粒	广州白云山和记黄埔中药有限公司	22.49
96	尿毒清颗粒	康臣药业(内蒙古)有限责任公司	22.47
97	扶正化瘀胶囊	上海黄海制药有限责任公司	22.38
98	血塞通软胶囊	昆明华润圣火药业有限公司	22.26
99	六味地黄丸(浓缩丸)	九芝堂股份有限公司	22.21
100	和血明目片	西安碑林药业股份有限公司	22.20

表 4-3 可以看出在科技论文评分前 10 位的中药大品种中,仅有麝香保心丸、复方丹参滴丸、脑心通胶囊三个非注射剂。相对于其他中药剂型,中药注射剂明显更有利于形成高水平学术论文。

表 4-3   2019科技论文卓越中药大品种

序号	产品名称	生产企业
1	丹红注射液	山东丹红制药有限公司
2	血必净注射液	天津红日药业股份有限公司
3	参附注射液	华润三九(雅安)药业有限公司
4	麝香保心丸	上海和黄药业有限公司
5	复方苦参注射液	山西振东制药股份有限公司
6	热毒宁注射液	江苏康缘药业股份有限公司
7	痰热清注射液	上海凯宝药业股份有限公司
8	复方丹参滴丸	天士力医药集团股份有限公司
9	参芪扶正注射液	丽珠集团利民制药厂
10	脑心通胶囊	陕西步长制药有限公司
11	通心络胶囊	石家庄以岭药业股份有限公司
12	桂枝茯苓胶囊	江苏康缘药业股份有限公司
13	芪苈强心胶囊	石家庄以岭药业股份有限公司
14	黄葵胶囊	苏中药业集团股份有限公司
15	艾迪注射液	贵州益佰制药股份有限公司
16	芪参益气滴丸	天士力医药集团股份有限公司
17	华蟾素注射液	安徽华润金蟾药业股份有限公司
18	云南白药	云南白药集团股份有限公司
19	稳心颗粒	山东步长制药股份有限公司

序号	产品名称	生产企业
20	喜炎平注射液	江西青峰药业有限公司
21	康莱特注射液	浙江康莱特药业有限公司
22	片仔癀	漳州片仔癀药业股份有限公司
23	槐耳颗粒	启东盖天力药业有限公司
24	复方鳖甲软肝片	内蒙古福瑞医疗科技股份有限公司
25	醒脑静注射液	无锡济民可信山禾药业股份有限公司
26	醒脑静注射液	大理药业股份有限公司
27	复方血栓通胶囊	广东众生药业股份有限公司

注：本表系依据科技论文单项得分排序。

近年来，知识产权，尤其是发明专利，日益引起中药产业界关注，高质量发明专利成为企业在市场竞争中构筑技术壁垒、保驾护航的利器。中药产业的高质量发展同样需要专利等知识产权保驾护航下的科技创新驱动。

科技项目、科技论文等科技指标较多地反映了企业外部资源整合和协作的成效，而发明专利具有很强的知识产权属性，往往是企业自身科技创新取得成效的集中体现。中成药产品的发明专利情况实际上反映了企业内部技术力量对产品的支撑情况，对产品关注程度，以及技术能力、技术团队工作成效。发明专利成果突出的中成药产品详见表4-4。

表4-4 2019专利卓越中药大品种

序号	产品名称	生产企业
1	注射用益气复脉（冻干）	天津天士力之骄药业有限公司
2	百令胶囊	杭州中美华东制药有限公司
3	胃肠安丸	天津中新药业集团股份有限公司乐仁堂制药厂
4	复方阿胶浆	东阿阿胶股份有限公司
5	正清风痛宁片	湖南正清制药集团股份有限公司
6	阿胶	东阿阿胶股份有限公司
7	参附注射液	华润三九（雅安）药业有限公司
8	复方丹参滴丸	天士力医药集团股份有限公司
9	肾康注射液	西安世纪盛康药业有限公司
10	银杏内酯注射液	成都百裕科技制药有限公司
11	热淋清颗粒	贵州威门药业股份有限公司
12	片仔癀	漳州片仔癀药业股份有限公司
13	苦碟子注射液	通化华夏药业有限责任公司
14	妇科千金片	株洲千金药业股份有限公司
15	银杏二萜内酯葡胺注射液	江苏康缘药业股份有限公司
16	连花清瘟胶囊	石家庄以岭药业股份有限公司
17	白脉软膏	甘肃奇正藏药有限公司
18	养血清脑颗粒	天士力医药集团股份有限公司
19	喜炎平注射液	江西青峰药业有限公司
20	青鹏软膏	西藏奇正藏药股份有限公司

序号	产品名称	生产企业
21	血脂康胶囊	北京北大维信生物科技有限公司
22	注射用红花黄色素	浙江永宁药业股份有限公司
23	脉血康胶囊	重庆多普泰制药股份有限公司
24	地奥心血康胶囊	成都地奥制药集团有限公司
25	参芪扶正注射液	丽珠集团利民制药厂
26	艾迪注射液	贵州益佰制药股份有限公司
27	阿胶	山东福胶集团有限公司
28	复方斑蝥胶囊	贵州益佰制药股份有限公司
29	注射用丹参多酚酸	天津天士力之骄药业有限公司
30	乌鸡白凤片	天津中新药业集团股份有限公司乐仁堂制药厂
31	醒脑静注射液	无锡济民可信山禾药业股份有限公司
32	血必净注射液	天津红日药业股份有限公司
33	桂枝茯苓胶囊	江苏康缘药业股份有限公司
34	热毒宁注射液	江苏康缘药业股份有限公司
35	丹参注射液	正大青春宝药业有限公司
36	振源胶囊	吉林省集安益盛药业股份有限公司
37	脑心清片	广州白云山和记黄埔中药有限公司
38	裸花紫珠颗粒	江西普正制药股份有限公司
39	银杏叶胶囊	上海信谊百路达药业有限公司
40	保妇康栓	海南碧凯药业有限公司

注：本表系依据专利单项得分排序。

　　民族医药是我国传统医药和优秀民族文化的重要组成部分，是各民族人民长期与疾病做斗争的经验总结和智慧结晶，具有鲜明的民族和地域特色，发展民族医药对于促进民族融合和民族地区发展具有重要的现实意义。2018年8月，国家中医药管理局、国家民委、国家发展改革委等13部委局联合制定《关于加强新时代少数民族医药工作的若干意见》，提出稳步推进少数民族医药在医疗、保健、教育、科研、产业、文化等方面的全面协调发展。

　　2017版国家医保目录，民族药从45个增加到88个，增幅达95%，远超整体目录17.1%的增幅；2019版国家医保目录民族药进一步增加到93个。此外，根据有关文件精神，各省（区、市）在对医保目录中的乙类药品进行调整时，可以通过组织相关领域的专家评审，将符合条件的民族药品品种纳入本省（区、市）的药品目录，增加的民族药品品种数量不受乙类药品调整比例的限制。表4-5为入围中药大品种的民族药产品科技因子突出的品种。

表4-5　2019中药大品种科技竞争力：民族药

序号	产品名称	生产企业	科技因子	类别
1	青鹏软膏	西藏奇正藏药股份有限公司	28.59	藏药
2	消痛贴膏	西藏奇正藏药股份有限公司	25.79	藏药
3	独一味胶囊	康县独一味生物制药有限公司	24.56	藏药
4	复方木尼孜其颗粒	新疆维吾尔药业有限责任公司	24.26	维药

续表

序号	产品名称	生产企业	科技因子	类别
5	白脉软膏	甘肃奇正藏药有限公司	20.62	藏药
6	诺迪康胶囊	西藏诺迪康药业股份有限公司	14.58	藏药
7	如意珍宝丸	金诃藏药股份有限公司	14.10	藏药
8	祖卡木颗粒	新疆奇康哈博维药有限公司	13.71	维药
9	通滞苏润江片	健民药业集团股份有限公司	7.27	维药
10	扎冲十三味丸	内蒙古乌兰浩特中蒙制药有限公司	4.00	蒙药
11	二十五味珊瑚胶囊	西藏金珠雅砻藏药有限责任公司	2.35	藏药
12	肝泰舒胶囊	青海晶珠藏药高新技术产业股份有限公司	1.49	藏药

备注：本表民族药依据2019版国家医保目录中的民族药分类。

表4-6　2019中药大品种科技竞争力：按各省（区、市）分类

2019安徽省中药大品种科技因子			
序号	产品名称	生产企业	科技因子
1	疏风解毒胶囊	安徽济人药业有限公司	73.20
2	华蟾素注射液	安徽华润金蟾药业股份有限公司	37.38
3	复方黄黛片	天长亿帆制药有限公司	24.13
4	风湿骨痛胶囊	国药集团精方（安徽）药业股份有限公司	15.01
5	华蟾素片	安徽华润金蟾药业股份有限公司	12.62

2019北京市中药大品种科技因子			
序号	产品名称	生产企业	科技因子
1	参松养心胶囊	北京以岭药业有限公司	52.13
2	血脂康胶囊	北京北大维信生物科技有限公司	43.91
3	安宫牛黄丸	北京同仁堂科技发展股份有限公司制药厂	29.32
4	苏黄止咳胶囊	扬子江药业集团北京海燕药业有限公司	27.74
5	金龙胶囊	北京建生药业有限公司	24.63

2019重庆市中药大品种科技因子			
序号	产品名称	生产企业	科技因子
1	藿香正气口服液	太极集团重庆涪陵制药厂有限公司	27.35
2	脉血康胶囊	重庆多普泰制药股份有限公司	27.19
3	都梁软胶囊	重庆华森制药股份有限公司	18.36
4	通天口服液	太极集团重庆涪陵制药厂有限公司	16.84
5	急支糖浆	太极集团重庆涪陵制药厂有限公司	16.82

2019福建省中药大品种科技因子			
序号	产品名称	生产企业	科技因子
1	片仔癀	漳州片仔癀药业股份有限公司	72.82
2	八宝丹	厦门中药厂有限公司	24.83
3	新癀片	厦门中药厂有限公司	20.85
4	芪骨胶囊	厦门中药厂有限公司	11.87

续表

2019 甘肃省中药大品种科技因子

序号	产品名称	生产企业	科技因子
1	独一味胶囊	康县独一味生物制药有限公司	24.56
2	白脉软膏	甘肃奇正藏药有限公司	20.62
3	元胡止痛滴丸	甘肃陇神戎发药业股份有限公司	18.65
4	宣肺止嗽合剂	甘肃普安制药股份有限公司	17.23
5	六味地黄丸(浓缩丸)	兰州佛慈制药股份有限公司	16.43

2019 广东省中药大品种科技竞争力

序号	产品名称	生产企业	科技因子
1	参芪扶正注射液	丽珠集团利民制药厂	53.40
2	复方血栓通胶囊	广东众生药业股份有限公司	50.48
3	消渴丸	广州白云山中一药业有限公司	45.34
4	复方丹参片	广州白云山和记黄埔中药有限公司	33.81
5	玉屏风颗粒	国药集团广东环球制药有限公司	31.45

2019 广西壮族自治区中药大品种科技竞争力

序号	产品名称	生产企业	科技因子
1	注射用血栓通(冻干)	广西梧州制药(集团)股份有限公司	41.34
2	三金片	桂林三金药业股份有限公司	38.83
3	金鸡胶囊	广西灵峰药业有限公司	16.27
4	花红片	广西壮族自治区花红药业股份有限公司	15.23
5	正骨水	广西玉林制药集团有限责任公司	15.23

2019 贵州省中药大品种科技竞争力

序号	产品名称	生产企业	科技因子
1	仙灵骨葆胶囊	国药集团同济堂(贵州)制药有限公司	47.14
2	热淋清颗粒	贵州威门药业股份有限公司	44.74
3	艾迪注射液	贵州益佰制药股份有限公司	41.56
4	银丹心脑通软胶囊	贵州百灵企业集团制药股份有限公司	37.03
5	坤泰胶囊	贵阳新天药业股份有限公司	34.65

2019 海南省中药大品种科技竞争力

序号	产品名称	生产企业	科技因子
1	保妇康栓	海南碧凯药业有限公司	32.88
2	枫蓼肠胃康颗粒	海口市制药厂有限公司	8.49

2019 河北省中药大品种科技竞争力

序号	产品名称	生产企业	科技因子
1	连花清瘟胶囊	石家庄以岭药业股份有限公司	58.09
2	芪苈强心胶囊	石家庄以岭药业股份有限公司	46.00
3	通心络胶囊	石家庄以岭药业股份有限公司	40.80
4	舒血宁注射液	神威药业集团有限公司	38.63
5	清开灵注射液	神威药业集团有限公司	36.88

续表

序号	产品名称	生产企业	科技因子
\multicolumn{4}{c}{2019 河南省中药大品种科技竞争力}

序号	产品名称	生产企业	科技因子
1	六味地黄丸（浓缩丸）	仲景宛西制药股份有限公司	24.43
2	通络祛痛膏	河南羚锐制药股份有限公司	18.73
3	消栓肠溶胶囊	三门峡赛诺维制药有限公司	18.36
4	天智颗粒	仲景宛西制药股份有限公司	16.55
5	双黄连口服液	河南福森药业有限公司	16.32

2019 黑龙江省中药大品种科技竞争力

序号	产品名称	生产企业	科技因子
1	疏血通注射液	牡丹江友博药业有限责任公司	42.13
2	舒血宁注射液	黑龙江珍宝岛药业股份有限公司	41.04
3	注射用血塞通（冻干）	黑龙江珍宝岛药业股份有限公司	28.88
4	注射用双黄连（冻干）	哈药集团中药二厂	22.44
5	双黄连口服液	哈药集团三精制药有限公司	20.32

2019 湖北省中药大品种科技竞争力

序号	产品名称	生产企业	科技因子
1	龙牡壮骨颗粒	健民药业集团股份有限公司	21.97
2	马应龙麝香痔疮膏	马应龙药业集团股份有限公司	21.79
3	生血宁片	武汉联合药业有限责任公司	17.56
4	麝香痔疮栓	马应龙药业集团股份有限公司	14.99
5	小金胶囊	健民药业集团股份有限公司	12.19

2019 湖南省中药大品种科技竞争力

序号	产品名称	生产企业	科技因子
1	妇科千金片	株洲千金药业股份有限公司	37.44
2	正清风痛宁片	湖南正清制药集团股份有限公司	36.91
3	四磨汤口服液	湖南汉森制药股份有限公司	31.16
4	六味地黄丸（浓缩丸）	九芝堂股份有限公司	22.21
5	喉咽清口服液	湖南时代阳光药业股份有限公司	17.72

2019 吉林省中药大品种科技竞争力

序号	产品名称	生产企业	科技因子
1	血栓心脉宁片	吉林华康药业股份有限公司	40.39
2	苦碟子注射液	通化华夏药业有限责任公司	35.94
3	丹蒌片	吉林康乃尔药业有限公司	34.13
4	康艾注射液	长白山制药股份有限公司	30.67
5	振源胶囊	吉林省集安益盛药业股份有限公司	27.30

续表

2019江苏省中药大品种科技竞争力

序号	产品名称	生产企业	科技因子
1	桂枝茯苓胶囊	江苏康缘药业股份有限公司	77.96
2	热毒宁注射液	江苏康缘药业股份有限公司	65.58
3	黄葵胶囊	苏中药业集团股份有限公司	50.43
4	银杏二萜内酯葡胺注射液	江苏康缘药业股份有限公司	45.89
5	醒脑静注射液	无锡济民可信山禾药业股份有限公司	44.23

2019江西省中药大品种科技竞争力

序号	产品名称	生产企业	科技因子
1	喜炎平注射液	江西青峰药业有限公司	69.62
2	金水宝胶囊	江西济民可信金水宝制药有限公司	41.60
3	荷丹片	南昌济顺制药有限公司	33.17
4	健胃消食片	江中药业股份有限公司	18.61
5	裸花紫珠颗粒	江西普正制药股份有限公司	18.11

2019辽宁省中药大品种科技竞争力

序号	产品名称	生产企业	科技因子
1	苦碟子注射液	沈阳双鼎制药有限公司	32.06
2	气滞胃痛颗粒	辽宁华润本溪三药有限公司	25.52
3	尪痹片	辽宁上药好护士药业（集团）有限公司	23.88
4	伤科接骨片	大连美罗中药厂有限公司	17.62
5	鸦胆子油乳注射液	沈阳药大药业有限责任公司	17.26

2019内蒙古自治区中药大品种科技竞争力

序号	产品名称	生产企业	科技因子
1	复方鳖甲软肝片	内蒙古福瑞医疗科技股份有限公司	33.20
2	尿毒清颗粒	康臣药业（内蒙古）有限责任公司	22.47
3	麝香通心滴丸	内蒙古康恩贝药业有限公司圣龙分公司	20.05
4	苁蓉益肾颗粒	内蒙古兰太药业有限责任公司	13.50
5	养阴清肺口服液	呼伦贝尔松鹿制药有限公司	6.13

2019青海省中药大品种科技竞争力

序号	产品名称	生产企业	科技因子
1	安儿宁颗粒	金诃藏药股份有限公司	15.92
2	如意珍宝丸	金诃藏药股份有限公司	14.10

2019山东省中药大品种科技竞争力

序号	产品名称	生产企业	科技因子
1	丹红注射液	山东丹红制药有限公司	81.94
2	稳心颗粒	山东步长制药股份有限公司	60.63
3	阿胶	东阿阿胶股份有限公司	51.87
4	复方阿胶浆	东阿阿胶股份有限公司	47.35
5	养心氏片	上海医药集团青岛国风药业股份有限公司	30.96

续表

2019 山西省中药大品种科技竞争力

序号	产品名称	生产企业	科技因子
1	复方苦参注射液	山西振东制药股份有限公司	49.37
2	注射用红花黄色素	山西德元堂药业有限公司	25.10
3	丁桂儿脐贴	亚宝药业集团股份有限公司	23.23
4	银杏达莫注射液	山西普德药业股份有限公司	15.58
5	枳术宽中胶囊	山西双人药业有限责任公司	13.78

2019 陕西省中药大品种科技竞争力

序号	产品名称	生产企业	科技因子
1	脑心通胶囊	陕西步长制药有限公司	71.28
2	肾康注射液	西安世纪盛康药业有限公司	39.18
3	冠心舒通胶囊	陕西步长制药有限公司	34.30
4	致康胶囊	西安千禾药业有限责任公司	23.19
5	和血明目片	西安碑林药业股份有限公司	22.20

2019 上海市中药大品种科技竞争力

序号	产品名称	生产企业	科技因子
1	麝香保心丸	上海和黄药业有限公司	61.92
2	痰热清注射液	上海凯宝药业股份有限公司	47.53
3	注射用丹参多酚酸盐	上海绿谷制药有限公司	43.30
4	银杏叶片	上海上药杏灵科技药业股份有限公司	25.46
5	瓜蒌皮注射液	上海上药第一生化药业有限公司	25.37

2019 四川省中药大品种科技竞争力

序号	产品名称	生产企业	科技因子
1	参附注射液	华润三九（雅安）药业有限公司	86.43
2	康复新液	四川好医生攀西药业有限责任公司	44.70
3	地奥心血康胶囊	成都地奥制药集团有限公司	40.95
4	松龄血脉康胶囊	成都康弘制药有限公司	34.46
5	银杏内酯注射液	成都百裕科技制药有限公司	32.17

2019 天津市中药大品种科技竞争力

序号	产品名称	生产企业	科技因子
1	血必净注射液	天津红日药业股份有限公司	57.37
2	复方丹参滴丸	天士力医药集团股份有限公司	56.83
3	芪参益气滴丸	天士力医药集团股份有限公司	52.81
4	注射用益气复脉（冻干）	天津天士力之骄药业有限公司	46.94
5	血府逐瘀胶囊	天津宏仁堂药业有限公司	34.80

续表

序号	产品名称	生产企业	科技因子
	2019西藏自治区中药大品种科技竞争力		
序号	产品名称	生产企业	科技因子
1	青鹏软膏	西藏奇正藏药股份有限公司	28.59
2	消痛贴膏	西藏奇正藏药股份有限公司	25.79
3	诺迪康胶囊	西藏诺迪康药业股份有限公司	14.58

序号	产品名称	生产企业	科技因子
	2019新疆维吾尔自治区中药大品种科技竞争力		
序号	产品名称	生产企业	科技因子
1	复方木尼孜其颗粒	新疆维吾尔药业有限责任公司	24.26
2	祖卡木颗粒	新疆奇康哈博维药有限公司	13.71
3	安胃疡胶囊	新疆全安药业股份有限公司	7.21

序号	产品名称	生产企业	科技因子
	2019云南省中药大品种科技竞争力		
序号	产品名称	生产企业	科技因子
1	云南白药	云南白药集团股份有限公司	46.91
2	灯盏细辛注射液	云南生物谷药业股份有限公司	33.29
3	醒脑静注射液	大理药业股份有限公司	29.02
4	灯盏生脉胶囊	云南生物谷药业股份有限公司	27.64
5	心脉隆注射液	云南腾药制药股份有限公司	23.19

排名	产品名称	生产企业	科技因子
	2019浙江省中药大品种科技竞争力		
排名	产品名称	生产企业	科技因子
1	康莱特注射液	浙江康莱特药业有限公司	44.40
2	百令胶囊	杭州中美华东制药有限公司	44.31
3	参麦注射液	正大青春宝药业有限公司	36.27
4	白芍总苷胶囊	宁波立华制药有限公司	30.94
5	注射用红花黄色素	浙江永宁药业股份有限公司	30.08

表4-7　2019中药大品种科技竞争力：心脑血管类注射剂

序号	产品名称	生产企业	科技因子
1	参附注射液	华润三九（雅安）药业有限公司	86.43
2	丹红注射液	山东丹红制药有限公司	81.94
3	注射用益气复脉（冻干）	天津天士力之骄药业有限公司	46.94
4	银杏二萜内酯葡胺注射液	江苏康缘药业股份有限公司	45.89
5	醒脑静注射液	无锡济民可信山禾药业有限公司	44.23
6	注射用丹参多酚酸盐	上海绿谷制药有限公司	43.30
7	疏血通注射液	牡丹江友搏药业有限责任公司	42.13
8	注射用血栓通（冻干）	广西梧州制药（集团）股份有限公司	41.34
9	舒血宁注射液	黑龙江珍宝岛药业股份有限公司	41.04
10	舒血宁注射液	神威药业集团有限公司	38.63

续表

序号	产品名称	生产企业	科技因子
11	参麦注射液	正大青春宝药业有限公司	36.27
12	苦碟子注射液	通化华夏药业有限责任公司	35.94
13	参麦注射液	神威药业集团有限公司	35.80
14	生脉注射液	苏中药业集团股份有限公司	33.83
15	灯盏细辛注射液	云南生物谷药业股份有限公司	33.29
16	脉络宁注射液	金陵药业股份有限公司南京金陵制药厂	32.96
17	银杏内酯注射液	成都百裕科技制药有限公司	32.17
18	苦碟子注射液	沈阳双鼎制药有限公司	32.06
19	注射用丹参多酚酸	天津天士力之骄药业有限公司	31.51
20	注射用红花黄色素	浙江永宁药业股份有限公司	30.08
21	丹参注射液	正大青春宝药业有限公司	30.02
22	醒脑静注射液	大理药业股份有限公司	29.02
23	注射用血塞通（冻干）	黑龙江珍宝岛药业股份有限公司	28.88

表 4-8　2019中药大品种科技竞争力：心脑血管类口服药

序号	产品名称	生产企业	科技因子
1	脑心通胶囊	陕西步长制药有限公司	71.28
2	麝香保心丸	上海和黄药业有限公司	61.92
3	稳心颗粒	山东步长制药股份有限公司	60.63
4	复方丹参滴丸	天士力医药集团股份有限公司	56.83
5	芪参益气滴丸	天士力医药集团股份有限公司	52.81
6	参松养心胶囊	北京以岭药业有限公司	52.13
7	芪苈强心胶囊	石家庄以岭药业股份有限公司	46.00
8	地奥心血康胶囊	成都地奥制药集团有限公司	40.95
9	通心络胶囊	石家庄以岭药业股份有限公司	40.80
10	血栓心脉宁片	吉林华康药业股份有限公司	40.39
11	银丹心脑通软胶囊	贵州百灵企业集团制药股份有限公司	37.03
12	血府逐瘀胶囊	天津宏仁堂药业有限公司	34.80
13	松龄血脉康胶囊	成都康弘制药有限公司	34.46
14	益心舒胶囊	贵州信邦制药股份有限公司	34.34
15	冠心舒通胶囊	陕西步长制药有限公司	34.30
16	丹蒌片	吉林康乃尔药业有限公司	34.13
17	通脉养心丸	天津中新药业集团股份有限公司乐仁堂制药厂	33.94
18	复方丹参片	广州白云山和记黄埔中药有限公司	33.81
19	养心氏片	上海医药集团青岛国风药业股份有限公司	30.96
20	银杏叶片	扬子江药业集团有限公司	29.00
21	速效救心丸	天津中新药业集团股份有限公司第六中药厂	28.47
22	脑心清片	广州白云山和记黄埔中药有限公司	27.65
23	振源胶囊	吉林省集安益盛药业股份有限公司	27.30
24	心可舒片	山东沃华医药科技股份有限公司	27.14

续表

序号	产品名称	生产企业	科技因子
25	银杏叶片	上海上药杏灵科技药业股份有限公司	25.46
26	银杏叶胶囊	上海信谊百路达药业有限公司	23.51
27	血塞通软胶囊	昆明华润圣火药业有限公司	22.26
28	乐脉颗粒	四川川大华西药业股份有限公司	21.92
29	血塞通软胶囊	昆药集团股份有限公司	21.91
30	华佗再造丸	广州白云山奇星药业有限公司	20.79
31	脑血疏口服液	山东沃华医药科技股份有限公司	20.67
32	龙血通络胶囊	江苏康缘药业股份有限公司	20.10
33	麝香通心滴丸	内蒙古康恩贝药业有限公司圣龙分公司	20.05
34	银杏叶片	贵州信邦制药股份有限公司	19.60
35	消栓肠溶胶囊	三门峡赛诺维制药有限公司	18.36
36	银杏叶滴丸	万邦德制药集团股份有限公司	14.80

表 4-9 2019中药大品种科技竞争力：代谢类

序号	产品名称	生产企业	科技因子
1	消渴丸	广州白云山中一药业有限公司	45.34
2	血脂康胶囊	北京北大维信生物科技有限公司	43.91
3	荷丹片	南昌济顺制药有限公司	33.17
4	芪蛭降糖胶囊	吉林一正药业集团有限公司	16.97
5	玉泉丸	成都九芝堂金鼎药业有限公司	16.70
6	血滞通胶囊	吉林省东方制药有限公司	16.00
7	夏枯草口服液	贵阳新天药业股份有限公司	13.30
8	参芪降糖颗粒	鲁南厚普制药有限公司	12.84
9	排毒养颜胶囊	云南盘龙云海药业有限公司	12.21
10	糖脉康颗粒	四川升和药业股份有限公司	11.22

表 4-10 2019中药大品种科技竞争力：呼吸类

序号	产品名称	生产企业	科技因子
1	疏风解毒胶囊	安徽济人药业有限公司	73.20
2	喜炎平注射液	江西青峰药业有限公司	69.62
3	热毒宁注射液	江苏康缘药业股份有限公司	65.58
4	连花清瘟胶囊	石家庄以岭药业股份有限公司	58.09
5	血必净注射液	天津红日药业股份有限公司	57.37
6	痰热清注射液	上海凯宝药业股份有限公司	47.53
7	蓝芩口服液	扬子江药业集团有限公司	30.33
8	喘可治注射液	广州万正药业有限公司	28.27
9	苏黄止咳胶囊	扬子江药业集团北京海燕药业有限公司	27.74
10	蒲地蓝消炎口服液	济川药业集团有限公司	27.70
11	补肺活血胶囊	广东雷允上药业有限公司	25.79
12	抗病毒口服液	广州市香雪制药股份有限公司	23.80

续表

序号	产品名称	生产企业	科技因子
13	注射用双黄连（冻干）	哈药集团中药二厂	22.44
14	双黄连口服液	哈药集团三精制药有限公司	20.32
15	三拗片	济川药业集团有限公司	19.96
16	众生丸	广东众生药业股份有限公司	19.54
17	克咳胶囊	贵州益佰制药股份有限公司	19.29
18	夏桑菊颗粒	广州白云山星群（药业）股份有限公司	18.19
19	双黄连注射液	黑龙江珍宝岛药业股份有限公司	17.73
20	宣肺止嗽合剂	甘肃普安制药股份有限公司	17.23
21	急支糖浆	太极集团重庆涪陵制药厂有限公司	16.82
22	银黄清肺胶囊	湖南安邦制药有限公司	16.71
23	双黄连口服液	河南福森药业有限公司	16.32

表 4-11　2019 中药大品种科技竞争力：骨骼肌肉类

序号	产品名称	生产企业	科技因子
1	仙灵骨葆胶囊	国药集团同济堂（贵州）制药有限公司	47.14
2	云南白药	云南白药集团股份有限公司	46.91
3	正清风痛宁片	湖南正清制药集团股份有限公司	36.91
4	白芍总苷胶囊	宁波立华制药有限公司	30.94
5	痹祺胶囊	天津达仁堂京万红药业有限公司	28.84
6	青鹏软膏	西藏奇正藏药股份有限公司	28.59
7	消痛贴膏	西藏奇正藏药股份有限公司	25.79
8	独一味胶囊	康县独一味生物制药有限公司	24.56
9	尪痹片	辽宁上药好护士药业（集团）有限公司	23.88
10	白脉软膏	甘肃奇正藏药有限公司	20.62
11	滑膜炎颗粒	神威药业（张家口）有限公司	20.40
12	四妙丸	吉林紫鑫药业股份有限公司	20.14
13	通络祛痛膏	河南羚锐制药股份有限公司	18.73
14	金天格胶囊	金花企业（集团）股份有限公司西安金花制药厂	18.01
15	伤科接骨片	大连美罗中药厂有限公司	17.62
16	腰痹通胶囊	江苏康缘药业股份有限公司	16.59
17	骨康胶囊	贵州维康子帆药业股份有限公司	15.23
18	正骨水	广西玉林制药集团有限责任公司	15.23
19	骨疏康胶囊	辽宁康辰药业有限公司	15.20
20	风湿骨痛胶囊	国药集团精方（安徽）药业股份有限公司	15.01
21	强骨胶囊	北京岐黄医药股份有限公司	14.36
22	活血止痛胶囊	珠海安生凤凰制药有限公司	14.03
23	复方南星止痛膏	江苏康缘阳光药业有限公司	14.00
24	颈痛颗粒	山东明仁福瑞达制药股份有限公司	13.43
25	祖师麻片	秦皇岛市山海关药业有限责任公司	13.38
26	藤黄健骨片	湖南方盛制药股份有限公司	12.82

续表

序号	产品名称	生产企业	科技因子
27	颈复康颗粒	颈复康药业集团有限公司	12.42
28	盘龙七片	陕西盘龙药业集团股份有限公司	12.37
29	芪骨胶囊	厦门中药厂有限公司	11.87
30	复方夏天无片	江西天施康中药股份有限公司	11.16
31	跌打镇痛膏	广州白云山制药股份有限公司白云山何济公制药厂	11.10
32	颈舒颗粒	国药集团精方（安徽）药业股份有限公司	10.92
33	云南白药胶囊	云南白药集团股份有限公司	10.66
34	祖师麻膏药	甘肃泰康制药有限责任公司	10.36

表4-12 2019中药大品种科技竞争力：泌尿类

序号	产品名称	生产企业	科技因子
1	黄葵胶囊	苏中药业集团股份有限公司	50.43
2	热淋清颗粒	贵州威门药业股份有限公司	44.74
3	肾康注射液	西安世纪盛康药业有限公司	39.18
4	三金片	桂林三金药业股份有限公司	38.83
5	肾炎康复片	天津同仁堂集团股份有限公司	32.75
6	海昆肾喜胶囊	吉林省辉南长龙生化药业股份有限公司	26.11
7	尿毒清颗粒	康臣药业（内蒙古）有限责任公司	22.47
8	银花泌炎灵片	吉林华康药业股份有限公司	20.17
9	普乐安片	浙江康恩贝制药股份有限公司	19.83
10	肾衰宁胶囊	云南雷允上理想药业有限公司	17.46
11	缩泉胶囊	湖南汉森制药股份有限公司	16.75
12	癃清片	天津中新药业集团股份有限公司隆顺榕制药厂	15.61
13	前列倍喜胶囊	贵州太和制药有限公司	13.79
14	前列欣胶囊	山东宏济堂制药集团股份有限公司	13.37
15	癃闭舒胶囊	石家庄科迪药业有限公司	12.58
16	前列舒通胶囊	保定天浩制药有限公司	11.76
17	五苓胶囊	江西品信药业有限公司	11.47
18	肾炎四味片	湖北亿雄祥瑞药业有限公司	10.93
19	宁泌泰胶囊	贵阳新天药业股份有限公司	10.16
20	结石通胶囊	江西红星药业有限公司	8.78

表4-13 2019中药大品种科技竞争力：消化类

序号	产品名称	生产企业	科技因子
1	康复新液	四川好医生攀西药业有限责任公司	44.70
2	胃肠安丸	天津中新药业集团股份有限公司乐仁堂制药厂	34.81
3	四磨汤口服液	湖南汉森制药股份有限公司	31.16
4	藿香正气口服液	太极集团重庆涪陵制药厂有限公司	27.35
5	气滞胃痛颗粒	辽宁华润本溪三药有限公司	25.52
6	复方木尼孜其颗粒	新疆维吾尔药业有限责任公司	24.26

序号	产品名称	生产企业	科技因子
7	胆宁片	上海和黄药业有限公司	22.73
8	摩罗丹	邯郸制药股份有限公司	21.33
9	荆花胃康胶丸	天士力医药集团股份有限公司	20.08
10	胃苏颗粒	扬子江药业集团江苏制药股份有限公司	19.72
11	健胃消食片	江中药业股份有限公司	18.61
12	三九胃泰颗粒	华润三九医药股份有限公司	15.63
13	胃复春片	杭州胡庆余堂药业有限公司	14.71
14	枳术颗粒	南京中山制药有限公司	14.49
15	枳术宽中胶囊	山西双人药业有限责任公司	13.78
16	厚朴排气合剂	瑞阳制药有限公司	13.67
17	达立通颗粒	南昌弘益药业有限公司	12.79
18	舒肝颗粒	昆明中药厂有限公司	12.59
19	龙虎人丹	上海中华药业有限公司	10.74
20	藿香正气软胶囊	神威药业集团有限公司	10.63
21	小柴胡颗粒	广州白云山光华制药	10.55
22	香连片	湖北香连药业有限责任公司	10.09

表 4-14 2019 中药大品种科技竞争力：肿瘤类

序号	产品名称	生产企业	科技因子
1	复方苦参注射液	山西振东制药股份有限公司	49.37
2	康莱特注射液	浙江康莱特药业有限公司	44.40
3	艾迪注射液	贵州益佰制药股份有限公司	41.56
4	槐耳颗粒	启东盖天力药业有限公司	37.61
5	华蟾素注射液	安徽华润金蟾药业股份有限公司	37.38
6	消癌平注射液	南京圣和药业有限公司	32.94
7	康艾注射液	长白山制药股份有限公司	30.67
8	金龙胶囊	北京建生药业有限公司	24.63
9	复方黄黛片	天长亿帆制药有限公司	24.13
10	复方斑蝥胶囊	贵州益佰制药股份有限公司	24.01
11	回生口服液	成都地奥集团天府药业股份有限公司	22.65
12	鸦胆子油乳注射液	江苏九旭药业有限公司	21.26
13	平消胶囊	西安正大制药有限公司	20.85
14	参一胶囊	吉林亚泰制药股份有限公司	19.46
15	西黄丸	北京同仁堂科技发展股份有限公司制药厂	17.64
16	生血宝合剂	清华德人西安幸福制药有限公司	17.58
17	鸦胆子油乳注射液	广州白云山明兴制药有限公司	17.26
18	鸦胆子油乳注射液	沈阳药大药业有限责任公司	17.26
19	养正消积胶囊	石家庄以岭药业股份有限公司	16.76
20	小金丸	成都永康制药有限公司	15.45

续表

序号	产品名称	生产企业	科技因子
21	慈丹胶囊	北京勃然制药有限公司	15.38
22	紫龙金片	天津中新药业集团股份有限公司隆顺榕制药厂	14.39
23	生血宝颗粒	湖南康寿制药有限公司	12.78
24	华蟾素片	安徽华润金蟾药业股份有限公司	12.62
25	注射用黄芪多糖	天津赛诺制药有限公司	12.27
26	小金胶囊	健民药业集团股份有限公司	12.19
27	小金胶囊	四川省天基生物药业有限公司	11.84
28	康莱特软胶囊	浙江康莱特药业有限公司	11.14
29	华蟾素胶囊	陕西东泰制药有限公司	10.81
30	十一味参芪片	吉林金恒制药股份有限公司	10.55
31	复方皂矾丸	陕西郝其军制药有限责任公司	10.32

表 4-15 2019中药大品种科技竞争力：神经类

序号	产品名称	生产企业	科技因子
1	养血清脑颗粒	天士力医药集团股份有限公司	33.63
2	天舒胶囊	江苏康缘药业股份有限公司	33.09
3	灯盏生脉胶囊	云南生物谷药业股份有限公司	27.64
4	正天丸	华润三九医药股份有限公司	27.55
5	脉血康胶囊	重庆多普泰制药股份有限公司	27.19
6	舒肝解郁胶囊	成都康弘药业集团股份有限公司	26.53
7	乌灵胶囊	浙江佐力药业股份有限公司	26.06
8	安神补脑液	吉林敖东延边药业股份有限公司	19.22
9	元胡止痛滴丸	甘肃陇神戎发药业股份有限公司	18.65
10	都梁软胶囊	重庆华森制药股份有限公司	18.36
11	心脑舒通胶囊	吉林敖东洮南药业股份有限公司	18.15
12	通天口服液	太极集团重庆涪陵制药厂有限公司	16.84
13	天智颗粒	仲景宛西制药股份有限公司	16.55
14	脉血康胶囊	贵州信邦制药股份有限公司	16.17
15	百乐眠胶囊	扬子江药业集团有限公司	15.78
16	天丹通络胶囊	山东凤凰制药股份有限公司	15.11
17	如意珍宝丸	金诃藏药股份有限公司	14.10
18	镇脑宁胶囊	通化东宝药业股份有限公司	12.36
19	安脑丸	哈尔滨蒲公英药业有限公司	11.80
20	解郁丸	河南泰丰制药股份有限公司	11.35

表 4-16 2019中药大品种科技竞争力：妇科用药

序号	产品名称	生产企业	科技因子
1	桂枝茯苓胶囊	江苏康缘药业股份有限公司	77.96
2	妇科千金片	株洲千金药业股份有限公司	37.44
3	散结镇痛胶囊	江苏康缘药业股份有限公司	36.70

续表

序号	产品名称	生产企业	科技因子
4	坤泰胶囊	贵阳新天药业股份有限公司	34.65
5	保妇康栓	海南碧凯药业有限公司	32.88
6	致康胶囊	西安千禾药业有限责任公司	23.19
7	宫血宁胶囊	云南白药集团股份有限公司	22.08
8	鲜益母草胶囊	浙江大德药业集团有限公司	19.53
9	五加生化胶囊	多多药业有限公司	19.12
10	康妇消炎栓	葵花药业集团(伊春)有限公司	18.23
11	苦参凝胶	贵阳新天药业股份有限公司	17.89
12	乳癖消片	辽宁上药好护士药业(集团)有限公司	16.43
13	金鸡胶囊	广西灵峰药业有限公司	16.27
14	康妇炎胶囊	山东步长神州制药有限公司	16.27
15	乌鸡白凤片	天津中新药业集团股份有限公司乐仁堂制药厂	16.03
16	乳癖散结胶囊	陕西白鹿制药股份有限公司	15.27
17	花红片	广西壮族自治区花红药业股份有限公司	15.23
18	红花逍遥片	江西普正制药股份有限公司	14.82
19	乳癖消颗粒	哈尔滨泰华药业股份有限公司	14.61
20	新生化颗粒	江苏仁寿药业有限公司	14.61
21	孕康口服液	江西济民可信药业有限公司	13.21
22	乌鸡白凤丸	江西汇仁药业股份有限公司	12.86
23	逍遥丸(浓缩丸)	兰州佛慈制药股份有限公司	12.53
24	云南红药胶囊	云南植物药业有限公司	12.47
25	女金胶囊	江西汇仁药业股份有限公司	11.75
26	痛经宝颗粒	仲景宛西制药股份有限公司	11.62
27	妇科断红饮胶囊	株洲千金药业股份有限公司	11.56

表 4-17 2019中药大品种科技竞争力:肛肠皮肤类

序号	产品名称	生产企业	科技因子
1	复方黄柏液涂剂	山东汉方制药有限公司	26.55
2	马应龙麝香痔疮膏	马应龙药业集团股份有限公司	21.79
3	润燥止痒胶囊	国药集团同济堂(贵州)制药有限公司	20.06
4	麝香痔疮栓	马应龙药业集团股份有限公司	14.99
5	京万红软膏	天津达仁堂京万红药业有限公司	13.77
6	消银颗粒	陕西康惠制药股份有限公司	12.17
7	金蝉止痒胶囊	重庆希尔安药业有限公司	11.10

表 4-18 2019中药大品种科技竞争力:五官科用药

序号	产品名称	生产企业	科技因子
1	复方血栓通胶囊	广东众生药业股份有限公司	50.48
2	口炎清颗粒	广州白云山和记黄埔中药有限公司	25.52
3	和血明目片	西安碑林药业股份有限公司	22.20

续表

序号	产品名称	生产企业	科技因子
4	黄氏响声丸	无锡济民可信山禾药业股份有限公司	19.09
5	喉咽清口服液	湖南时代阳光药业股份有限公司	17.72
6	清咽滴丸	天津中新药业集团股份有限公司第六中药厂	15.20
7	复明片	西安碑林药业股份有限公司	15.01
8	鼻渊通窍颗粒	山东新时代药业有限公司	14.46
9	鼻炎康片	国药集团德众(佛山)药业有限公司	12.79
10	障眼明片	广州白云山中一药业有限公司	12.64
11	桂林西瓜霜喷剂	桂林三金药业股份有限公司	11.96
12	四味珍层冰硼滴眼液	江西珍视明药业有限公司	11.64
13	复方草珊瑚含片	江中药业股份有限公司	10.62
14	甘桔冰梅片	重庆华森制药股份有限公司	10.32

表 4-19 2019中药大品种科技竞争力：儿科用药

序号	产品名称	生产企业	科技因子
1	金振口服液	江苏康缘药业股份有限公司	27.75
2	小儿豉翘清热颗粒	济川药业集团有限公司	23.55
3	丁桂儿脐贴	亚宝药业集团股份有限公司	23.23
4	龙牡壮骨颗粒	健民药业集团股份有限公司	21.97
5	小儿消积止咳口服液	鲁南厚普制药有限公司	16.72
6	安儿宁颗粒	金诃藏药股份有限公司	15.92
7	醒脾养儿颗粒	贵州健兴药业有限公司	13.90
8	小儿肺热咳喘口服液	黑龙江葵花药业股份有限公司	12.06
9	小儿扶脾颗粒	湖南时代阳光药业股份有限公司	11.57
10	小儿清热宁颗粒	辅仁药业集团有限公司	10.84
11	小儿柴桂退热口服液	吉林敖东延边药业股份有限公司	10.63
12	小儿七星茶颗粒	广州王老吉药业股份有限公司	9.74
13	防风通圣颗粒	烟台天正药业有限公司	9.62
14	小儿肺咳颗粒	长春人民药业集团有限公司	9.17
15	开喉剑喷雾剂(儿童型)	贵州三力制药股份有限公司	9.14
16	小儿黄龙颗粒	重庆希尔安药业有限公司	7.35
17	儿童清咽解热口服液	亚宝药业四川制药有限公司	7.00
18	九味熄风颗粒	江苏康缘药业股份有限公司	6.62

表 4-20 2019中药大品种科技竞争力：补益类

序号	产品名称	生产企业	科技因子
1	参芪扶正注射液	丽珠集团利民制药厂	53.40
2	阿胶	东阿阿胶股份有限公司	51.87
3	复方阿胶浆	东阿阿胶股份有限公司	47.35
4	百令胶囊	杭州中美华东制药有限公司	44.31

续表

序号	产品名称	生产企业	科技因子
5	金水宝胶囊	江西济民可信金水宝制药有限公司	41.60
6	玉屏风颗粒	国药集团广东环球制药有限公司	31.45
7	阿胶	山东福胶集团有限公司	27.90
8	六味地黄丸（浓缩丸）	仲景宛西制药股份有限公司	24.43
9	六味地黄丸（浓缩丸）	九芝堂股份有限公司	22.21
10	天王补心丹	华润三九（临清）药业有限公司	21.32
11	麒麟丸	广东太安堂药业股份有限公司	19.62
12	芪胶升白胶囊	贵州汉方药业有限公司	18.39
13	生血宁片	武汉联合药业有限责任公司	17.56
14	驴胶补血颗粒	九芝堂股份有限公司	17.10
15	六味地黄丸（浓缩丸）	北京同仁堂科技发展股份有限公司制药厂	16.43
16	六味地黄丸（浓缩丸）	兰州佛慈制药股份有限公司	16.43
17	地榆升白片	成都地奥集团天府药业股份有限公司	15.07
18	肾宝片	江西汇仁药业有限公司	15.03
19	阿胶	北京同仁堂科技发展股份有限公司制药厂	14.82
20	诺迪康胶囊	西藏诺迪康药业股份有限公司	14.58
21	复方玄驹胶囊	杭州施强药业有限公司	13.80
22	苁蓉益肾颗粒	内蒙古兰太药业有限责任公司	13.50
23	贞芪扶正颗粒	修正药业集团股份有限公司	12.77
24	生精胶囊	遵义廖元和堂药业有限公司	12.64
25	注射用黄芪多糖	天津赛诺制药有限公司	12.27
26	补中益气颗粒	北京汉典制药有限公司	11.42
27	益血生胶囊	珠海金仁药业股份有限公司	11.10
28	右归胶囊	江西银涛药业有限公司	10.95
29	益气维血颗粒	广东红珊瑚药业有限公司	10.62

表 4-21　2019中药大品种科技竞争力：清热解毒类

序号	产品名称	生产企业	科技因子
1	片仔癀	漳州片仔癀药业股份有限公司	72.82
2	清开灵注射液	神威药业集团有限公司	36.88
3	六神丸	雷允上药业集团有限公司	33.84
4	清开灵注射液	广州白云山明兴制药有限公司	30.15
5	安宫牛黄丸	北京同仁堂科技发展股份有限公司制药厂	29.32
6	八宝丹	厦门中药厂有限公司	24.83
7	穿心莲内酯滴丸	天士力医药集团股份有限公司	23.99
8	清开灵注射液	吉林省集安益盛药业股份有限公司	22.50
9	板蓝根颗粒	广州白云山和记黄埔中药有限公司	22.49
10	一清胶囊	成都康弘制药有限公司	21.23
11	新癀片	厦门中药厂有限公司	20.85
12	双黄连注射液	多多药业有限公司	18.42

续表

序号	产品名称	生产企业	科技因子
13	牛黄上清胶囊	江西天施康弋阳制药有限公司	15.47
14	升血小板胶囊	陕西郝其军制药股份有限公司	14.80
15	季德胜蛇药片	精华制药集团股份有限公司	13.57
16	板蓝根颗粒	广州市香雪制药股份有限公司	10.72
17	丹参酮胶囊	河北兴隆希力药业有限公司	10.11

表4-22　2019中药大品种科技竞争力：病毒性肝病类

序号	产品名称	生产企业	科技因子
1	复方鳖甲软肝片	内蒙古福瑞医疗科技股份有限公司	33.20
2	扶正化瘀胶囊	上海黄海制药有限责任公司	22.38
3	当飞利肝宁胶囊	四川美大康药业股份有限公司	19.84
4	茵栀黄口服液	北京华润高科天然药物有限公司	19.43
5	舒肝宁注射液	贵州瑞和制药有限公司	18.69
6	裸花紫珠颗粒	江西普正制药股份有限公司	18.11
7	护肝片	黑龙江葵花药业股份有限公司	17.89
8	六味五灵片	山东世博金都药业有限公司	16.45
9	肝爽颗粒	保定天浩制药有限公司	14.02
10	安络化纤丸	森隆药业有限公司	12.39
11	茵栀黄颗粒	鲁南厚普制药有限公司	11.59

二、2019中药大品种科技因子（3年）

基于过去3年间（2016年1月1日—2018年12月31日）产品的科技投入、产出、奖励等信息和规则，计算科技因子得分情况，得到中药大品种科技因子（3年），可以集中反映中药产品近期的科技进展情况，也更能体现产品未来科技竞争力变化态势（表4-23～表4-42）。

表4-23　2019中药大品种科技因子（3年）：全品类

序号	产品名称	生产企业	科技因子
1	疏风解毒胶囊	安徽济人药业有限公司	40.47
2	丹红注射液	山东丹红制药有限公司	38.10
3	复方丹参滴丸	天士力医药集团股份有限公司	36.30
4	芪参益气滴丸	天士力医药集团股份有限公司	35.83
5	银杏二萜内酯葡胺注射液	江苏康缘药业股份有限公司	34.85
6	血必净注射液	天津红日药业股份有限公司	33.45
7	麝香保心丸	上海和黄药业有限公司	32.43
8	参附注射液	华润三九（雅安）药业有限公司	29.85
9	参芪扶正注射液	丽珠集团利民制药厂	29.78
10	百令胶囊	杭州中美华东制药有限公司	29.72

续表

序号	产品名称	生产企业	科技因子
11	片仔癀	漳州片仔癀药业股份有限公司	29.21
12	康莱特注射液	浙江康莱特药业有限公司	28.05
13	脑心通胶囊	陕西步长制药有限公司	27.88
14	槐耳颗粒	启东盖天力药业有限公司	27.63
15	热毒宁注射液	江苏康缘药业股份有限公司	26.62
16	舒血宁注射液	黑龙江珍宝岛药业股份有限公司	26.44
17	桂枝茯苓胶囊	江苏康缘药业股份有限公司	26.07
18	康复新液	四川好医生攀西药业有限责任公司	25.70
19	黄葵胶囊	苏中药业集团股份有限公司	24.80
20	坤泰胶囊	贵阳新天药业股份有限公司	24.72
21	注射用益气复脉（冻干）	天津天士力之骄药业有限公司	24.67
22	复方阿胶浆	东阿阿胶股份有限公司	24.40
23	华蟾素注射液	安徽华润金蟾药业股份有限公司	24.17
24	血脂康胶囊	北京北大维信生物科技有限公司	23.48
25	银杏内酯注射液	成都百裕科技制药有限公司	23.40
26	苦碟子注射液	通化华夏药业有限责任公司	23.26
27	疏血通注射液	牡丹江友搏药业有限责任公司	23.04
28	稳心颗粒	山东步长制药股份有限公司	22.24
29	仙灵骨葆胶囊	国药集团同济堂（贵州）制药有限公司	21.96
30	肾康注射液	西安世纪盛康药业有限公司	21.74
31	阿胶	东阿阿胶股份有限公司	21.42
32	复方血栓通胶囊	广东众生药业有限公司	21.32
33	复方苦参注射液	山西振东制药股份有限公司	20.67
34	注射用丹参多酚酸盐	上海绿谷制药有限公司	20.55
35	芪苈强心胶囊	石家庄以岭药业股份有限公司	20.52
36	痰热清注射液	上海凯宝药业有限公司	20.33
37	通脉养心丸	天津中新药业集团股份有限公司乐仁堂制药厂	19.78
38	连花清瘟胶囊	石家庄以岭药业股份有限公司	19.41
39	心脉隆注射液	云南腾药制药股份有限公司	19.29
40	醒脑静注射液	大理药业股份有限公司	19.06
41	醒脑静注射液	无锡济民可信山禾药业股份有限公司	19.06
42	康艾注射液	长白山制药股份有限公司	18.73
43	艾迪注射液	贵州益佰制药股份有限公司	18.40
44	海昆肾喜胶囊	吉林省辉南长龙生化药业股份有限公司	18.32
45	苏黄止咳胶囊	扬子江药业集团北京海燕药业有限公司	18.30
46	舒肝解郁胶囊	成都康弘药业集团股份有限公司	18.13
47	注射用丹参多酚酸	天津天士力之骄药业有限公司	18.04
48	养血清脑颗粒	天士力医药集团股份有限公司	17.98
49	血栓心脉宁片	吉林华康药业股份有限公司	17.70
50	参松养心胶囊	北京以岭药业有限公司	17.28

续表

序号	产品名称	生产企业	科技因子
51	通心络胶囊	石家庄以岭药业股份有限公司	17.19
52	喜炎平注射液	江西青峰药业有限公司	17.18
53	银丹心脑通软胶囊	贵州百灵企业集团制药股份有限公司	16.80
54	补肺活血胶囊	广东雷允上药业有限公司	16.79
55	消癌平注射液	南京圣和药业有限公司	16.64
56	金水宝胶囊	江西济民可信金水宝制药有限公司	16.58
57	龙血通络胶囊	江苏康缘药业股份有限公司	16.58
58	瓜蒌皮注射液	上海上药第一生化药业有限公司	16.57
59	灯盏细辛注射液	云南生物谷药业股份有限公司	16.24
60	生脉注射液	华润三九（雅安）药业有限公司	15.95
61	注射用红花黄色素	浙江永宁药业股份有限公司	15.87
62	妇科千金片	株洲千金药业股份有限公司	15.80
63	参麦注射液	华润三九（雅安）药业有限公司	15.80
64	养心氏片	上海医药集团青岛国风药业股份有限公司	15.73
65	胆宁片	上海和黄药业有限公司	15.57
66	复方木尼孜其颗粒	新疆维吾尔药业有限责任公司	15.50
67	丹参注射液	正大青春宝药业有限公司	15.31
68	荷丹片	南昌济顺制药有限公司	14.95
69	舒血宁注射液	神威药业集团有限公司	14.95
70	血府逐瘀胶囊	天津宏仁堂药业有限公司	14.91
71	云南白药	云南白药集团股份有限公司	14.71
72	尿毒清颗粒	康臣药业（内蒙古）有限责任公司	14.61
73	穿心莲内酯滴丸	天士力医药集团股份有限公司	14.46
74	银杏叶胶囊	上海信谊百路达药业有限公司	14.43
75	六神丸	雷允上药业集团有限公司	14.40
76	散结镇痛胶囊	江苏康缘药业股份有限公司	14.39
77	复方鳖甲软肝片	内蒙古福瑞医疗科技股份有限公司	14.19
78	红花注射液	华润三九（雅安）药业有限公司	13.96
79	苦碟子注射液	沈阳双鼎制药有限公司	13.96
80	康妇消炎栓	葵花药业集团（伊春）有限公司	13.79
81	保妇康栓	海南碧凯药业有限公司	13.57
82	扶正化瘀胶囊	上海黄海制药有限责任公司	13.49
83	益心舒胶囊	贵州信邦制药股份有限公司	13.43
84	喘可治注射液	广州万正药业有限公司	13.28
85	痹祺胶囊	天津达仁堂京万红药业有限公司	13.24
86	参麦注射液	正大青春宝药业有限公司	13.15
87	复方黄黛片	天长亿帆制药有限公司	13.07
88	玉屏风颗粒	国药集团广东环球制药有限公司	12.95
89	脑血疏口服液	山东沃华医药科技股份有限公司	12.95
90	八宝丹	厦门中药厂有限公司	12.90

续表

序号	产品名称	生产企业	科技因子
91	冠心舒通胶囊	陕西步长制药有限公司	12.78
92	回生口服液	成都地奥集团天府药业股份有限公司	12.73
93	金天格胶囊	金花企业(集团)股份有限公司西安金花制药厂	12.68
94	清开灵注射液	广州白云山明兴制药有限公司	12.50
95	荆花胃康胶丸	天士力医药集团股份有限公司	12.44
96	灯盏生脉胶囊	云南生物谷药业股份有限公司	12.37
97	茵栀黄口服液	北京华润高科天然药物有限公司	12.33
98	银杏叶片	上海上药杏灵科技药业股份有限公司	12.29
99	血塞通软胶囊	昆明华润圣火药业有限公司	12.23
100	丹蒌片	吉林康乃尔药业有限公司	12.19

表4-24　2019中药大品种科技因子(3年):非注射类

序号	产品名称	生产企业	科技因子
1	疏风解毒胶囊	安徽济人药业有限公司	40.47
2	复方丹参滴丸	天士力医药集团股份有限公司	36.30
3	芪参益气滴丸	天士力医药集团股份有限公司	35.83
4	麝香保心丸	上海和黄药业有限公司	32.43
5	百令胶囊	杭州中美华东制药有限公司	29.72
6	片仔癀	漳州片仔癀药业股份有限公司	29.21
7	脑心通胶囊	陕西步长制药有限公司	27.88
8	槐耳颗粒	启东盖天力药业有限公司	27.63
9	桂枝茯苓胶囊	江苏康缘药业股份有限公司	26.07
10	康复新液	四川好医生攀西药业有限责任公司	25.70
11	黄葵胶囊	苏中药业集团股份有限公司	24.80
12	坤泰胶囊	贵阳新天药业股份有限公司	24.72
13	复方阿胶浆	东阿阿胶股份有限公司	24.40
14	血脂康胶囊	北京北大维信生物科技有限公司	23.48
15	稳心颗粒	山东步长制药股份有限公司	22.24
16	仙灵骨葆胶囊	国药集团同济堂(贵州)制药有限公司	21.96
17	阿胶	东阿阿胶股份有限公司	21.42
18	复方血栓通胶囊	广东众生药业股份有限公司	21.32
19	芪苈强心胶囊	石家庄以岭药业股份有限公司	20.52
20	通脉养心丸	天津中新药业集团股份有限公司乐仁堂制药厂	19.78
21	连花清瘟胶囊	石家庄以岭药业股份有限公司	19.41
22	海昆肾喜胶囊	吉林省辉南长龙生化药业股份有限公司	18.32
23	苏黄止咳胶囊	扬子江药业集团北京海燕药业有限公司	18.30
24	舒肝解郁胶囊	成都康弘药业集团股份有限公司	18.13
25	养血清脑颗粒	天士力医药集团股份有限公司	17.98
26	血栓心脉宁片	吉林华康药业股份有限公司	17.70

续表

序号	产品名称	生产企业	科技因子
27	参松养心胶囊	北京以岭药业有限公司	17.28
28	通心络胶囊	石家庄以岭药业股份有限公司	17.19
29	银丹心脑通软胶囊	贵州百灵企业集团制药股份有限公司	16.80
30	补肺活血胶囊	广东雷允上药业有限公司	16.79
31	金水宝胶囊	江西济民可信金水宝制药有限公司	16.58
32	龙血通络胶囊	江苏康缘药业股份有限公司	16.58
33	妇科千金片	株洲千金药业股份有限公司	15.80
34	养心氏片	上海医药集团青岛国风药业股份有限公司	15.73
35	胆宁片	上海和黄药业有限公司	15.57
36	复方木尼孜其颗粒	新疆维吾尔药业有限责任公司	15.50
37	荷丹片	南昌济顺制药有限公司	14.95
38	血府逐瘀胶囊	天津宏仁堂药业有限公司	14.91
39	云南白药	云南白药集团股份有限公司	14.71
40	尿毒清颗粒	康臣药业(内蒙古)有限责任公司	14.61
41	穿心莲内酯滴丸	天士力医药集团股份有限公司	14.46
42	银杏叶胶囊	上海信谊百路达药业有限公司	14.43
43	六神丸	雷允上药业集团有限公司	14.40
44	散结镇痛胶囊	江苏康缘药业股份有限公司	14.39
45	复方鳖甲软肝片	内蒙古福瑞医疗科技股份有限公司	14.19
46	康妇消炎栓	葵花药业集团(伊春)有限公司	13.79
47	保妇康栓	海南碧凯药业有限公司	13.57
48	扶正化瘀胶囊	上海黄海制药有限责任公司	13.49
49	益心舒胶囊	贵州信邦制药股份有限公司	13.43
50	痹祺胶囊	天津达仁堂京万红药业有限公司	13.24
51	复方黄黛片	天长亿帆制药有限公司	13.07
52	玉屏风颗粒	国药集团广东环球制药有限公司	12.95
53	脑血疏口服液	山东沃华医药科技股份有限公司	12.95
54	八宝丹	厦门中药厂有限公司	12.90
55	冠心舒通胶囊	陕西步长制药有限公司	12.78
56	回生口服液	成都地奥集团天府药业股份有限公司	12.73
57	金天格胶囊	金花企业(集团)股份有限公司西安金花制药厂	12.68
58	荆花胃康胶丸	天士力医药集团股份有限公司	12.44
59	灯盏生脉胶囊	云南生物谷药业股份有限公司	12.37
60	茵栀黄口服液	北京华润高科天然药物有限公司	12.33
61	银杏叶片	上海上药杏灵科技药业股份有限公司	12.29
62	血塞通软胶囊	昆明华润圣火药业有限公司	12.23
63	丹蒌片	吉林康乃尔药业有限公司	12.19
64	消渴丸	广州白云山中一药业有限公司	12.16
65	蒲地蓝消炎口服液	济川药业集团有限公司	12.07
66	六味五灵片	山东世博金都药业有限公司	12.04

续表

序号	产品名称	生产企业	科技因子
67	玉泉丸	成都九芝堂金鼎药业有限公司	11.73
68	正天丸	华润三九医药股份有限公司	11.72
69	白芍总苷胶囊	宁波立华制药有限公司	11.50
70	麒麟丸	广东太安堂药业股份有限公司	11.42
71	天舒胶囊	江苏康缘药业股份有限公司	11.25
72	乌灵胶囊	浙江佐力药业股份有限公司	11.20
73	阿胶	山东福胶集团有限公司	11.18
74	口炎清颗粒	广州白云山和记黄埔中药有限公司	11.10
75	致康胶囊	西安千禾药业有限责任公司	11.08
76	滑膜炎颗粒	神威药业（张家口）有限公司	11.06
77	复方黄柏液涂剂	山东汉方制药有限公司	10.93
78	脉血康胶囊	重庆多普泰制药股份有限公司	10.93
79	摩罗丹	邯郸制药股份有限公司	10.86
80	消栓肠溶胶囊	三门峡赛诺维制药有限公司	10.73
81	龙牡壮骨颗粒	健民药业集团股份有限公司	10.72
82	麝香通心滴丸	内蒙古康恩贝药业有限公司圣龙分公司	10.49
83	气滞胃痛颗粒	辽宁华润本溪三药有限公司	10.35
84	乌鸡白凤片	天津中新药业集团股份有限公司乐仁堂制药厂	10.24
85	华佗再造丸	广州白云山奇星药业有限公司	10.11
86	西黄丸	北京同仁堂科技发展股份有限公司制药厂	10.08
87	六味地黄丸（浓缩丸）	九芝堂股份有限公司	9.96
88	养正消积胶囊	石家庄以岭药业股份有限公司	9.84
89	复方玄驹胶囊	杭州施强药业有限公司	9.72
90	脑心清片	广州白云山和记黄埔中药有限公司	9.71
91	华蟾素片	安徽华润金蟾药业股份有限公司	9.64
92	血滞通胶囊	吉林省东方制药有限公司	9.62
93	醒脾养儿颗粒	贵州健兴药业有限公司	9.59
94	参芪降糖颗粒	鲁南厚普制药有限公司	9.56
95	复方丹参片	广州白云山和记黄埔中药有限公司	9.42
96	缩泉胶囊	湖南汉森制药股份有限公司	9.40
97	三拗片	济川药业集团有限公司	9.35
98	参一胶囊	吉林亚泰制药股份有限公司	9.23
99	金龙胶囊	北京建生药业有限公司	9.20
100	和血明目片	西安碑林药业股份有限公司	9.17

表4-25　2019中药大品种科技因子（3年）：民族药

序号	产品名称	生产企业	科技因子	类别
1	复方木尼孜其颗粒	新疆维吾尔药业有限责任公司	15.50	维药
2	独一味胶囊	康县独一味生物制药有限公司	6.78	藏药
3	青鹏软膏	西藏奇正藏药股份有限公司	6.50	藏药

续表

序号	产品名称	生产企业	科技因子	类别
4	消痛贴膏	西藏奇正藏药股份有限公司	5.45	藏药
5	祖卡木颗粒	新疆奇康哈博维药有限公司	3.97	维药
6	诺迪康胶囊	西藏诺迪康药业股份有限公司	3.49	藏药
7	如意珍宝丸	金诃藏药股份有限公司	3.45	藏药
8	白脉软膏	甘肃奇正藏药有限公司	1.49	藏药
9	通滞苏润江片	健民药业集团股份有限公司	1.49	维药

注：本表民族药依据2019版国家医保目录中的民族药分类。

表4-26　2019各省（区、市）中药大品种科技因子（3年）

2019安徽省中药大品种科技竞争力		
序号	产品名称	生产企业	科技因子
1	疏风解毒胶囊	安徽济人药业有限公司	40.47
2	华蟾素注射液	安徽华润金蟾药业股份有限公司	24.17
3	复方黄黛片	天长亿帆制药有限公司	13.07
4	华蟾素片	安徽华润金蟾药业股份有限公司	9.64
5	风湿骨痛胶囊	国药集团精方（安徽）药业股份有限公司	8.00

2019北京市中药大品种科技因子（3年）		
序号	产品名称	生产企业	科技因子
1	血脂康胶囊	北京北大维信生物科技有限公司	23.48
2	苏黄止咳胶囊	扬子江药业集团北京海燕药业有限公司	18.30
3	参松养心胶囊	北京以岭药业有限公司	17.28
4	茵栀黄口服液	北京华润高科天然药物有限公司	12.33
5	西黄丸	北京同仁堂科技发展股份有限公司制药厂	10.08

2019重庆市中药大品种科技因子（3年）		
序号	产品名称	生产企业	科技因子
1	脉血康胶囊	重庆多普泰制药股份有限公司	10.93
2	小儿黄龙颗粒	重庆希尔安药业有限公司	6.49
3	金蝉止痒胶囊	重庆希尔安药业有限公司	5.97
4	复方红豆杉胶囊	重庆赛诺生物药业有限公司	4.71
5	都梁软胶囊	重庆华森制药股份有限公司	4.35

2019福建省中药大品种科技因子（3年）		
序号	产品名称	生产企业	科技因子
1	片仔癀	漳州片仔癀药业股份有限公司	29.21
2	八宝丹	厦门中药厂有限公司	12.90

续表

2019 甘肃省中药大品种科技因子（3 年）

序号	产品名称	生产企业	科技因子
1	宣肺止嗽合剂	甘肃普安制药股份有限公司	8.75
2	独一味胶囊	康县独一味生物制药有限公司	6.78
3	六味地黄丸（浓缩丸）	兰州佛慈制药股份有限公司	6.31
4	茜芷胶囊	甘肃扶正药业科技股份有限公司	5.11
5	逍遥丸（浓缩丸）	兰州佛慈制药股份有限公司	4.87

2019 广东省中药大品种科技因子（3 年）

序号	产品名称	生产企业	科技因子
1	参芪扶正注射液	丽珠集团利民制药厂	29.78
2	复方血栓通胶囊	广东众生药业股份有限公司	21.32
3	补肺活血胶囊	广东雷允上药业有限公司	16.79
4	喘可治注射液	广州万正药业有限公司	13.28
5	玉屏风颗粒	国药集团广东环球制药有限公司	12.95

2019 广西壮族自治区中药大品种科技因子（3 年）

序号	产品名称	生产企业	科技因子
1	注射用血栓通（冻干）	广西梧州制药（集团）股份有限公司	11.29
2	花红片	广西壮族自治区花红药业股份有限公司	5.13
3	骨通贴膏	桂林华润天和药业有限公司	3.45
4	健骨注射液	广西南宁百会药业集团有限公司	2.35
5	三金片	桂林三金药业股份有限公司	2.35

2019 贵州省中药大品种科技因子（3 年）

序号	产品名称	生产企业	科技因子
1	坤泰胶囊	贵阳新天药业股份有限公司	24.72
2	仙灵骨葆胶囊	国药集团同济堂（贵州）制药有限公司	21.96
3	艾迪注射液	贵州益佰制药股份有限公司	18.40
4	银丹心脑通软胶囊	贵州百灵企业集团制药股份有限公司	16.80
5	益心舒胶囊	贵州信邦制药股份有限公司	13.43

2019 海南省中药大品种科技因子（3 年）

序号	产品名称	生产企业	科技因子
1	保妇康栓	海南碧凯药业有限公司	13.57
2	枫蓼肠胃康颗粒	海口市制药厂有限公司	1.49

续表

2019 河北省中药大品种科技因子（3年）

序号	产品名称	生产企业	科技因子
1	芪苈强心胶囊	石家庄以岭药业股份有限公司	20.52
2	连花清瘟胶囊	石家庄以岭药业股份有限公司	19.41
3	通心络胶囊	石家庄以岭药业股份有限公司	17.19
4	舒血宁注射液	神威药业集团有限公司	14.95
5	参麦注射液	神威药业集团有限公司	12.15

2019 河南省中药大品种科技因子（3年）

序号	产品名称	生产企业	科技因子
1	消栓肠溶胶囊	三门峡赛诺维制药有限公司	10.73
2	解郁丸	河南泰丰制药股份有限公司	7.99
3	双黄连注射液	河南福森药业有限公司	6.78
4	六味地黄丸（浓缩丸）	仲景宛西制药股份有限公司	6.31
5	双黄连口服液	河南福森药业有限公司	4.09

2019 黑龙江省中药大品种科技因子（3年）

序号	产品名称	生产企业	科技因子
1	舒血宁注射液	黑龙江珍宝岛药业股份有限公司	26.44
2	疏血通注射液	牡丹江友博药业有限责任公司	23.04
3	康妇消炎栓	葵花药业集团（伊春）有限公司	13.79
4	注射用血塞通（冻干）	黑龙江珍宝岛药业股份有限公司	10.91
5	注射用丹参（冻干）	哈药集团中药二厂	9.75

2019 湖北省中药大品种科技因子（3年）

序号	产品名称	生产企业	科技因子
1	龙牡壮骨颗粒	健民药业集团股份有限公司	10.72
2	生血宁片	武汉联合药业有限责任公司	8.55
3	银杏达莫注射液	湖北民康制药有限公司	6.14
4	小金胶囊	健民药业集团股份有限公司	4.56
5	麝香痔疮栓	马应龙药业集团股份有限公司	3.65

2019 湖南省中药大品种科技因子（3年）

序号	产品名称	生产企业	科技因子
1	六味地黄丸（浓缩丸）	九芝堂股份有限公司	9.96
2	缩泉胶囊	湖南汉森制药股份有限公司	9.40
3	银黄清肺胶囊	湖南安邦制药有限公司	9.00
4	小儿扶脾颗粒	湖南时代阳光药业股份有限公司	9.00
5	藤黄健骨片	湖南方盛制药股份有限公司	7.97

续表

序号	产品名称	生产企业	科技因子
2019 吉林省中药大品种科技因子（3 年）			
1	苦碟子注射液	通化华夏药业有限责任公司	23.26
2	康艾注射液	长白山制药股份有限公司	18.73
3	海昆肾喜胶囊	吉林省辉南长龙生化药业股份有限公司	18.32
4	血栓心脉宁片	吉林华康药业股份有限公司	17.70
5	丹蒌片	吉林康乃尔药业有限公司	12.19

序号	产品名称	生产企业	科技因子
2019 江苏省中药大品种科技因子（3 年）			
1	银杏二萜内酯葡胺注射液	江苏康缘药业股份有限公司	34.85
2	槐耳颗粒	启东盖天力药业有限公司	27.63
3	热毒宁注射液	江苏康缘药业股份有限公司	26.62
4	桂枝茯苓胶囊	江苏康缘药业股份有限公司	26.07
5	黄葵胶囊	苏中药业集团股份有限公司	24.80

序号	产品名称	生产企业	科技因子
2019 江西省中药大品种科技因子（3 年）			
1	喜炎平注射液	江西青峰药业有限公司	17.18
2	金水宝胶囊	江西济民可信金水宝制药有限公司	16.58
3	荷丹片	南昌济顺制药有限公司	14.95
4	裸花紫珠颗粒	江西普正制药股份有限公司	8.47
5	肾宝片	江西汇仁药业股份有限公司	8.00

序号	产品名称	生产企业	科技因子
2019 辽宁省中药大品种科技因子（3 年）			
1	苦碟子注射液	沈阳双鼎制药有限公司	13.96
2	气滞胃痛颗粒	辽宁华润本溪三药有限公司	10.35
3	骨疏康胶囊	辽宁康辰药业有限公司	8.10
4	尪痹片	辽宁上药好护士药业（集团）有限公司	6.35
5	鸦胆子油乳注射液	沈阳药大药业有限责任公司	5.50

序号	产品名称	生产企业	科技因子
2019 内蒙古自治区中药大品种科技因子（3 年）			
1	麝香通心滴丸	内蒙古康恩贝药业有限公司圣龙分公司	10.49
2	苁蓉益肾颗粒	内蒙古兰太药业有限责任公司	4.93
3	养阴清肺口服液	呼伦贝尔松鹿制药有限公司	1.49

序号	产品名称	生产企业	科技因子
2019 青海省中药大品种科技因子（3 年）			
1	安儿宁颗粒	金诃藏药股份有限公司	3.65
2	如意珍宝丸	金诃藏药股份有限公司	3.45

续表

2019山东省中药大品种科技因子（3年）

序号	产品名称	生产企业	科技因子
1	丹红注射液	山东丹红制药有限公司	38.10
2	复方阿胶浆	东阿阿胶股份有限公司	24.40
3	稳心颗粒	山东步长制药股份有限公司	22.24
4	阿胶	东阿阿胶股份有限公司	21.42
5	养心氏片	上海医药集团青岛国风药业股份有限公司	15.73

2019山西省中药大品种科技因子（3年）

序号	产品名称	生产企业	科技因子
1	复方苦参注射液	山西振东制药股份有限公司	20.67
2	枳术宽中胶囊	山西双人药业有限责任公司	8.37
3	舒血宁注射液	山西三九万荣药业有限责任公司	7.66
4	舒血宁注射液	山西振东泰盛药业有限公司	7.66
5	注射用红花黄色素	山西德元堂药业有限公司	6.44

2019陕西省中药大品种科技因子（3年）

序号	产品名称	生产企业	科技因子
1	脑心通胶囊	陕西步长制药有限公司	27.88
2	肾康注射液	西安世纪盛康药业有限公司	21.74
3	冠心舒通胶囊	陕西步长制药有限公司	12.78
4	金天格胶囊	金花企业（集团）股份有限公司西安金花制药厂	12.68
5	致康胶囊	西安千禾药业有限责任公司	11.08

2019上海市中药大品种科技因子（3年）

序号	产品名称	生产企业	科技因子
1	麝香保心丸	上海和黄药业有限公司	32.43
2	注射用丹参多酚酸盐	上海绿谷制药有限公司	20.55
3	痰热清注射液	上海凯宝药业股份有限公司	20.33
4	瓜蒌皮注射液	上海上药第一生化药业有限公司	16.57
5	胆宁片	上海和黄药业有限公司	15.57

2019四川省中药大品种科技因子（3年）

序号	产品名称	生产企业	科技因子
1	参附注射液	华润三九（雅安）药业有限公司	29.85
2	康复新液	四川好医生攀西药业有限责任公司	25.70
3	银杏内酯注射液	成都百裕科技制药有限公司	23.40
4	舒肝解郁胶囊	成都康弘药业集团股份有限公司	18.13
5	生脉注射液	华润三九（雅安）药业有限公司	15.95

续表

2019天津市中药大品种科技因子（3年）

序号	产品名称	生产企业	科技因子
1	注射用益气复脉（冻干）	天津天士力之骄药业有限公司	24.67
2	通脉养心丸	天津中新药业集团股份有限公司乐仁堂制药厂	19.78
3	注射用丹参多酚酸	天津天士力之骄药业有限公司	18.04
4	养血清脑颗粒	天士力医药集团股份有限公司	17.98
5	血府逐瘀胶囊	天津宏仁堂药业有限公司	14.91

2019西藏自治区中药大品种科技因子（3年）

序号	产品名称	生产企业	科技因子
1	青鹏软膏	西藏奇正藏药股份有限公司	6.50
2	消痛贴膏	西藏奇正藏药股份有限公司	5.45
3	诺迪康胶囊	西藏诺迪康药业股份有限公司	3.49

2019新疆维吾尔自治区中药大品种科技因子（3年）

序号	产品名称	生产企业	科技因子
1	复方木尼孜其颗粒	新疆维吾尔药业有限责任公司	15.50
2	祖卡木颗粒	新疆奇康哈博维药有限公司	3.97
3	安胃疡胶囊	新疆全安药业股份有限公司	3.38

2019云南省中药大品种科技因子（3年）

序号	产品名称	生产企业	科技因子
1	心脉隆注射液	云南腾药制药股份有限公司	19.29
2	醒脑静注射液	大理药业股份有限公司	19.06
3	灯盏细辛注射液	云南生物谷药业股份有限公司	16.24
4	云南白药	云南白药集团股份有限公司	14.71
5	灯盏生脉胶囊	云南生物谷药业股份有限公司	12.37

2019浙江省中药大品种科技因子（3年）

序号	产品名称	生产企业	科技因子
1	百令胶囊	杭州中美华东制药有限公司	29.72
2	康莱特注射液	浙江康莱特药业有限公司	28.05
3	注射用红花黄色素	浙江永宁药业股份有限公司	15.87
4	丹参注射液	正大青春宝药业有限公司	15.31
5	参麦注射液	正大青春宝药业有限公司	13.15

表4-27 2019中药大品种科技因子（3年）：心脑血管类注射剂

序号	产品名称	生产企业	科技因子
1	丹红注射液	山东丹红制药有限公司	38.10
2	银杏二萜内酯葡胺注射液	江苏康缘药业股份有限公司	34.85
3	参附注射液	华润三九（雅安）药业有限公司	29.85

续表

序号	产品名称	生产企业	科技因子
4	舒血宁注射液	黑龙江珍宝岛药业股份有限公司	26.44
5	注射用益气复脉（冻干）	天津天士力之骄药业有限公司	24.67
6	银杏内酯注射液	成都百裕科技制药有限公司	23.40
7	苦碟子注射液	通化华夏药业有限责任公司	23.26
8	疏血通注射液	牡丹江友搏药业有限责任公司	23.04
9	注射用丹参多酚酸盐	上海绿谷制药有限公司	20.55
10	心脉隆注射液	云南腾药制药股份有限公司	19.29
11	醒脑静注射液	大理药业股份有限公司	19.06
12	醒脑静注射液	无锡济民可信山禾药业股份有限公司	19.06
13	注射用丹参多酚酸	天津天士力之骄药业有限公司	18.04
14	瓜蒌皮注射液	上海上药第一生化药业有限公司	16.57
15	灯盏细辛注射液	云南生物谷药业股份有限公司	16.24
16	生脉注射液	华润三九（雅安）药业有限公司	15.95
17	注射用红花黄色素	浙江永宁药业股份有限公司	15.87
18	参麦注射液	华润三九（雅安）药业有限公司	15.80
19	丹参注射液	正大青春宝药业有限公司	15.31
20	舒血宁注射液	神威药业集团有限公司	14.95

表4-28　2019中药大品种科技因子（3年）：心脑血管类口服药

序号	产品名称	生产企业	科技因子
1	复方丹参滴丸	天士力医药集团股份有限公司	36.30
2	芪参益气滴丸	天士力医药集团股份有限公司	35.83
3	麝香保心丸	上海和黄药业有限公司	32.43
4	脑心通胶囊	陕西步长制药有限公司	27.88
5	稳心颗粒	山东步长制药股份有限公司	22.24
6	芪苈强心胶囊	石家庄以岭药业有限公司	20.52
7	通脉养心丸	天津中新药业集团股份有限公司乐仁堂制药厂	19.78
8	血栓心脉宁片	吉林华康药业股份有限公司	17.70
9	参松养心胶囊	北京以岭药业有限公司	17.28
10	通心络胶囊	石家庄以岭药业股份有限公司	17.19
11	银丹心脑通软胶囊	贵州百灵企业集团制药股份有限公司	16.80
12	龙血通络胶囊	江苏康缘药业股份有限公司	16.58
13	养心氏片	上海医药集团青岛国风药业股份有限公司	15.73
14	血府逐瘀胶囊	天津宏仁堂药业有限公司	14.91
15	银杏叶胶囊	上海信谊百路达药业有限公司	14.43
16	益心舒胶囊	贵州信邦制药股份有限公司	13.43
17	脑血疏口服液	山东沃华医药科技股份有限公司	12.95
18	冠心舒通胶囊	陕西步长制药有限公司	12.78
19	银杏叶片	上海上药杏灵科技药业股份有限公司	12.29
20	血塞通软胶囊	昆明华润圣火药业有限公司	12.23

续表

序号	产品名称	生产企业	科技因子
21	丹蒌片	吉林康乃尔药业有限公司	12.19
22	消栓肠溶胶囊	三门峡赛诺维制药有限公司	10.73
23	麝香通心滴丸	内蒙古康恩贝药业有限公司圣龙分公司	10.49
24	华佗再造丸	广州白云山奇星药业有限公司	10.11
25	脑心清片	广州白云山和记黄埔中药有限公司	9.71
26	复方丹参片	广州白云山和记黄埔中药有限公司	9.42
27	冠心静胶囊	保定中药制药股份有限公司	9.06
28	参仙升脉口服液	山东步长制药股份有限公司	8.73
29	速效救心丸	天津中新药业集团股份有限公司第六中药厂	8.55
30	松龄血脉康胶囊	成都康弘制药有限公司	8.52
31	振源胶囊	吉林省集安益盛药业股份有限公司	8.29
32	血塞通软胶囊	昆药集团股份有限公司	8.23
33	大株红景天胶囊	江苏康缘药业股份有限公司	7.90
34	灯银脑通胶囊	昆药集团股份有限公司	7.27
35	冠心丹参滴丸	中发实业集团业锐药业有限公司	7.10

表 4-29   2019中药大品种科技因子(3 年): 代谢类

序号	产品名称	生产企业	科技因子
1	血脂康胶囊	北京北大维信生物科技有限公司	23.48
2	荷丹片	南昌济顺制药有限公司	14.95
3	消渴丸	广州白云山中一药业有限公司	12.16
4	玉泉丸	成都九芝堂金鼎药业有限公司	11.73
5	血滞通胶囊	吉林省东方制药有限公司	9.62
6	参芪降糖颗粒	鲁南厚普制药有限公司	9.56
7	芪蛭降糖胶囊	吉林一正药业集团有限公司	5.97
8	糖脉康颗粒	四川升和药业股份有限公司	3.84
9	津力达口服液	石家庄以岭药业股份有限公司	3.65
10	夏枯草口服液	贵阳新天药业股份有限公司	3.45

表 4-30   2019中药大品种科技因子(3 年): 呼吸类

序号	产品名称	生产企业	科技因子
1	疏风解毒胶囊	安徽济人药业有限公司	40.47
2	血必净注射液	天津红日药业股份有限公司	33.45
3	热毒宁注射液	江苏康缘药业股份有限公司	26.62
4	痰热清注射液	上海凯宝药业股份有限公司	20.33
5	连花清瘟胶囊	石家庄以岭药业股份有限公司	19.41
6	苏黄止咳胶囊	扬子江药业集团北京海燕药业有限公司	18.30
7	喜炎平注射液	江西青峰药业有限公司	17.18
8	补肺活血胶囊	广东雷允上药业有限公司	16.79
9	喘可治注射液	广州万正药业有限公司	13.28
10	蒲地蓝消炎口服液	济川药业集团有限公司	12.07

序号	产品名称	生产企业	科技因子
11	三拗片	济川药业集团有限公司	9.35
12	银黄清肺胶囊	湖南安邦制药有限公司	9.00
13	宣肺止嗽合剂	甘肃普安制药股份有限公司	8.75
14	蓝芩口服液	扬子江药业集团有限公司	8.69
15	抗病毒口服液	广州市香雪制药股份有限公司	7.29
16	众生丸	广东众生药业股份有限公司	6.92

表 4-31　2019 中药大品种科技因子(3 年): 骨骼肌肉类

序号	产品名称	生产企业	科技因子
1	仙灵骨葆胶囊	国药集团同济堂（贵州）制药有限公司	21.96
2	云南白药	云南白药集团股份有限公司	14.71
3	痹祺胶囊	天津达仁堂京万红药业有限公司	13.24
4	金天格胶囊	金花企业（集团）股份有限公司西安金花制药厂	12.68
5	白芍总苷胶囊	宁波立华制药有限公司	11.50
6	滑膜炎颗粒	神威药业（张家口）有限公司	11.06
7	强骨胶囊	北京岐黄医药股份有限公司	8.37
8	骨疏康胶囊	辽宁康辰药业有限公司	8.10
9	风湿骨痛胶囊	国药集团精方（安徽）药业股份有限公司	8.00
10	藤黄健骨片	湖南方盛制药股份有限公司	7.97
11	四妙丸	吉林紫鑫药业股份有限公司	7.68
12	祖师麻片	秦皇岛市山海关药业有限责任公司	6.91
13	独一味胶囊	康县独一味生物制药有限公司	6.78
14	青鹏软膏	西藏奇正藏药股份有限公司	6.50
15	尪痹片	辽宁上药好护士药业（集团）有限公司	6.35
16	消痛贴膏	西藏奇正藏药股份有限公司	5.45
17	骨康胶囊	贵州维康子帆药业股份有限公司	4.71
18	肿痛安胶囊	河北奥星集团药业有限公司	4.17
19	跌打镇痛膏	广州白云山制药股份有限公司白云山何济公制药厂	3.65
20	骨通贴膏	桂林华润天和药业有限公司	3.45
21	腰痹通胶囊	江苏康缘药业股份有限公司	3.45
22	复方伤痛胶囊	甘肃省西峰制药有限责任公司	2.97
23	祖师麻膏药	甘肃泰康制药有限责任公司	2.97

表 4-32　2019 中药大品种科技因子(3 年): 泌尿类

序号	产品名称	生产企业	科技因子
1	黄葵胶囊	苏中药业集团股份有限公司	24.80
2	肾康注射液	西安世纪盛康药业有限公司	21.74
3	海昆肾喜胶囊	吉林省辉南长龙生化药业股份有限公司	18.32
4	尿毒清颗粒	康臣药业（内蒙古）有限责任公司	14.61
5	缩泉胶囊	湖南汉森制药股份有限公司	9.40

续表

序号	产品名称	生产企业	科技因子
6	肾炎康复片	天津同仁堂集团股份有限公司	8.37
7	热淋清颗粒	贵州威门药业股份有限公司	7.36
8	宁泌泰胶囊	贵阳新天药业股份有限公司	6.90
9	前列舒通胶囊	保定天浩制药有限公司	6.07
10	银花泌炎灵片	吉林华康药业股份有限公司	5.52
11	前列倍喜胶囊	贵州太和制药有限公司	4.62
12	肾衰宁胶囊	云南雷允上理想药业有限公司	4.46
13	癃闭舒胶囊	石家庄科迪药业有限公司	3.84
14	癃清片	天津中新药业集团股份有限公司隆顺榕制药厂	3.45
15	前列欣胶囊	山东宏济堂制药集团股份有限公司	3.40
16	五苓胶囊	江西品信药业有限公司	2.97
17	三金片	桂林三金药业股份有限公司	2.35
18	肾炎四味片	湖北亿雄祥瑞药业有限公司	2.35

表 4-33　2019 中药大品种科技因子（3 年）: 消化类

序号	产品名称	生产企业	科技因子
1	康复新液	四川好医生攀西药业有限责任公司	25.70
2	胆宁片	上海和黄药业有限公司	15.57
3	复方木尼孜其颗粒	新疆维吾尔药业有限责任公司	15.50
4	荆花胃康胶丸	天士力医药集团股份有限公司	12.44
5	摩罗丹	邯郸制药股份有限公司	10.86
6	气滞胃痛颗粒	辽宁华润本溪三药有限公司	10.35
7	枳术宽中胶囊	山西双人药业有限责任公司	8.37
8	厚朴排气合剂	瑞阳制药有限公司	7.71
9	龙虎人丹	上海中华药业有限公司	7.27
10	四磨汤口服液	湖南汉森制药股份有限公司	6.07
11	胃肠安丸	天津中新药业集团股份有限公司乐仁堂制药厂	5.80
12	枳术颗粒	南京中山制药有限公司	5.13
13	胃复春片	杭州胡庆余堂药业有限公司	4.93
14	胃苏颗粒	扬子江药业集团江苏制药股份有限公司	4.46
15	藿香正气口服液	太极集团重庆涪陵制药厂有限公司	4.30
16	舒肝颗粒	昆明中药厂有限公司	3.84
17	安胃疡胶囊	新疆全安药业股份有限公司	3.38

表 4-34　2019 中药大品种科技因子（3 年）: 肿瘤类

序号	产品名称	生产企业	科技因子
1	康莱特注射液	浙江康莱特药业有限公司	28.05
2	槐耳颗粒	启东盖天力药业有限公司	27.63
3	华蟾素注射液	安徽华润金蟾药业股份有限公司	24.17
4	复方苦参注射液	山西振东制药股份有限公司	20.67

续表

序号	产品名称	生产企业	科技因子
5	康艾注射液	长白山制药股份有限公司	18.73
6	艾迪注射液	贵州益佰制药股份有限公司	18.40
7	消癌平注射液	南京圣和药业有限公司	16.64
8	复方黄黛片	天长亿帆制药有限公司	13.07
9	回生口服液	成都地奥集团天府药业股份有限公司	12.73
10	西黄丸	北京同仁堂科技发展股份有限公司制药厂	10.08
11	养正消积胶囊	石家庄以岭药业股份有限公司	9.84
12	华蟾素片	安徽华润金蟾药业股份有限公司	9.64
13	参一胶囊	吉林亚泰制药股份有限公司	9.23
14	金龙胶囊	北京建生药业有限公司	9.20
15	平消胶囊	西安正大制药有限公司	8.58
16	华蟾素胶囊	陕西东泰制药有限公司	8.41
17	小金胶囊	四川省天基生物药业有限公司	8.21
18	康莱特软胶囊	浙江康莱特药业有限公司	7.27
19	复方斑蝥胶囊	贵州益佰制药股份有限公司	7.10
20	养正合剂	陕西步长制药有限公司	5.78
21	鸦胆子油乳注射液	广州白云山明兴制药有限公司	5.50

表4-35　2019中药大品种科技因子(3年): 神经类

序号	产品名称	生产企业	科技因子
1	舒肝解郁胶囊	成都康弘药业集团股份有限公司	18.13
2	养血清脑颗粒	天士力医药集团股份有限公司	17.98
3	灯盏生脉胶囊	云南生物谷药业股份有限公司	12.37
4	正天丸	华润三九医药股份有限公司	11.72
5	天舒胶囊	江苏康缘药业股份有限公司	11.25
6	乌灵胶囊	浙江佐力药业股份有限公司	11.20
7	脉血康胶囊	重庆多普泰制药股份有限公司	10.93
8	心脑舒通胶囊	吉林敖东洮南药业股份有限公司	9.16
9	解郁丸	河南泰丰制药股份有限公司	7.99
10	脉血康胶囊	贵州信邦制药股份有限公司	7.28
11	百乐眠胶囊	扬子江药业集团有限公司	6.52
12	安脑丸	哈尔滨蒲公英药业有限公司	5.84
13	元胡止痛滴丸	甘肃陇神戎发药业股份有限公司	4.71
14	都梁软胶囊	重庆华森制药股份有限公司	4.35
15	巴戟天寡糖胶囊	北京同仁堂股份有限公司同仁堂制药厂	4.17
16	天丹通络胶囊	山东凤凰制药股份有限公司	4.17
17	如意珍宝丸	金诃藏药股份有限公司	3.45
18	镇脑宁胶囊	通化东宝药业股份有限公司	2.97
19	天智颗粒	仲景宛西制药股份有限公司	2.97
20	舒眠胶囊	贵州大隆药业有限责任公司	2.35

表4-36　2019中药大品种科技因子（3年）：妇科类

序号	产品名称	生产企业	科技因子
1	桂枝茯苓胶囊	江苏康缘药业股份有限公司	26.07
2	坤泰胶囊	贵阳新天药业股份有限公司	24.72
3	妇科千金片	株洲千金药业股份有限公司	15.80
4	散结镇痛胶囊	江苏康缘药业股份有限公司	14.39
5	康妇消炎栓	葵花药业集团（伊春）有限公司	13.79
6	保妇康栓	海南碧凯药业有限公司	13.57
7	致康胶囊	西安千禾药业有限责任公司	11.08
8	乌鸡白凤片	天津中新药业集团股份有限公司乐仁堂制药厂	10.24
9	苦参凝胶	贵阳新天药业股份有限公司	9.14
10	宫血宁胶囊	云南白药集团股份有限公司	7.82
11	孕康口服液	江西济民可信药业有限公司	7.45
12	五加生化胶囊	多多药业有限公司	6.45
13	康妇炎胶囊	山东步长神州制药有限公司	6.19
14	抗妇炎胶囊	贵州远程制药有限责任公司	6.00
15	益母草注射液	成都第一制药有限公司	5.94
16	妇科断红饮胶囊	株洲千金药业股份有限公司	5.78
17	妇炎消胶囊	贵州益佰女子大药厂有限责任公司	5.47
18	乳癖散结胶囊	陕西白鹿制药股份有限公司	5.45
19	花红片	广西壮族自治区花红药业股份有限公司	5.13
20	茜芷胶囊	甘肃扶正药业科技股份有限公司	5.11
21	固肾安胎丸	北京勃然制药有限公司	4.93
22	逍遥丸（浓缩丸）	兰州佛慈制药股份有限公司	4.87
23	乳癖消颗粒	哈尔滨泰华药业股份有限公司	4.46

表4-37　2019中药大品种科技因子（3年）：肛肠皮肤类

序号	产品名称	生产企业	科技因子
1	复方黄柏液涂剂	山东汉方制药有限公司	10.93
2	润燥止痒胶囊	国药集团同济堂（贵州）制药有限公司	8.99
3	金蝉止痒胶囊	重庆希尔安药业有限公司	5.97
4	消银颗粒	陕西康惠制药股份有限公司	4.17
5	麝香痔疮栓	马应龙药业集团股份有限公司	3.65
6	京万红软膏	天津达仁堂京万红药业有限公司	3.45
7	普济痔疮栓	山东新时代药业有限公司	2.97
8	肛泰	烟台荣昌制药股份有限公司	2.97

表4-38　2019中药大品种科技因子（3年）：五官科用药

序号	产品名称	生产企业	科技因子
1	复方血栓通胶囊	广东众生药业股份有限公司	21.32
2	口炎清颗粒	广州白云山和记黄埔中药有限公司	11.10
3	和血明目片	西安碑林药业股份有限公司	9.17

续表

序号	产品名称	生产企业	科技因子
4	黄氏响声丸	无锡济民可信山禾药业股份有限公司	8.47
5	鼻渊通窍颗粒	山东新时代药业有限公司	5.50
6	喉咽清口服液	湖南时代阳光药业股份有限公司	5.13
7	藿胆滴丸	上海雷允上药业有限公司	5.13
8	复明片	西安碑林药业股份有限公司	4.46
9	香菊胶囊	山东步长制药股份有限公司	3.84
10	鼻窦炎口服液	太极集团重庆桐君阁药厂有限公司	2.97
11	清咽滴丸	天津中新药业集团股份有限公司第六中药厂	2.35

表4-39　2019中药大品种科技因子（3年）：儿科用药

序号	产品名称	生产企业	科技因子
1	龙牡壮骨颗粒	健民药业集团股份有限公司	10.72
2	醒脾养儿颗粒	贵州健兴药业有限公司	9.59
3	小儿扶脾颗粒	湖南时代阳光药业股份有限公司	9.00
4	小儿黄龙颗粒	重庆希尔安药业有限公司	6.49
5	小儿肺咳颗粒	长春人民药业集团有限公司	6.17
6	小儿肺热咳喘口服液	黑龙江葵花药业股份有限公司	5.14
7	九味熄风颗粒	江苏康缘药业股份有限公司	5.13
8	金振口服液	江苏康缘药业股份有限公司	4.97
9	小儿豉翘清热颗粒	济川药业集团有限公司	4.93
10	小儿柴桂退热口服液	吉林敖东延边药业股份有限公司	3.99
11	小儿消积止咳口服液	鲁南厚普制药有限公司	3.84
12	安儿宁颗粒	金诃藏药股份有限公司	3.65
13	丁桂儿脐贴	亚宝药业集团股份有限公司	3.65
14	清宣止咳颗粒	苏中药业集团有限公司	3.00
15	开喉剑喷雾剂（儿童型）	贵州三力制药股份有限公司	2.35
16	儿童清咽解热口服液	亚宝药业四川制药有限公司	2.35

表4-40　2019中药大品种科技因子（3年）：补益类

序号	产品名称	生产企业	科技因子
1	参芪扶正注射液	丽珠集团利民制药厂	29.78
2	百令胶囊	杭州中美华东制药有限公司	29.72
3	复方阿胶浆	东阿阿胶股份有限公司	24.40
4	阿胶	东阿阿胶股份有限公司	21.42
5	金水宝胶囊	江西济民可信金水宝制药有限公司	16.58
6	玉屏风颗粒	国药集团广东环球制药有限公司	12.95
7	麒麟丸	广东太安堂药业股份有限公司	11.42
8	阿胶	山东福胶集团有限公司	11.18
9	六味地黄丸（浓缩丸）	九芝堂股份有限公司	9.96
10	复方玄驹胶囊	杭州施强药业有限公司	9.72

续表

序号	产品名称	生产企业	科技因子
11	生精胶囊	遵义廖元和堂药业有限公司	9.04
12	生血宁片	武汉联合药业有限责任公司	8.55
13	肾宝片	江西汇仁药业股份有限公司	8.00
14	阿胶	北京同仁堂科技发展股份有限公司制药厂	7.53
15	古汉养生精	启迪古汉集团衡阳中药有限公司	6.62
16	天王补心丹	华润三九(临清)药业有限公司	6.60
17	驴胶补血颗粒	九芝堂股份有限公司	6.51
18	六味地黄丸(浓缩丸)	北京同仁堂科技发展股份有限公司制药厂	6.31
19	六味地黄丸(浓缩丸)	兰州佛慈制药股份有限公司	6.31
20	六味地黄丸(浓缩丸)	仲景宛西制药股份有限公司	6.31
21	芪胶升白胶囊	贵州汉方药业有限公司	6.17
22	苁蓉益肾颗粒	内蒙古兰太药业有限责任公司	4.93
23	注射用黄芪多糖	天津赛诺制药有限公司	4.46
24	补中益气颗粒	北京汉典制药有限公司	4.17
25	贞芪扶正颗粒	修正药业集团股份有限公司	3.66
26	全杜仲胶囊	江西普正制药股份有限公司	3.65
27	诺迪康胶囊	西藏诺迪康药业股份有限公司	3.49
28	地榆升白片	成都地奥集团天府药业股份有限公司	3.45

表4-41　2019中药大品种科技因子(3年):清热解毒类

序号	产品名称	生产企业	科技因子
1	片仔癀	漳州片仔癀药业股份有限公司	29.21
2	穿心莲内酯滴丸	天士力医药集团股份有限公司	14.46
3	六神丸	雷允上药业集团有限公司	14.40
4	八宝丹	厦门中药厂有限公司	12.90
5	清开灵注射液	广州白云山明兴制药有限公司	12.50
6	清开灵注射液	神威药业集团有限公司	8.85
7	清开灵注射液	吉林省集安益盛药业股份有限公司	8.85
8	西黄胶囊	石家庄东方药业有限公司	7.61
9	双黄连注射液	多多药业有限公司	6.78
10	升血小板胶囊	陕西郝其军制药股份有限公司	6.62
11	板蓝根颗粒	广州白云山和记黄埔中药有限公司	6.68
12	安宫牛黄丸	北京同仁堂科技发展股份有限公司制药厂	6.35
13	丹参酮胶囊	河北兴隆希力药业有限公司	6.31
14	一清胶囊	成都康弘制药有限公司	5.14
15	新癀片	厦门中药厂有限公司	4.17
16	板蓝根颗粒	广州市香雪制药股份有限公司	4.03
17	西黄胶囊	陕西爱民药业股份有限公司	3.96
18	季德胜蛇药片	精华制药集团股份有限公司	3.45
19	牛黄上清胶囊	江西天施康弋阳制药有限公司	2.35

表4-42 2019中药大品种科技因子(3年):病毒性肝病类

序号	产品名称	生产企业	科技因子
1	复方鳖甲软肝片	内蒙古福瑞医疗科技股份有限公司	14.19
2	扶正化瘀胶囊	上海黄海制药有限责任公司	13.49
3	茵栀黄口服液	北京华润高科天然药物有限公司	12.33
4	六味五灵片	山东世博金都药业有限公司	12.04
5	裸花紫珠颗粒	江西普正制药股份有限公司	8.47
6	安络化纤丸	森隆药业有限公司	7.94
7	肝爽颗粒	保定天浩制药有限公司	7.89
8	茵栀黄颗粒	鲁南厚普制药有限公司	5.80
9	舒肝宁注射液	贵州瑞和制药有限公司	5.32
10	当飞利肝宁胶囊	四川美大康药业股份有限公司	3.97
11	护肝片	黑龙江葵花药业股份有限公司	2.35

第五章　中药大品种科技竞争力解析

中药大品种科技竞争力评价了优势产品的科技创新效能产出，也是产品临床优势的支撑与反映。而如果把某个地区、某个领域、某个药材品种作为分析对象，则同样可以对比分析相应范畴的科技竞争力状况。

一、中药大品种科技竞争力解析——地域篇

通过对一个地区或一个领域的中药大品种科技竞争力评价分析，可以体现出该地区或领域中药产品的投入、产出概况，进而评估该地区未来中药产业的区域竞争力概况。

（一）各省（区、市）中药大品种科技竞争力综合分析

入围产品数量基本反映了各省（区、市）中药产业规模水平和聚集程度，入围产品较多的广东、贵州、吉林、四川、山东、江苏等省基本为我国中药产业规模较大的省（区、市）；总科技因子水平基本反映出各省（区、市）中药产业科技创新总体状况，通过表5-1可以看出，江苏省总体中药产业科技创新较为活跃，产业发展竞争力突出；平均科技因子水平反映该地区龙头企业创新能力水平，天津市、江苏省平均科技因子高于全国平均水平近1倍，展示出龙头企业对该地区中药产业科技发展较强的牵引作用。

表 5-1　各省（区、市）中药大品种科技竞争力情况

序号	入围产品总数		总科技竞争力		产品平均竞争力	
	省（区、市）	产品数	省（区、市）	总科技因子	省（区、市）	平均科技因子
1	广东	47	江苏	886.38	天津	27.76
2	贵州	39	广东	734.31	江苏	26.07
3	吉林	39	四川	685.52	上海	23.65
4	四川	36	山东	636.27	福建	23.63
5	山东	35	天津	610.66	浙江	20.97
6	江苏	34	贵州	608.01	海南	20.68
7	北京	28	吉林	533.22	黑龙江	19.56
8	河北	27	河北	491.60	四川	19.04
9	江西	26	云南	417.17	河北	18.21

续表

序号	入围产品总数		总科技竞争力		产品平均竞争力	
	省(区、市)	产品数	省(区、市)	总科技因子	省(区、市)	平均科技因子
10	陕西	26	陕西	406.20	山东	18.18
11	云南	26	江西	399.31	西藏	17.83
12	天津	22	北京	399.29	安徽	17.49
13	浙江	19	浙江	398.49	山西	16.86
14	湖南	18	黑龙江	332.52	内蒙古	16.56
15	黑龙江	17	上海	307.41	云南	16.04
16	重庆	15	湖南	282.26	广东	15.96
17	河南	14	安徽	209.89	湖南	15.68
18	甘肃	13	广西	184.10	陕西	15.62
19	辽宁	13	重庆	179.63	贵州	15.59
20	上海	13	山西	168.65	江西	15.36
21	安徽	12	辽宁	162.75	广西	15.34
22	广西	12	河南	158.78	新疆	15.06
23	湖北	12	甘肃	143.49	北京	14.26
24	山西	10	福建	141.79	吉林	13.67
25	福建	6	湖北	138.89	辽宁	12.52
26	内蒙古	6	内蒙古	99.36	重庆	11.98
27	西藏	4	西藏	71.32	湖北	11.57
28	青海	3	新疆	45.18	河南	11.34
29	新疆	3	海南	41.37	甘肃	11.04
30	海南	2	青海	31.50	青海	10.50

注：宁夏回族自治区、台湾、澳门特别行政区未有产品纳入本次评价，香港特别行政区有一个产品进入评价，未纳入本表统计。

通过近3年各地区科技因子分析，可以展示出各地中药产业近期的科技竞争力变化态势。可以看出，天津、上海、江苏、浙江、安徽、福建等省市，近3年科技因子增加显著，而辽宁、西藏、河南、重庆、甘肃、湖北、青海、广西等省(区、市)不仅本身中药产业科技竞争力偏弱，近3年科技因子增加较少，和发达地区之间的差距有进一步拉大的趋势；贵州、吉林、江西等省，原本中药产业基础较为雄厚，然而近年来中药产品的科技投入、产出相对不足，呈现出科技竞争力与产业发展规模不匹配的情况，产业竞争力亟待提升(表5-2)。

表5-2　各省(区、市)近3年科技因子进步情况

序号	省(区、市)	总科技因子	平均科技因子
1	天津	297.56	13.53
2	上海	163.10	12.55
3	江苏	358.13	10.53
4	浙江	172.13	9.06
5	安徽	107.23	8.94
6	福建	51.82	8.64

续表

序号	省（区、市）	总科技因子	平均科技因子
7	黑龙江	139.97	8.23
8	四川	291.11	8.09
9	山东	268.34	7.67
10	河北	205.80	7.62
11	新疆	22.86	7.62
12	内蒙古	45.70	7.62
13	海南	15.06	7.53
14	陕西	172.03	6.62
15	山西	63.76	6.38
16	云南	163.32	6.28
17	贵州	235.83	6.05
18	湖南	105.59	5.87
19	北京	163.97	5.86
20	广东	256.44	5.57
21	吉林	214.40	5.50
22	辽宁	51.46	3.96
23	江西	102.43	3.94
24	西藏	15.44	3.86
25	河南	51.56	3.68
26	重庆	53.92	3.59
27	甘肃	46.47	3.57
28	湖北	42.78	3.56
29	青海	7.10	2.37
30	广西	28.06	2.34

注：本表按各省（区、市）中药大品种近3年科技因子统计而得。

（二）广东省中药大品种科技竞争力分析

通过一个地区的中药大品种科技竞争力评价可以反映出该地区中药产业科技发展概貌，进而评估该地区中药产业发展竞争力状况。广东省是我国中医药文化传统和中药产业基础最为雄厚的地区，因此本部分对广东省中药大品种科技竞争力进行分析。

1. 广东省中医药产业的资源条件

（1）丰富的中医药自然及人文资源：广东省中药材资源极其丰富，是全国中药材主产区之一，特别是南药、广药独具特色和优势。广东省中药材资源共有2 645种，中药材种类占全国的20.7%，家种药材年产量和野生药材蕴藏量超过100吨的大宗品种近200种，出口创汇的广东道地药材有100多种。还有一些特产药材品种在种植及加工方面具有悠久的历史与独到的经验，并已在中成药制造业中得到大量使用。化橘红、阳春砂、巴戟天、广佛手、广藿香、穿心莲等10多个药材品种实现规范化种植。广东省地临南海，海洋药用资源蕴藏较其他省市占有相对优势,尤其广东海洋药物的研究与开发在全国起步较早,海洋药物前期研究积累较为丰富。

岭南中医药文化有极其深厚的历史积累,且为早期中、西医药文化交汇之地,名医、名人辈出,名药、老字号众多,声誉远及海外,成为广东省中医药产业重要的"隐形"资源。

(2)中药工业基础扎实,产业链功能完备:广东省曾是长期位居全国前列的中成药大省。广东省中成药制造业因为起步早,企业实力及品牌影响有一定的先发优势,从 20 世纪 80、90 年代开始,就长期位居全国中药产业前列。

早在 1997 年 3 月发布的全国中成药制造业国有重点企业(50 强)中,广东省就占有 10 家。2006 年,广东省中药产业产值达 95.54 亿元;中成药产量达 11.97 万吨,占全国的 13%,居全国第一;中药生产总值占医药生产总值的比重为 29%,高于全国 21% 的平均水平。全省中药制造业工业总产值 2017 年达 313 亿元。

与其他中药工业比较发达的省(区、市)相比,广东省中药产业链的生产、销售等环节都具有较大优势,中药饮品生产和中成药生产都位居前列,也是主要销售区域,广州清平和普宁是全国重要的中药材集散地。

(3)中医药科技资源集中:在中药研发方面,技术力量雄厚,科技资源丰富。广东省有中山大学、广州中医药大学以及中国科学院广州生物医药与健康研究院等具有较强中药研发实力的高校和科研院所。广东省还建立了一系列国家级的现代中药研究基地,包括国家中药安全评价实验室(GLP)、国家中药临床实验研究中心(GCP)、中药提取分离过程现代化国家工程研究中心、国家中药现代化工程技术研究中心等。此外,广东省开展中药现代化关键技术的研究和产业化应用,为中药产业的技术升级提供了强有力的科技保障;积极发挥生物产业医药技术园区的科技孵化作用,不断完善广东省中药产业的技术创新链,以一系列国家级的研究基地为主要支撑的现代中药研制开发技术创新链之完整,在全国独具优势。广东省在全国中医药系统中形成一定的相对优势,承担开展一大批高层次的国家级中药现代化基础性研究课题,在现代化中药的研发及相关技术等方面取得了深厚的技术积累。

(4)中药品牌优势显著:截至目前,商务部一共公布两批"中华老字号",含首批 434 个,二批 345 个,共计 779 个。其中中医药相关老字号 41 个,广东省 9 个,除佛山冯了性外,其他 8 个都位于广州,数量在全国居于前列(表 5-3)。

表 5-3　我国中药老字号分布

地区	公司名称	商标名称
四川	四川德仁堂医药有限公司	德仁堂
云南	昆明福林堂药业有限公司	福林堂
	昆明老拨云堂药业有限公司	老拨云堂
	云南腾冲制药厂	腾药
湖北	武汉马应龙药业集团股份有限公司	马应龙
	兰州佛慈制药股份有限公司	佛慈
	广西玉林制药有限公司	玉林

续表

地区	公司名称	商标名称
黑龙江	哈药集团世一堂制药厂	世一堂
上海	上海群力草药店	群力
	上海冠生园华佗酿酒有限公司	华佗
	上海蔡同德堂药号	蔡同德号
天津	天津中新药业集团股份有限公司隆顺榕制药厂	隆顺榕
	天津中新药业集团股份有限公司乐仁堂制药厂	乐仁堂
	天津宏仁堂药业有限公司	宏仁堂　红花牌
	天津同仁堂股份有限公司	天津同仁堂　太阳
山西	山西广誉远国药有限公司	广誉远
北京	中国北京同仁堂（集团）有限责任公司	同仁堂
辽宁	丹东市老天祥大药房有限公司	老天祥
山东	山东福胶集团	福胶　福字牌
	济南宏济堂制药有限责任公司	宏济堂
福建	漳州市片仔癀药业股份有限公司	片仔癀
	泉州市灵源药业有限公司	灵源
	福州回春医药连锁有限公司	回春
宁夏	银川市协力厚医药连锁总店	协力厚
江苏	南京白敬宇制药有限公司	白敬宇
	镇江存仁堂医药连锁有限责任公司	存仁堂
	南京同仁堂药业有限责任公司	乐家老铺
安徽	安徽寿春堂大药房有限公司	寿春堂
	安徽安科余良卿药业有限公司	余良卿号
湖南	九芝堂股份有限公司	九芝堂
广东	广州王老吉药业有限公司	王老吉
	佛山冯了性药业有限公司	冯了性
	广东敬修堂药业有限公司	敬修堂
	潘高寿药业股份有限公司	潘高寿
	广州星群药业股份有限公司	群星
	广州市药材公司	采芝林
	广东益和堂制药有限公司	沙溪
	广州白云山何济公制药有限公司	何济公牌
浙江	杭州胡庆余堂国药号有限公司	胡庆余堂
	杭州方回春堂国药有限公司	方回春堂
	杭州民生药业集团有限公司	民生
	杭州张同泰药业有限公司	张同泰
	杭州朱养心药业有限公司	朱养心
	浙江温州医药商业集团老香山连锁有限公司老香山连锁总店	老香山
	浙江震元医药连锁有限公司	震元堂
内蒙古	内蒙古鸿茅实业股份有限公司	鸿茅

2017年2月，商务部等16部门联合印发《关于促进老字号改革创新发展的指导意见》，提出加大政策支持力度，鼓励中医药类老字号开办中医医疗机构，将符合条件的按规定纳入医疗保险定点医疗机构范围。鼓励老字号参与服务贸易活动，重点开展中医药健康旅游等项目，形成示范效应，在推动经济转型升级中发挥作用。

（5）中医医疗实力雄厚：广东省拥有一批在全国同行业最具实力的现代化综合性中医院和重点专科，医疗市场占有份额高、病例量大，中医人才济济。目前全省有中医医疗机构2.1万个，其中中医医院184家。2018年广东省中医诊疗量达到1.93亿人次，治未病年服务量达到1 000万人次，规模全国领先。据香港艾力彼医院管理研究中心发布的"2019中国医院竞争力排行榜"显示，进入全国中医院100强的中医院中，广东省有9家，排名第一。2个国家中医临床研究基地，19个国家区域中医（专科）诊疗中心落户广东省，数量居全国首位。此外，还建设了广东省重点实验室13家、国医大师传承工作室3个、全国名老中医药专家传承工作室76个。广东省中医医疗卫生服务能力突出，居全国前列。

中医理论与临床研究是中药研发的源头活水，中医事业的发展更是中药产业的市场支撑。可以说，广东省中药产业的长足发展与其中雄厚的中医药基础是分不开的。

（6）中医药教育体系发达：广东省通过学历教育、函授、自学考试、岗位培训和继续教育，初步形成了高等教育与中等教育，学历教育与非学历教育相结合的中医药教育体系。广州中医药大学是我国中医药行业重点高校之一，形成了学科门类较多、教育层次较全、培养形式多样、办学规模较大的中医药及相关人才培养格局；南方医科大学、暨南大学设立了中医院系；在药学人才培养方面，有广东药科大学、中山大学、暨南大学等高校。广东省还是全国中医药学科设立中医博士后流动站、博士点、硕士点最多、最早的省份之一。"双一流"建设是中国高等教育领域继"211工程""985工程"之后的又一国家战略。中山大学、暨南大学的药学和广州中医药大学的中医学入选"双一流"世界一流学科建设。另外，全省还有各类中等中医药学校、中医药职业教育学院多所。

（7）良好的中医药群众基础和优越的市场环境条件：中医药在广东城乡历来有着良好的社会和群众基础。有关资料显示，中医药用于个人医疗保健消费的比例，广东省高于国内其他省份，尤其是中医药在农村医疗卫生保健中一直占有相当重要的地位。得益于改革开放，广东省城镇居民生活宽裕，对优质高效、高品位的药品具有很强的价格承受力，加上有消费中药的传统，这一市场条件对培育高附加值的中药高新技术产品十分有利。本地市场的巨大容量为中药产业的发展，特别是新产品推广提供了有利条件。

（8）中医药对外交流的前沿和窗口：广东省有毗邻港澳、华侨众多的区位优势和人缘优势，中医药产品出口在全国居于前列。广东省是中药生产大省，也是全国最大的医药商品销售市场，近年来广东省医药市场规模一直占全国1/10左右。广州还是全国中药材的主要集散地之一，在中药商贸行业颇具影响力。在国家认定的全国17个中药材专业市场中，广东就有清平、普宁两个知名的中药材专业市场。近年来还启动了"广州医药物流港""罗浮药谷""广州国际生物岛""中山华南现代中医药城"等多个现代物流基地的建设。

2. 广东省中药产业现状 广东省中药产业在20世纪80年代取得先发优势，在产销量、品种、效益等多方面居全国各省（区、市）之首，成为产业的领跑者。从 20 世纪末开始，因增幅相对较小，广东省中药制造业占全国比重呈下滑趋势，企业总体利润不高，企业研发投入低于全国平均水平，中药企业品牌虽多，但品牌整合能力不足。2015 年全省年产值超亿元的中药企业有 22 家，年销售额过亿元的中药产品有 30 个（图 5-1、图 5-2）。

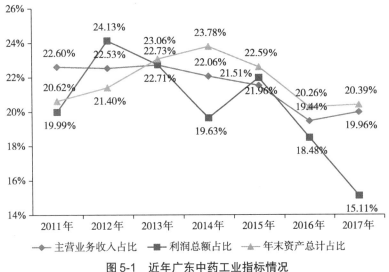

图 5-1 近年广东中药工业指标情况

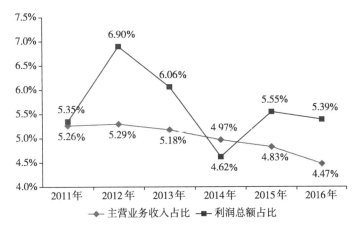

图 5-2 近年广东中药工业主营业务收入、利润总额的全国占比

从近年来（2011—2017 年）的相关统计数据分析，全省中药企业以及就业人数总体呈上升趋势，2017 年达到 97 家中药企业，相关就业人数 3.7 万人，但是中药企业数量和就业人数占本省医药企业数量和就业人员比例均呈下降趋势，且本省中药企业数量和就业人数在全国占比也逐步下滑（图 5-3~图 5-5）。

全省中药制造业工业总产值于 2011—2016 年保持增长，达到 328 亿元，2017 年降到 313 亿元，2013 年、2015 年增长较为明显，分别增长了 52 亿元和 23 亿元，增长率分别为 22.8% 和 7.8%（图 5-6）。而中药工业总产值、增加值在全省医药工业占比于 2011—2016 年呈下降趋势，2017 年有所回升（图 5-7）。

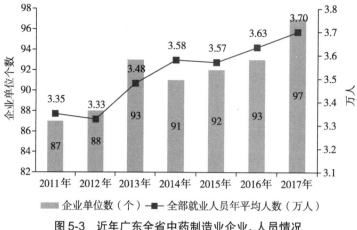

图 5-3　近年广东全省中药制造业企业、人员情况

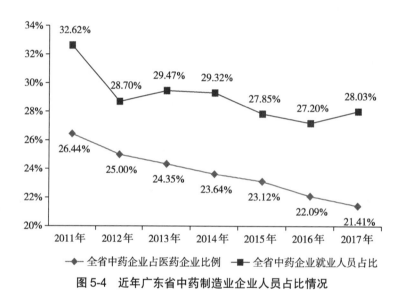

图 5-4　近年广东省中药制造业企业人员占比情况

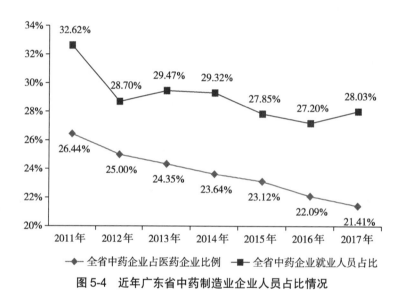

图 5-5　近年广东省中药制造业企业、人员全国占比情况

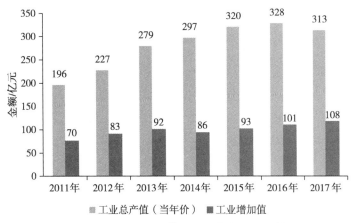

图 5-6　近年广东省中药工业总产值、工业增加值

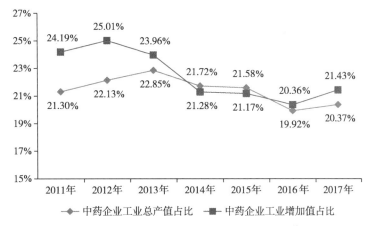

图 5-7　近年中药工业总产值、工业增加值在全省医药工业占比

全省中药产业主营业务收入于 2011—2015 年有所增长，2015 年后开始下降；中药产业利润总额和资产规模则稳步上升，2017 年分别达 45 亿元和 606 亿元。但是此三项指标在全省医药工业占比以及全国中药工业占比均呈下降趋势（图 5-8）。

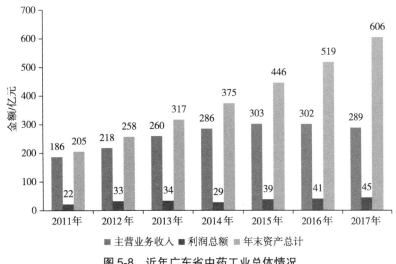

图 5-8　近年广东省中药工业总体情况

3. 广东省中药科技竞争力分析 广东省发展中医药具有得天独厚的优势,广东省中药产业也曾长期领跑全国,但近十几年来,我国中药产业经历了一轮高速发展,期间广东省中药产业虽也取得了长足的发展,但增速落后于全国平均水平,中药产业在全国排名及省内产业地位呈现下滑态势。

中药大品种是中药产业的"牛鼻子",也是绝大多数中药企业核心竞争力所在,对于中药产业发展具有强大的牵引效应。通过中药大品种科技竞争力分析看出(表 5-1,表 5-4),广东省在中药大品种数量上遥遥领先,体现出传统中药产业大省的产业规模优势;但在中药大品种科技竞争力上,整体态势与江苏、天津等中药产业创新活跃区域相比差异显著,产业科技创新效能与成果转化效率均亟待提升。这种状况与广东省作为全国第一人口、经济大省,中医药传统根基最雄厚、中药品牌最集中的地位不匹配。相比这些中药产业科技优势区域,广东省中药产品科技含量偏低、品种结构老化;中药产业产、学、研存在一定的脱节,企业研发投入相对不足,中医药关键技术研发能力较弱,科技创新与技术升级还没有成为推动产业增长的基本力量,影响了产业进一步竞争、发展的能力。长期来看,这些问题将制约广东省中药产业的高质量发展。

表 5-4 广东省中药大品种科技竞争力

省内排名	全国排名	产品名称	生产企业	科技因子
1	17	复方血栓通胶囊	广东众生药业股份有限公司	52.456
2	18	参芪扶正注射液	丽珠集团利民制药厂	52.188
3	21	消渴丸	广州白云山中一药业有限公司	46.304
4	63	复方丹参片	广州白云山和记黄埔中药有限公司	33.844
5	90	脑心清片	广州白云山和记黄埔中药有限公司	27.791
6	97	抗病毒口服液	广州市香雪制药股份有限公司	26.511
7	98	正天丸	华润三九医药股份有限公司	26.475
8	101	清开灵注射液	广州白云山明兴制药有限公司	26.114
9	107	口炎清颗粒	广州白云山和记黄埔中药有限公司	25.314
10	125	喘可治注射液	广州万正药业有限公司	22.573
11	141	玉屏风颗粒	国药集团广东环球制药有限公司	21.334
12	143	华佗再造丸	广州白云山奇星药业有限公司	21.225
13	152	夏桑菊颗粒	广州白云山星群(药业)股份有限公司	20.383
14	168	补肺活血胶囊	广东雷允上药业有限公司	19.065
15	194	麒麟丸	广东太安堂药业股份有限公司	17.718
16	198	板蓝根颗粒	广州白云山和记黄埔中药有限公司	17.270
17	204	众生丸	广东众生药业股份有限公司	16.865
18	221	鸦胆子油乳注射液	广州白云山明兴制药有限公司	16.011
19	233	三九胃泰颗粒	华润三九医药股份有限公司	15.341
20	257	清开灵颗粒	广州白云山明兴制药有限公司	14.296
21	260	活血止痛胶囊	珠海安生凤凰制药有限公司	14.216
22	274	障眼明片	广州白云山中一药业有限公司	13.277

续表

省内排名	全国排名	产品名称	生产企业	科技因子
23	288	鼻炎康片	国药集团德众（佛山）药业有限公司	12.752
24	303	益血生胶囊	珠海金仁药业股份有限公司	12.312
25	333	跌打镇痛膏	广州白云山制药股份有限公司何济公制药厂	11.272
26	341	清开灵胶囊	广州白云山明兴制药有限公司	11.003
27	346	益气维血颗粒	广东红珊瑚药业有限公司	10.795
28	348	小柴胡颗粒	广州白云山光华制药	10.721
29	359	广东凉茶颗粒	广州王老吉药业股份有限公司	10.405
30	363	止咳宝片	广东台城制药股份有限公司	10.079
31	366	宫炎平片	广东罗浮山国药股份有限公司	—
32	391	小儿七星茶颗粒	广州王老吉药业股份有限公司	—
33	402	板蓝根颗粒	广州市香雪制药股份有限公司	—
34	462	感冒灵胶囊	华润三九医药股份有限公司	—
35	466	小儿感冒颗粒	华润三九医药股份有限公司	—
36	477	小儿化食口服液	广州市香雪制药股份有限公司	—
37	485	静心口服液	广东健康元药业股份有限公司	—
38	507	咳特灵片	广东一力集团制药有限公司	—
39	512	复方风湿宁片	广东罗浮山国药股份有限公司	—
40	513	尿清舒颗粒	广州一品红制药有限公司	—
41	515	柴石退热颗粒	国药集团广东环球制药有限公司	—
42	541	强力枇杷露	华润三九医药股份有限公司	—
43	552	消炎癣湿药膏	广东太安堂药业股份有限公司	—
44	558	紫雪颗粒	广州白云山奇星药业有限公司	—

注："—"为科技因子10分以下。

二、中药大品种科技竞争力解析——治疗领域篇

《报告》（2019版）入围产品均为各治疗领域临床常用的优势中成药产品，不同治疗领域平均科技因子差异较大，显示各领域产品研究深度差异显著（表5-5）。心脑血管病领域不仅聚集了最多的中药大品种，而且入围品种平均影响因子也远高于其他领域；肿瘤类、代谢类中成药近3年科技因子平均增幅较大，表明这些领域的中药产品临床及科技研究较为活跃；而儿科、五官科、骨骼肌肉系统、肛肠皮肤领域品种普遍科技因子较低，由于这几个治疗领域的中药产业发展水平较低，龙头企业较少，相应的中药产品整体研究水平也较低，近年来科技因子平均增幅较小，表明此类产品近几年研究整体依然偏弱。过去，这些领域产品的科技投入、产出等科技价值提升对于推动产品市场价值作用不显著；然而，一旦这些领域的有产品取得重要科技成果，更容易脱颖而出，形成关键的产品相对竞争优势。

表5-5　各治疗领域中药大品种科技竞争力分析

分类	入围品种数	平均科技因子	近3年平均科技因子
心脑血管类	117	24.97	11.30
呼吸系统用药	61	18.05	6.43
妇科用药	58	13.09	4.59
骨骼肌肉系统用药	66	12.57	3.61
肿瘤用药	43	16.79	8.05
消化系统用药	26	16.04	5.55
泌尿系统用药	23	19.33	6.73
神经系统用药	29	14.35	5.51
五官科用药	29	12.77	3.54
儿科用药	21	11.79	3.98
补益类	37	18.59	7.71
代谢性疾病	13	18.56	7.98
肛肠皮肤用药	14	11.44	3.31
清热解毒药	18	18.34	7.42
病毒性肝炎用药	14	14.85	6.70

三、中药大品种科技竞争力解析——中药材大品种

中成药制造业是我国中药产业主体，中成药大品种在中药产业发展中具有全局带动作用，是推进中药现代化发展的重要抓手，中成药大品种还是中药材产业发展的引擎。近年来，以三七、丹参等为代表的一批中药材，在以其为原料的多个中成药大品种的强势带动下，作为药材原料用量节节攀升。随着中成药各项研究的深入，核心原料药材的临床价值、科学价值不断提升，进而带动其在中医临床、保健品、养生保健中的需求量上涨；随着原料药材用量的增大，产业规模化推动种植规范化，产业链条逐步完善，已形成百亿级规模的单品种药材产业（图5-9）。

（一）三七

三七是我国传统名贵中药材，是五加科多年生植物三七的干燥根茎，具有活血散瘀，消肿定痛的功效，传统主要用于治疗跌打损伤，现主要用于预防和治疗心脑血管系统疾病。近年来，我国三七产业快速发展，三七已成为我国近几年发展最快的中药材大品种。

1. 三七产业概述　目前，使用三七作为原料的企业有1 500余家，全国以三七为主要原料的产品年产值超过700亿元。

（1）三七农业产业：云南是三七的主产地，云南省政府办公厅公布的文件显示，2015年云南省三七种植面积达到100.8万亩，采挖面积38万亩，产量4.9万吨，其中文山州是三七的原产地和主产地，近几年随着三七需求量快速增加，三七种植范围扩展到云南省红河、曲

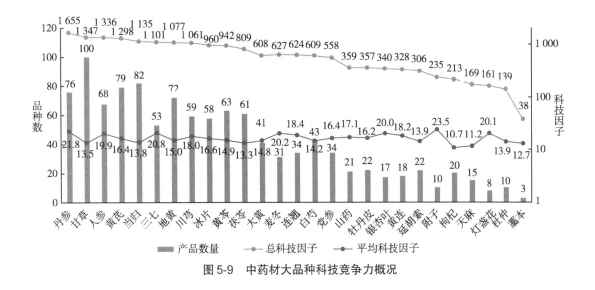

图 5-9　中药材大品种科技竞争力概况

靖、昆明、玉溪等 13 个州市，云南省有三七种植农户近 3 万户。近年来，三七农业产业资源整合加快，在农业生产组织方面，正逐渐从粗放管理向标准化种植发展，"公司＋科技＋基地＋农户"的产业化模式逐渐成为主流，三七种植步入基地化、规模化、标准化、商品化、组织化发展轨道。"云三七"商标于 2015 年成为国家中医药管理局首个获取"7S 道地保真"认证的品牌。

三七农业产业目前主要存在的问题有：三七种植面积和价格历经多次的大起大落，市场波动性巨大导致三七种植存在较大的市场风险；种植技术方面，三七连作障碍研究虽然取得不少进展，依然亟待全面彻底突破；三七种植技术难度较高，病虫害较多，种植的规范性有待提升。

（2）三七中成药制造业：目前全国以三七为原料的中成药制剂有 513 种，含三七原料的药品批文 3 600 多个，全国生产三七产品的中药企业达 1 360 余家，含三七中成药涉及内科、外科、骨伤科、妇科等治疗领域，几乎囊括了目前医药工业中的所有剂型。三七是注射用血塞通（冻干）、注射用血栓通（冻干）、三七通舒胶囊、血塞通软胶囊等产品的唯一原料药材，也是云南白药、复方丹参片、复方丹参滴丸、片仔癀等我国著名中成药的重要原料。

（3）三七健康食品：近年来，三七全产业链产品加工及综合利用关键技术的研发，促进了三七功能效用和三七茎叶、三七花等的全面开发，三七发明专利从传统的中医药领域扩展到食品、化妆品、饮料、茶等日用消费品领域。卫生部 2002 年 3 月发布的《卫生部关于进一步规范保健食品原料管理的通知》（卫法监发〔2002〕51 号），将三七列于可用于保健食品的物品名单，明确了三七可用于保健食品。为改变三七花、茎叶长期以来不能作为普通食品原料开发利用的现状，2016 年，黄璐琦院士联合昆明理工大学崔秀明等完成了三七地上部分食品开发利用研究，在此基础上，2016 年 5 月，《云南省卫生计生委关于三七花茎叶作为地方特色食品开发利用有关问题的批复》（云卫食品发〔2016〕5 号）正式批复同意拟将三七花、茎叶作为普通地方特色食品原料进行管理，同时已启动三七花、茎叶食品安全地方标准立项;2017 年 8 月,国家卫计委对申请新食品原料的三七花、三七茎叶接连做出"终止审查"的技术评审结论,认为"云南省卫生计生委出具了三七花在云南民间作为食品有长期食用历史和食用习惯,作为地方特色食品管理的证明,按《食品安全法》第二十九条有关规定执行"。2017 年 12 月,云南省食品药品监督管理局印发《云南省三七花茎叶及其制品生产许可审查细则》,将云南三七花、茎叶及其干制品纳入食品生产许可管理。由此,云南三七花、茎叶及其干制品借道食品安全地方标准,获得了普通食品身份,标志着三七的综合利用开发实现了关键突破。

随着三七中成药大品种的崛起,在临床价值和科技价值的支撑下,三七的健康价值也逐渐为大众所熟知,三七成为保健食品关注的热点。据药智网数据,目前我国上市的以三七为原料的保健食品达 290 种,其中仅 1 种以三七花为原料,尚无以三七茎叶为原料的保健食品上市。

近年来,三七健康价值进一步外溢,三七产品加工综合利用,三七茎叶、三七花的全面开发,三七功能效用从传统的中医药领域扩展到食品、化妆品、饮料、茶等日用消费品领域,三七全产业链开发取得系列突破。"中药大品种三七综合开发的关键技术创建与产业化应用"项目荣获 2017 年度国家科学技术进步奖二等奖。

2. 三七中成药大品种　《报告》(2019 版)入围中药大品种共有 53 个产品(42 家企业,51 个品种)处方组成含三七。含三七的中药大品种平均组方药味仅为 7.70 味,在全部 28 种中药材大品种中,仅高于以植物药应用为主的银杏叶、灯盏花,说明三七在上述中成药大品种中处方量占比较高(图 5-10)。

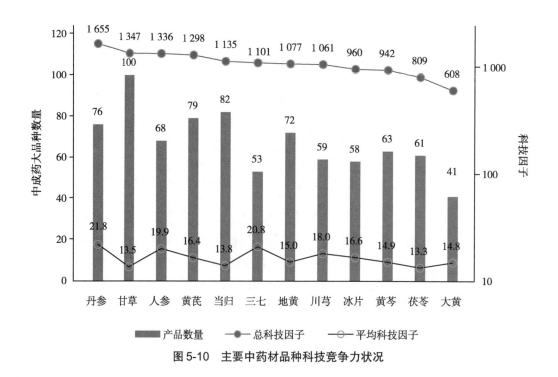

图 5-10　主要中药材品种科技竞争力状况

从科技竞争力角度分析,含三七大品种总科技因子达 1 101,平均科技因子达 20.8,仅次于丹参,位居中药材大品种第二名,显著高于总体中药大品种科技平均水平。含三七中成药大品种科技竞争力详情见表 5-6。

表 5-6　三七中成药人品种科技竞争力状况

序号	产品名称	生产企业	科技因子
1	片仔癀	漳州片仔癀药业股份有限公司	72.82
2	稳心颗粒	山东步长制药股份有限公司	60.63
3	复方丹参滴丸	天士力医药集团股份有限公司	56.83
4	芪参益气滴丸	天士力医药集团股份有限公司	52.81
5	复方血栓通胶囊	广东众生药业股份有限公司	50.48
6	云南白药	云南白药集团股份有限公司	46.91
7	注射用血栓通(冻干)	广西梧州制药(集团)股份有限公司	41.34
8	银丹心脑通软胶囊	贵州百灵企业集团制药股份有限公司	37.03
9	散结镇痛胶囊	江苏康缘药业股份有限公司	36.70
10	复方丹参片	广州白云山和记黄埔中药有限公司	33.81
11	复方鳖甲软肝片	内蒙古福瑞医疗科技股份有限公司	33.20
12	注射用血塞通(冻干)	黑龙江珍宝岛药业股份有限公司	28.88
13	痹祺胶囊	天津达仁堂京万红药业有限公司	28.84
14	心可舒片	山东沃华医药科技股份有限公司	27.14
15	八宝丹	厦门中药厂有限公司	24.83
16	致康胶囊	西安千禾药业有限责任公司	23.19
17	血塞通软胶囊	昆明华润圣火药业有限公司	22.26
18	血塞通软胶囊	昆药集团股份有限公司	21.91
19	注射用血塞通(冻干)	昆药集团股份有限公司	21.82
20	摩罗丹	邯郸制药股份有限公司	21.33
21	新癀片	厦门中药厂有限公司	20.85
22	伤科接骨片	大连美罗中药厂有限公司	17.62
23	腰痹通胶囊	江苏康缘药业股份有限公司	16.59
24	乳癖消片	辽宁上药好护士药业(集团)有限公司	16.43
25	骨康胶囊	贵州维康子帆药业股份有限公司	15.23
26	麝香痔疮栓	马应龙药业集团股份有限公司	14.99
27	乳癖消颗粒	哈尔滨泰华药业股份有限公司	14.61
28	活血止痛胶囊	珠海安生凤凰制药有限公司	14.03
29	三七通舒胶囊	成都泰合健康科技集团股份有限公司华神制药厂	13.78
30	颈痛颗粒	山东明仁福瑞达制药股份有限公司	13.43
31	冠心丹参滴丸	中发实业集团业锐药业有限公司	13.11
32	冠心静胶囊	保定中药制药股份有限公司	12.70
33	云南红药胶囊	云南植物药业有限公司	12.47
34	安络化纤丸	森隆药业有限公司	12.39

续表

序号	产品名称	生产企业	科技因子
35	芪骨胶囊	厦门中药厂有限公司	11.87
36	妇科断红饮胶囊	株洲千金药业股份有限公司	11.56
37	复方夏天无片	江西天施康中药股份有限公司	11.16
38	颈舒颗粒	国药集团精方（安徽）药业股份有限公司	10.92
39	云南白药胶囊	云南白药集团股份有限公司	10.66
40	心舒胶囊	吉林天药本草堂制药有限公司	10.27
41	灯银脑通胶囊	昆药集团股份有限公司	—
42	骨通贴膏	桂林华润天和药业有限公司	—
43	胃康灵胶囊	黑龙江葵花药业股份有限公司	—
44	肿痛安胶囊	河北奥星集团药业有限公司	—
45	茜芷胶囊	甘肃扶正药业科技股份有限公司	—
46	云南白药创可贴	云南白药集团无锡药业有限公司	—
47	虎力散	云南云河药业股份有限公司	—
48	红金消结胶囊	云南佑生药业有限责任公司	—
49	云南白药气雾剂	云南白药集团股份有限公司	—
50	芪珍胶囊	宁波大昌药业有限公司	—
51	血平片	江西普正制药股份有限公司	—
52	葆宫止血颗粒	天津中盛海天制药有限公司	—
53	三七伤药颗粒	吉林省辉南长龙生化药业股份有限公司	—

注："—"为科技因子10分以下。

随着处方量的增大，单味药材对于中成药整体的影响占比下降；在处方中用量的大小，同样决定了药材原料对于中成药整体的影响程度。因此，根据处方药味和三七在处方中的排序，综合计算产品对三七产业的科技贡献度，得出三七产业科技因子，简称"三七因子"，体现中成药产品对于三七产业的科技贡献水平。中药大品种对三七产业科技贡献情况见表5-7。

表5-7 中药大品种三七产业科技贡献榜

序号	产品名称	生产企业	处方药味	处方排序	处方中三七的贡献度	三七因子
1	注射用血栓通（冻干）	广西梧州制药（集团）股份有限公司	1	1	100	41.34
2	注射用血塞通（冻干）	黑龙江珍宝岛药业股份有限公司	1	1	100	28.88
3	血塞通软胶囊	昆明华润圣火药业有限公司	1	1	100	22.26
4	血塞通软胶囊	昆药集团股份有限公司	1	1	100	21.91
5	注射用血塞通（冻干）	昆药集团股份有限公司	1	1	100	21.82
6	复方血栓通胶囊	广东众生药业股份有限公司	4	1	41.9	21.16
7	片仔癀	漳州片仔癀药业股份有限公司	4	3	28.7	20.90
8	复方丹参滴丸	天士力医药集团股份有限公司	3	2	35.8	20.36
9	稳心颗粒	山东步长制药股份有限公司	5	3	27.0	16.35
10	云南白药	云南白药集团股份有限公司	>4	2	32.5	15.23

续表

序号	产品名称	生产企业	处方药味	处方排序	处方中三七的贡献度	三七因子
11	芪参益气滴丸	天士力医药集团股份有限公司	4	3	28.7	15.15
12	三七通舒胶囊	成都泰合健康科技集团股份有限公司华神制药厂	1	1	100	13.78
13	复方丹参片	广州白云山和记黄埔中药有限公司	3	2	35.8	12.11
14	散结镇痛胶囊	江苏康缘药业股份有限公司	4	2	32.5	11.92
15	银丹心脑通软胶囊	贵州百灵企业集团制药股份有限公司	11	4	20.9	7.74
16	心可舒片	山东沃华医药科技股份有限公司	5	4	25.0	6.79
17	复方鳖甲软肝片	内蒙古福瑞医疗科技股份有限公司	11	5	20.0	6.63
18	冠心丹参滴丸	中发实业集团业锐药业有限公司	3	1	47.7	6.25
19	八宝丹	厦门中药厂有限公司	>6	5	22.7	5.64
20	新癀片	厦门中药厂有限公司	8	2	26.5	5.53
21	腰痹通胶囊	江苏康缘药业股份有限公司	8	1	32.5	5.39

注：所有处方药味及处方量按公开处方计。片仔癀、云南白药、八宝丹为国家中药保密品种，处方中其他药物保密。

可以看到，一批重点三七中成药产品通过大品种培育策略的实施，进一步探究药物的作用特点与机制，明晰药物的临床优势、临床定位，进而提升临床疗效；改善生产工艺，使其更加科学合理；提升药品标准和质量流程，提高了药物质量控制水平；降低不良反应发生率。通过大品种的二次开发，不仅提升了这些产品的临床价值与科学价值，进而也带动了三七健康价值与产业价值的拓展，成为三七全产业链发展的核心引擎。

3. 三七产业科技支撑　近年来，科技创新成为三七产业快速发展的核心动力，尤其在众多的三七中成药产品的大品种培育行动的推动下，围绕三七的各项研究不断深入：种植技术方面，三七的良种选育、连作障碍、病虫害防治、生态种植技术等取得了积极进展；基础研究方面，三七及其中药制剂的化学物质基础研究、活性成分辨识、药理效应及作用机制、功效相关质控技术方面取得了显著成效；基于三七的传统功效，三七新的临床价值与用途不断被发现，如三七有效组分用于治疗糖尿病视网膜病变；一批以三七为主要原料的原创药物，如三七微量成分新制剂正在积极开发。目前，以三七药材品质为支撑，活性物质为基础，质量控制为保障，药效机制为引导，临床准确定位为核心的三七产业科技支撑体系初具雏形。一批省级研究平台、产业技术创新联盟相继建立，多个研究团队加盟到三七研发中。一系列三七产业的技术进步，推动了三七产业实现了跨越式发展。

2020 年 1 月，旨在整合三七全产业链创新资源的云南省三七研究院在昆明成立。该院由云南省科学技术院、昆明理工大学、文山学院、华润三九医药股份有限公司发起，由昆明理工大学崔秀明研究员担任院长、中国中医科学院院长黄璐琦院士担任学术委员会主任，拟在三七基础研究、应用研究、新产品开发及产业发展等方面开展系统研究，引领和支撑云南三七产业实现高质量发展。

4. 三七产业专利分析　专利数量统计可以从宏观上显示出专利技术在时间上的活跃度情况，微观上则可以显示出技术发展动向、企业专利布局动向和区域专利发展动向。

（1）三七专利概况：由于我国三七产业资源在全球占据主要地位，在三七理论和应用等方面也较成熟，我国三七相关专利申请量总体上呈现增长趋势，2000年至2016年专利申请量的复合增速为25.8%，2016年达到高峰。截至2019年6月底，三七相关中国专利申请共22 487件。其中，三七相关授权专利共5 113件，占全部申请的22.7%（图5-11、图5-12）。

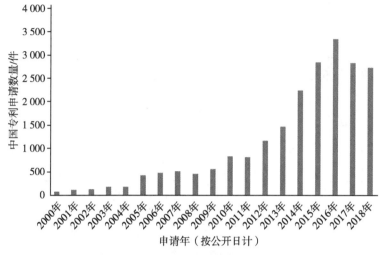

图5-11　三七产业中国专利申请趋势

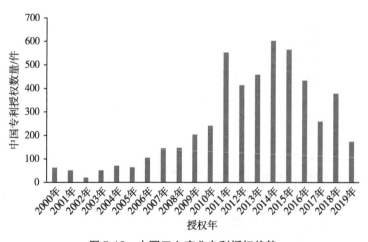

图5-12　中国三七产业专利授权趋势

全球三七相关专利申请量2011年进入快速增长期，2016年达到峰值，其中，发明专利占比98.5%，说明三七产业专利申请质量较高。我国占全球三七相关专利申请的92.2%，位列全球第一位，韩国（404件）和美国（308件）分列第二位、第三位（图5-13）。

（2）我国三七专利应用领域分析：通过分析专利申请的用途，可以折射出三七产业的技术发展方向和产业关注要点。从专利分布产业领域来看，三七相关专利申请主要集中分布于中医药领域，数量达到16 364件，占比72.8%，表明三七产业技术关注度最高的依然是中医药领域（图5-14）。

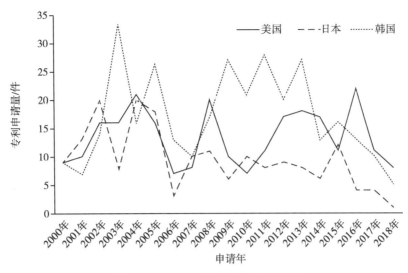

图 5-13　三七产业各国专利申请趋势

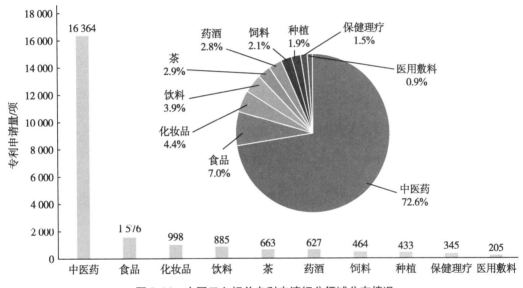

图 5-14　中国三七相关专利申请细分领域分布情况

从发明专利申请技术类型来看，在传统中药领域中，中药工艺（17.8%）和中药剂型（18.6%）增速较快，中药配方组合（-2.5%）为负增长；在新增领域中，保健理疗、种植、化妆品领域是增速前三的细分领域，复合增速分别为 53.1%、37.9%、29.4%。近年来，随着三七全产业链综合开发，尤其是三七功能效用拓展以及三七茎叶、三七花的政策突破，三七发明专利从传统的中医药领域扩展到食品、化妆品、饮料、茶等日用消费品领域（图 5-15）。

在中医药领域内，三七相关发明专利主要分布在心脑血管疾病（16.2%）、止痛抗风湿（15.3%）、骨骼系统（13.9%）、消化疾病（13.4%）等领域。可以看出，随着三七研究的不断深入，对三七作用认识的逐渐加深，三七的临床应用领域不断拓展，三七应用主要关注点已经从传统的骨骼肌肉系统、妇科疾病、风湿、消化等领域，转移到心血管系统疾病领域；近年来,三七的临床治疗领域有进一步扩大的趋势,在代谢性疾病、血液及细胞外液疾病、炎症、抗肿瘤等领域都有一定应用(图5-16)。

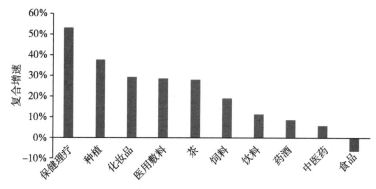

图5-15　中国三七相关专利申请各细分领域复合增速(2013—2017)

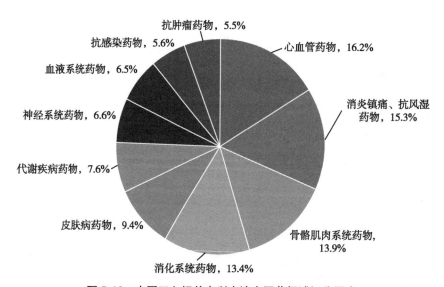

图5-16　中国三七相关专利申请中医药领域细分用途

(3)三七专利资产分布:三七产业有效专利主要分布在三七的主产区以及产业相关企业的集聚地。全球三七产业有效专利共3 709件,占全球三七专利申请总量的15.2%,包括有效发明3 503件,占全球三七相关有效专利的94.4%。全球三七产业专利资产重点分布在中国、韩国、日本、美国。

我国三七产业相关有效专利超过3 200件,重点分布在云南、山东、江苏、广东以及安徽等地,城市排名靠前的包括北京市、昆明市、天津市等(图5-17)。

(4)专利维持年限:专利平均维持年限越高,表明专利产生经济效益的时间越长,专利价值越高。中国三七相关专利平均维持年限为8.5年,低于全球平均维持年限的8.9年,日本、美国、韩国均高于中国,日本的平均维持年限最高,为11.9年(图5-18)。

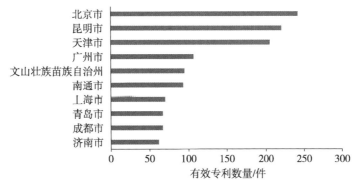

图 5-17　中国三七产业专利资产排名前十城市

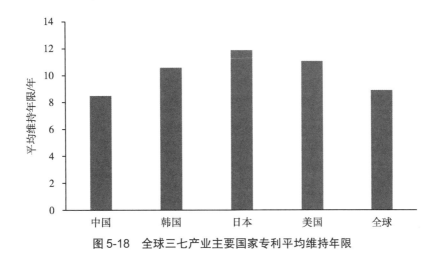

图 5-18　全球三七产业主要国家专利平均维持年限

专利平均维持年限较低说明申请人初期通过广撒网的形式进行申请，或者仅仅将专利申请作为面子工程，为了增加专利数量而申请，因此维持意愿不高，所以也较难出现能够持续带来产业效益的高价值专利。

（5）三七产业企业分布：全球三七相关企业总数超过 4 200 家，主要分布在中国、韩国、美国、日本等国，我国三七相关产业总数超过 3 600 家（表 5-8）。

表 5-8　全球三七产业分布

国家	企业数量	典型企业
中国	3 600＋	天津天士力集团有限公司、北京绿源求证科技发展有限责任公司、文山苗乡三七科技有限公司、广西梧州制药（集团）股份有限公司、广州白云山和记黄埔中药有限公司、黑龙江珍宝岛药业股份有限公司、昆明制药集团股份有限公司
韩国	220＋	奥斯考泰克公司、参天堂制药株式会社
美国	200＋	海默索尼克斯有限公司
日本	160＋	大正制药株式会社、狮王株式会社

我国三七产业相关企业超过 3 000 家，重点分布在云南、广西、四川、广东等地区，相关企业数量排名靠前的城市为北京市、合肥市、昆明市、青岛市等。

我国三七相关企业的集聚区分为三类，分别为资源优势主导、产品优势主导、科技优势主导聚集区。

三七资源优势主导聚集区，主要分布于云南省及周边地区。借助于作为三七药材主产地丰富的资源优势，云南省培育了云南白药、血塞通系列等三七大品种产品，积聚产生了一批三七产业领军企业，如云南白药集团股份有限公司、昆明制药集团股份有限公司、云南三七科技产业发展有限公司等百亿级的企业，极大地促进了云南三七产业的发展。

产品优势主导聚集区，主要是三七终端产品较为发达的地区，如天津、广州，依托本地区强大的中药产业根基和三七中药大品种的辐射效应，拉动三七产业链的整体发展，并拓展到周边地区，聚集产生了一批三七产业相关企业。如天士力医药集团股份有限公司及旗下子公司，围绕复方丹参滴丸、芪参益气滴丸等核心产品，延伸出三七片、三七粉等系列产品，并向上下游不断延伸，形成了完整的三七产业链，目前该企业拥有有效的三七相关发明专利达144项，构筑起较为完备的产品知识产权技术壁垒。

三七科技优势主导聚集区，主要是三七科技研究较为发达的地区，如北京、上海、合肥、青岛，既没有优势三七资源，也缺少重磅三七产品，但这些地区高校、科研院所集中，科技人才聚集，围绕这些科研单位往往能孵化出众多的科技型创新企业，从而产生一大批三七产业相关有效专利，成为三七产业技术输出的重要节点。

（6）三七产业人才团队分布分析：我国三七研究已具有一定基础，有相关发明工程师上万人，并涌现一批以三七为研究核心的研究团队。三七产业相关发明工程师主要分布在山东、江苏、安徽、广东等地区，排名靠前的城市分别是天津市、昆明市、北京市、广州市、青岛市等（图5-19）。

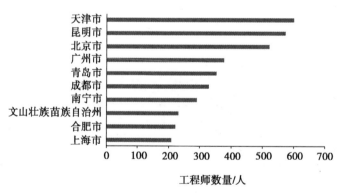

图5-19　中国三七产业工程师人才分布

获授权的三七发明专利中，地处三七主产区周边的云南、广西地区优势明显，其中，昆明理工大学以65件专利遥遥领先，主要发明人包括杨启良、赖庆辉、张兆国、葛锋、崔秀明等；其他周边地区高校，如广西大学、云南农业大学等也有多件三七相关专利。此外，中成药大品种和中药企业集中地区高校，如黑龙江中医药大学、南京中医药大学、广东药科大学、浙江大学三七相关专利活动也较活跃（表5-9）。

表 5-9　三七有效发明专利情况统计（高校院所申请）

专利权人	件数	专利权人	件数
昆明理工大学	65	云南农业大学	10
广西大学	25	广东药科大学	9
黑龙江中医药大学	10	浙江大学	7
南京中医药大学	10	河南中医药大学	6
南开大学	10		

在科研团队中，中国中医科学院黄璐琦团队的主要技术方向为三七药材鉴定、三七种子贮藏、三七抗病新品种的培育、三七种苗的抽检等三七资源生态领域；上海中医药大学王峥涛团队的主要技术方向为三七的综合研究开发；中国科学院昆明植物研究所周俊院士为首的团队在三七领域的技术方向为化学成分分析。

（7）三七中药大品种专利分析：近年来，知识产权尤其是发明专利，作为产业竞争的重要工具，日益引起中药产业界关注，尤其高质量发明专利成为企业在市场竞争中保驾护航的利器。对纳入中药大品种科技竞争力评价的三七中药大品种进行分析，检索已获授权且法律状态正常的中国及境外发明专利（表 5-10）。纳入标准：专利名称、摘要中包含产品名称或产品处方，专利主体内容与产品处方一致；且专利权人包含生产企业或关联企业（包括企业曾用名、分支机构等）。

表 5-10　三七中药大品种发明专利情况

产品名称	生产企业	中国专利/件		国外专利/件
		授权	申请	
复方丹参滴丸	天士力医药集团股份有限公司	12	3	10
片仔癀	漳州片仔癀药业股份有限公司	10	9	7
稳心颗粒	山东步长制药股份有限公司	8	—	0
妇科断红饮胶囊	株洲千金药业股份有限公司	8	—	0
心可舒片	山东沃华医药科技股份有限公司	5	6	0
复方血栓通胶囊	广东众生药业股份有限公司	6	—	0
八宝丹	厦门中药厂有限公司	5	3	0
注射用血栓通（冻干）	广西梧州制药（集团）股份有限公司	5	2	0
复方丹参片	广州白云山和记黄埔中药有限公司	5	2	0
注射用血塞通（冻干）	黑龙江珍宝岛药业股份有限公司	5	1	0
骨康胶囊	贵州维康子帆药业股份有限公司	5	—	0
致康胶囊	西安千禾药业有限责任公司	4	—	0
芪参益气滴丸	天士力医药集团股份有限公司	3	3	2
伤科接骨片	大连美罗中药厂有限公司	3	—	0
血塞通软胶囊	昆药集团股份有限公司	3	—	0
注射用血塞通（冻干）	昆药集团股份有限公司	3	—	0
云南红药胶囊	云南植物药业有限公司	3	—	0
银丹心脑通软胶囊	贵州百灵企业集团制药股份有限公司	2	2	0

续表

产品名称	生产企业	中国专利/件		国外专利/件
		授权	申请	
乳癖消颗粒	哈尔滨泰华药业股份有限公司	2	1	0
麝香痔疮栓	马应龙药业集团股份有限公司	2	1	0
复方鳖甲软肝片	内蒙古福瑞医疗科技股份有限公司	2	1	0
活血止痛胶囊	珠海安生凤凰制药有限公司	2	1	0
摩罗丹	邯郸制药股份有限公司	2	—	0
心舒胶囊	吉林天药本草堂制药有限公司	2	—	0
散结镇痛胶囊	江苏康缘药业股份有限公司	2	—	0
灯银脑通胶囊	昆药集团股份有限公司	2	—	0
癃祺胶囊	天津达仁堂京万红药业有限公司	2	—	0
云南白药	云南白药集团股份有限公司	2	—	0
冠心丹参滴丸	中发实业集团业锐药业有限公司	2	—	0
芪骨胶囊	厦门中药厂有限公司	1	2	0
新癀片	厦门中药厂有限公司	1	1	0
冠心静胶囊	保定中药制药股份有限公司	1	—	0
胃康灵胶囊	黑龙江葵花药业股份有限公司	1	—	0
腰痹通胶囊	江苏康缘药业股份有限公司	1	—	0
血平片	江西普正制药股份有限公司	1	—	0
血塞通软胶囊	昆明华润圣火药业有限公司	1	—	0
乳癖消片	辽宁上药好护士药业（集团）有限公司	1	—	0
云南白药创可贴	云南白药集团无锡药业有限公司	1	—	0
颈舒颗粒	国药集团精方（安徽）药业股份有限公司	0	2	0
颈痛颗粒	山东明仁福瑞达制药股份有限公司	0	1	0
三七通舒胶囊	成都泰合健康科技集团股份有限公司华神制药厂	0	—	0

相关企业围绕三七重点中成药产品的处方、功能主治、生产工艺、新剂型、新用途、检验方法等方面积极申请系列发明专利，构筑产品竞争壁垒。可以看出，围绕产品申报发明专利，已经成为国内主流中药企业的共识，全部53个三七中药大品种中，39个产品有一项以上获授权发明专利，仅有11个产品没有目前在申报状态或已授权发明专利。发明专利的数量，也从一个侧面反映出企业对产品的关注程度。如天士力医药集团股份有限公司为布局复方丹参滴丸走出国门，在进行国际化注册的同时，除在国内申请发明专利，还在世界多个国家申报并获批了十余项发明专利，构筑起较高的产品竞争壁垒。漳州片仔癀药业股份有限公司的片仔癀为国家保密品种，其制作技艺被列入国家非物质文化遗产名录，截至目前，片仔癀仅公开了麝香、牛黄、三七、蛇胆等四味原料。一般认为，专利是以公开换取保护，和产品保密之间存在某种互斥，漳州片仔癀药业股份有限公司围绕片仔癀的新用途、新剂型、质量控制等方面获得多项发明专利，大大地拓展了其产品外围，围绕着片仔癀"清热解毒、凉血化瘀、消肿止痛"三大功效，相继推出牙膏、退热贴、保健食品等诸多新品类，走出了一条中药大品种传承创新的发展之路，成为科技、文化双轮驱动的中药大品种价值典范。

（8）三七产业主要公司竞合网络态势：通过构建三七产业主要公司的技术合作、技术转移、高管流动、投资、并购等竞争、合作关系网络，将专利数据映射到产业发展中，进而深入分析三七产业的发展趋势（图5-20）。

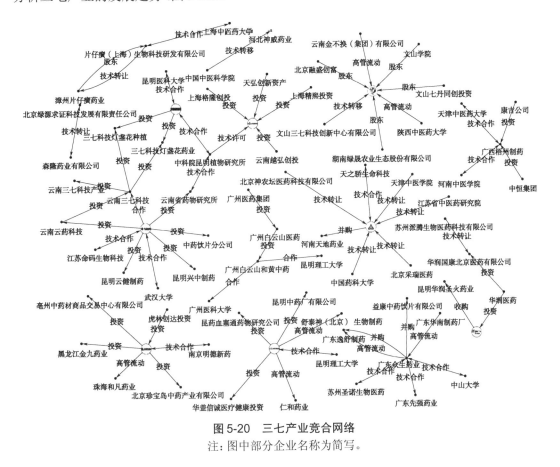

图5-20　三七产业竞合网络
注：图中部分企业名称为简写。

近年来，一批以生产三七产品为主的企业迅速发展。广西梧州制药（集团）股份有限公司、云南白药集团股份有限公司、黑龙江珍宝岛药业股份有限公司、昆明制药集团股份有限公司、广州白云山和记黄埔中药有限公司、云南三七科技产业发展有限公司、昆明圣火药业（集团）有限公司、云南维和药业股份有限公司、云南七丹药业股份有限公司、广东众生药业股份有限公司等企业均以三七为核心原料。广西梧州制药（集团）股份有限公司的注射用血栓通，昆明制药集团股份有限公司和黑龙江珍宝岛药业股份有限公司的注射用血塞通等三七单方中药大品种市场份额名列前茅；天士力医药集团股份有限公司的复方丹参滴丸、广州白云山和记黄埔中药有限公司的复方丹参片等产品获得临床广泛认可；以三七为原料的片仔癀连续多年位居全国单项中成药出口金额首位，成为三七相关产品的龙头企业，带动了整个三七产业的快速发展。

健康产业是最具发展潜力的战略性新兴产业之一。近年来，一批投资机构以及产业资本通过投资、并购等方式进入三七产业，如上海精熙投资、云南越弘创投、天弘创新资产等投资云南维和药业股份有限公司，华润三九医药股份有限公司并购昆明圣火药业（集团）有限公司,虎林创达投资有限公司投资黑龙江珍宝岛药业股份有限公司。

行业龙头企业通过技术合作、转移等进一步筑牢技术壁垒。行业龙头企业不仅在市场份额中占据主导地位,还通过技术转移提升产品技术壁垒。天士力医药集团股份有限公司及其相关企业受让了江苏省中医药研究院、北京采瑞医药科技有限公司、中国药科大学、北京神农坛医药科技有限公司、天津中医学院等的相关专利技术,构建核心竞争力。

三七相关产品的应用场景拓展,尤其是三七新应用形态、新产品开发支撑了产业的可持续发展。

5. 三七标准化与国际化　产业要发展,标准需先行,标准对产业发展具有引领作用。标准体系建设是三七品质保障和品牌塑造的重要支撑。近年来,三七标准体系初步建立,2004 年,云南省制定了《地理标准产品文山三七》国家标准;2016 年昆明理工大学、中国中医科学院中药资源中心联合制定的《文山三七道地药材》行业标准发布实施。但是,全国三七药材商品规格等级标准仍需完善和修订,三七系列标准的应用有待强化,标准的实施效果有待评估。

近年来,三七及其相关制品标准的国际化工作取得了一系列突破,成为中药标准国际化的示范性品种之一。2015 年,中国科学院上海药物研究所牵头的三七标准被《美国药典》收载;2017 年 5 月,国际标准化组织(ISO)发布了由昆明理工大学、澳门科技大学、中国中医科学院中药资源中心联合制定的《中医药——三七种子种苗》《中医药——三七药材》2 项国际标准,三七成为我国首个拥有国际标准的中药材大品种;2018 年 11 月,三七通舒胶囊原料"三七三醇皂苷"提取物标准进入《德国药品法典》2018 年版(标准编号 N-185),这是我国首例具有自主知识产权的中药提取物进入西方发达国家药典;2019 年 3 月,三七总皂苷通过美国食品药品监督管理局认可的 Generally Recognized As Safe(GRAS)认证,打开了三七总皂苷在美国市场作为食品添加剂和膳食补充剂使用的大门;2019 年 8 月 28 日,三七原料正式上线美国植物药目录(HerbMedPro),三七在美国可以作为植物药原料使用。三七及其相关制品国际标准的制定,为我国三七及相关制品出口奠定了良好的基础。

我国三七产业的国际化进程正在推进,三七出口流向已经由原来的日本和东南亚地区,发展到欧美等发达国家,据中国医药保健品进出口商会数据,近年来三七出口量以每年近 20% 的速度增长。

6. 我国三七产业发展启示与建议

(1)科技创新成为三七产业发展的核心引擎:当前,我国国家发展的战略趋势正在从创新驱动走向创新引领,其中自主创新是核心引领动力。我国三七相关技术研究已具有一定基础,在种植技术、化学成分、药效及作用机制、产品开发等方面有较为系统深入的研究,取得了系列突破性进展,揭示了三七及其有效组分在血液系统、心血管系统、神经系统、免疫系统、代谢系统等方面的生理活性和独特疗效。这些研究通过成果转化为知识产权的形式,为三七相关的新产品开发以及上市后产品的大品种培育提供了技术壁垒,有效扩大了产品竞争力,助力一批三七中药产品做大做强,成长为"临床价值高、科学价值强、市场价值大"的中药大品种。中成药大品种是牵引、拉动三七产业持续增长的主体力量,各具特色的三七新型衍生品丰富了三七的产品线和应用形式,三七的综合开发进一步拓展了其价值链。

(2)知识产权保护为三七产业持续健康发展保驾护航:三七相关系列产品的蓬勃发展,离不开知识产权的保驾护航,尤其是发明专利。可以看出,三七相关的技术发明专利与三七产业发展之间呈高度正相关。一方面,大量的三七相关专利技术的应用和产品化,扩大了三七产品的技术含量和范畴,助力三七产业做大做强;另一方面,三七产业的快速发展,也推动三七相关研究持续深入,这些研究成果又形成了系列的发明专利。在市场经济条件下,打造健康可持续的科技创新链条离不开专利保护,应充分发挥专利制度的市场导向作用,让专利真正成为中医药科技创新价值回馈的基础与保障,切实补齐中医药科技创新价值链的短板。未来,将通过完善"科技创新成果 - 发明专利保护 - 产品价值提升 - 科技投入增加"闭环,推动三七产品开发、产品品质持续提升,做大三七产业规模和提升经济效益,实现三七产业高质量发展。

(3)标准引领产业发展,立足现实需求完善三七标准体系:在三七产业迈向高质量发展的过程中,还需要标准保驾护航。应通过立足产业发展现实需求,结合不同的消费群体、消费层次以及不同的产品定位,分类制定多层次、多元化的三七产品质量标准,逐步构建覆盖全产业链的产业技术和质量标准体系。同时,应扩大标准制定工作的开放性,加强标准的实用性,监测评估标准的实施效果,完善标准"制定 - 发布 - 应用 - 评估"闭环体系。尤其是需要探讨"标准必要专利"与强制性药品标准之间的关系,通过理顺相关利益机制,达到保障相关药品标准的合理、有序提高,促进产业领域的创新发展,引领三七产业健康发展。

(4)扩大多方合作,建设高水平三七产业技术创新平台:从三七产业的人才团队分析来看,目前我国三七产业的科研体系初具雏形,一批研究平台、产业技术创新联盟相继建立,多个研究团队也在加入到三七研究开发中。与此同时,也出现了大量的研究机构从事相同或相似的重复研究工作,甚至存在某些三七实用技术被反复"发明",多次"突破",现实问题却依然未能解决。

高校、科研院所以及企业应共建三七产业技术创新联盟,推动形成"政、产、学、研、医"多方合作,通过整合优质资源,集聚创新要素,共建共享高水平创新平台;建立联合攻关模式,创新成果转化机制;以技术创新指导产业发展,提升三七产业的标准化和规范化水平,以产业发展来推动三七技术创新闭环形成。通过建设三七技术创新与产业升级的高端支撑平台,提升持续创新潜能,推动三七产业的持续健康发展。

(5)引导稳定长期资本,助力三七产业振兴:中药产业具有生产周期长、投资周期长、抗风险能力弱等特点,需要长期资本、社会资本的大力支持。通过三七产业竞合网络态势分析可以看出,投资机构和产业资本进入三七产业,对三七产业的快速发展起到一定的推动作用;同时,三七从孕育到成熟的培育周期较长,游资快速进出,也加剧了三七市场价格的巨大波动,影响三七产业的长期发展。三七产业的持续健康稳定发展尤其需要长期稳定的资金支持。

未来,在三七的主产地以及企业集聚区,政府可加以意向性的有效引导,用政府引导基金撬动社会资本推动产业发展,引导社会资本重点投向三七产业中薄弱基础环节和关键研究领域,激发市场在资源配置中的决定性作用,振兴三七产业发展,通过资源整合、资本运作探索新布局,打造实业经营与资本运作的双平台,推动三七产业发展。

(二) 杜仲

杜仲(*Eucommia ulmoides* Oliv.)是我国传统名贵药材,有超过两千年的药用历史,健康价值独特,在当今临床应用广泛,具有补肝肾、强筋骨和安胎的功效,主治肝肾不足、腰膝酸软、筋骨无力、眩晕、妊娠漏血和胎动不安,有"植物黄金"之称。杜仲树为杜仲科杜仲属多年生落叶乔木,是我国特有珍贵树种,是国家二级保护树种。近年来,杜仲综合开发利用取得了系列重要突破,在橡胶、日化、食品、饲料等领域广泛应用。杜仲成为我国特有的战略资源,杜仲产业发展进入新的历史阶段。

1. 杜仲资源分布广泛　杜仲在我国生长范围较广,适应性强,多垂直分布在海拔 200~1 500m,个别地区海拔 2 500m 处也可生长。目前人工栽培的杜仲较常见,主要分布在湖北、湖南、江西、安徽、河南等 27 个省市,种植面积达 600 万亩。2016 年 12 月,国家林业局发布《全国杜仲产业发展规划(2016—2030 年)》,标志着我国杜仲产业进入国家整体统筹战略层面。

2. 含杜仲中成药概况　在已上市的中成药品种中,含杜仲的中成药品种共有 220 个,主要分布在内科用药、骨科用药、妇科用药、眼科用药、外科用药等领域,其中内科用药有 129 种,骨科用药有 21 种,妇科用药有 30 种,外科用药有 4 种,眼科用药有 3 种,其他类用药有 33 种。以杜仲为原料的中成药品种中,共有 94 个品种为全国独家品种。

从政策准入方面来看,有 27 个含杜仲中成药品种进入 2017 版国家医保目录,仅有 4 个品种进入 2018 版国家基药目录。

在全部杜仲中成药中,大复方数量非常多,单方或小复方制剂占比极低,单方制剂仅有全杜仲胶囊一个品种;杜仲平压片和杜仲平压胶囊为杜仲叶单方制剂;组方在 6 味药以下的仅有 7 个品种,占比仅为 3.2%(表 5-11)。目前看来,单方或小复方制剂,由于其单味药材所占比重高,对于该药材产业拉动非常直接;而大复方中成药对于该药材产业的拉动效应偏弱。

表 5-11　部分以杜仲为主要原料的中成药品种概览

产品名	处方	药味
全杜仲胶囊	杜仲	1
杜仲平压片	杜仲叶	1
杜仲平压胶囊	杜仲叶	1
杜仲冲剂	杜仲,杜仲叶	2
复方杜仲胶囊	复方杜仲流浸膏(按干膏计),钩藤	2
杜仲降压片	复方杜仲流浸膏(按干膏计),钩藤	2
杜仲双降袋泡剂	杜仲叶,苦丁茶	2
健腰丸	杜仲,补骨脂,核桃仁,大蒜	5
强力定眩片	天麻,杜仲,野菊花,杜仲叶,川芎	5
丹鹿通督片	丹参,鹿角胶,黄芪,延胡索,杜仲	5

处方中包含以杜仲为原料的中成药品种剂型分布见表 5-12。可以看出，杜仲中成药以丸、散、酒、丹、合剂等传统剂型为主；现代剂型中，以胶囊剂和片剂为主，没有组方中包含杜仲的中药注射剂。

表 5-12　杜仲中成药品种剂型分布

剂型	品种数量	剂型	品种数量
丸剂	88	膏剂	14
胶囊	57	合剂	7
片剂	36	丹剂	3
酒剂	31	分散片	1
口服液	21	咀嚼片	1
颗粒	17		

全国共有 638 家医药生产企业生产含杜仲的中成药产品，分布在全国 29 个省（区、市），其中吉林省最多，共有 125 家（图 5-21）。

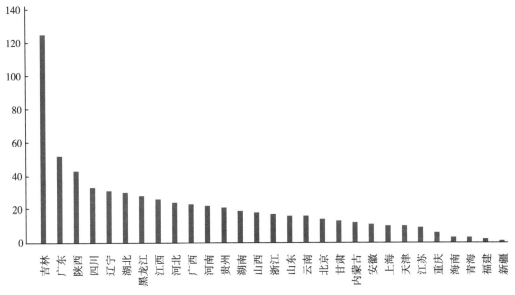

图 5-21　杜仲中成药生产企业分布

3. 杜仲中成药大品种　从中成药大品种数量来看，杜仲中成药大品种数量偏少，仅有 10 个品种，明显少于其他常用中药材。其中有 10 个产品（10 家企业）处方组成含杜仲（表 5-13）。

表 5-13　杜仲中药大品种科技竞争力情况

产品名称	生产企业	科技因子	授权发明专利	专利申请
肾炎康复片	天津同仁堂集团股份有限公司	32.75	2	—
天智颗粒	仲景宛西制药股份有限公司	16.55	1	—
孕康口服液	江西济民可信药业有限公司	13.21	2	1
生精胶囊	遵义廖元和堂药业有限公司	12.64	0	—

续表

产品名称	生产企业	科技因子	授权发明专利	专利申请
盘龙七片	陕西盘龙药业集团股份有限公司	12.37	1	—
芪骨胶囊	厦门中药厂有限公司	11.87	1	2
全杜仲胶囊	江西普正制药股份有限公司	11.14	2	—
右归胶囊	江西银涛药业有限公司	10.95	1	—
妇科再造丸	贵州汉方药业有限公司	9.05	1	3
强力定眩片	陕西汉王药业有限公司	8.49	1	—

从处方组成来看，含杜仲的中药大品种平均组方药味达 15.8 味，远远超过其他中药材大品种，显示杜仲中药大品种多为超大型复方。

4. 杜仲中药产业 SWOT 分析

（1）杜仲中药产业的发展优势

1）杜仲药用历史悠久，文化底蕴深厚：杜仲有超过两千年的药用历史，在中医临床应用广泛；作为保健食疗、养生佳品等应用形式多元，广受群众认可。

2）杜仲健康价值独特：我国第一部药学专著《神农本草经》将杜仲列为上品。杜仲性味甘、微辛，温，有补肝肾、强筋骨、益腰膝、除酸痛的功效。现代科学研究证实，杜仲在治疗高血压、骨质疏松、风湿痹痛、神经类、男科、妇科等系列疾病方面有独特疗效，安全性较高，适合长期服用，健康价值独特。

3）杜仲全身都是宝，可实现全产业链综合开发：杜仲除健康价值独特外，还在橡胶、日化、食品、饲料等领域广泛应用。杜仲适合全产业链体系化开发，是自然资源综合开发的典范。

4）杜仲适应性强、分布广：杜仲适应性较强，在我国广泛分布于 27 个省区；但与此同时，杜仲又是我国特有树种，在世界其他地区没有分布，具有极为独特的战略意义。

5）原料价格低，为大众健康佳品：杜仲是多生长在贫困山区的可再生资源，杜仲产业作为一些贫困山区的重要支柱产业，存在着高新技术与落后地区生产力结合的问题。做强做大杜仲产业，对于中药材扶贫攻坚具有重要的战略意义。

6）国际认可度高：杜仲的保健价值在国际市场具有较高认可度。20 世纪八九十年代，日本将杜仲叶开发加工成杜仲茶，并成为日本市场上最受欢迎的保健茶饮料。日本多家高校和研究机构的学者在政府的鼓励和资金扶持下坚持不懈地开展杜仲的药用开发和保健研究，日本杜仲研究会于 2006 年成立，每年都要召开年度会议交流杜仲药用和保健方面的研究进展，至今已经召开了 14 次杜仲研究学术会议。

7）杜仲进出口贸易前景广阔：目前，日本杜仲产品种类非常丰富，包括茶叶、保健品、食品、畜牧饲料添加剂等。日本杜仲产业规模 20 世纪初就达到 400 多亿日元的规模。为了满足巨大的市场需求，日本每年从中国大量进口杜仲叶，深加工成为各类杜仲保健茶饮。据中国海关数据，2017 年我国杜仲进出口贸易总量为 2 992 739 千克，进出口贸易总额 11 165 115 美元，其中主要是杜仲叶、杜仲药材出口。

（2）杜仲中药产业的发展劣势

1）龙头牵引不足，缺少重磅龙头企业／大产品牵引：目前，以杜仲为主要原料的中成药产品年销售额不到十亿元，还不及"超级重磅炸弹"的血栓通注射液、注射用丹参酚酸等一个产品体量，与三七、银杏叶等较为成熟的产业规模还存在数量级的差距。缺少大品种的临床价值头部牵引效应，是杜仲产业发展的最大制约。

目前，杜仲中药产业里几乎都是中小型企业，尤其是以杜仲为主要原料的中成药企业，更是缺少大型企业集团和行业龙头骨干企业。大型企业的运营能力、资源调配、产品支持、政策突破的能力都是产业突破发展的重要核心能力。

2）组织化程度低：杜仲农业生产组织化程度低，规范化水平不高。近年来，杜仲种植呈现农场化、合作社发展趋势，部分中药工业企业开始建设杜仲原料基地，现代农业企业起步发展，但仍以千家万户分散生产交易为主；按 GAP 严格实施规范化生产的基地比例偏低。杜仲产地初加工水平落后，仓储物流等配套基础设施极度匮乏，产品质量难追溯；杜仲种植科技水平还很落后，良种推广率不足 10%。

杜仲研究组织化程度低。杜仲研究呈现零散状态，缺少大院、大所的长期持续关注，也缺少系统化的组织分工，制约杜仲健康价值提升的一系列重大科学问题、技术问题、临床问题有待突破。

杜仲生产企业组织化程度低。杜仲加工企业还都处于初级加工阶段，企业规模普遍偏小，整体实力偏弱，研发能力不强，产品比较单一，品牌知名度不高，更缺少沟通和协作。

3）科学基础薄弱：杜仲疗效证据力度有待提升。杜仲在传统中医药应用广泛，治疗领域较多，但由此也带来了临床应用领域特色不够突出，尤其在关键领域内，缺少高水平的临床证据支撑，影响了其健康价值的体现。

杜仲物质基础、疗效作用、机制关联阐释不足。虽然杜仲研究近年来逐渐走向深入，然而由于杜仲产业重磅大产品缺失，也使得国内主流医药学界对杜仲的关注相对其他中药材大品种而言远远不足，因此，在杜仲物质基础、疗效作用、机制关联阐释深度不够，对于杜仲的应用未能随着时代的变化而逐渐深入。

杜仲中尚未发现高活性成分或部位。杜仲药效活性较为广泛，但截至目前，基于过去传统发现成分——验证药效的天然药物模式，并未发现杜仲中存在高活性成分或部位，这也制约了杜仲研究的进一步深入。

4）标准化程度低：杜仲的生产、种植目前仍呈自发式发展，组织化程度较低，导致了杜仲产业相关标准化程度低，满足作为药用、兽药用、食品用、饲料用原料等大量不同需求的杜仲相关产品标准、流程标准缺失；杜仲、杜仲叶、杜仲精油、杜仲雄花蕊等标准提取物标准缺失。

（3）杜仲中药产业的发展机会

1）杜仲产业引起高度关注：近年来，我国杜仲产业的发展得到了国家有关部委的普遍重视，也受到了社会各界的空前关注。原国家林业局组织编制的《全国杜仲产业发展规划（2016—2030 年）》的正式发布和实施，标志着我国杜仲产业发展进入快车道。随着人们对于杜仲认识的加深和系列杜仲深加工技术突破，未来对杜仲产业的关注度会进一步上升。

2）杜仲产业扶贫与一二三产业融合：发展杜仲产业扶贫具有良好生态效益和社会效益。杜仲基地建设可有效盘活贫困地区山地资源，进一步巩固林改、退耕还林、封山育林等成果，有力改善农村生态和人居环境。同时，通过带动产区大量杜仲加工企业发展，对区域经济发展、促进就业和社会稳定有很好的推动作用。当前，杜仲高效栽培模式创新示范带动农民致富效果显著。我国精准扶贫事业进入新阶段，杜仲产业兼具产业扶贫、乡村振兴与一二三产业融合等多重社会价值，具有新的发展前景。

3）杜仲新药产品开发：杜仲在传统中医药应用广泛，杜仲文化底蕴深厚，然而目前缺少以杜仲为主要原料的重磅产品，存在着巨大的市场落差。随着我国中医药监管和药品理念的变革，基于杜仲开发新一代、能更好地满足当代人健康需求的中药产品，具有重大的现实意义。

4）保健食品整顿，市场规范化：杜仲自身的特点决定了其在保健应用中的独特地位，目前由于我国保健品市场相对不够成熟，杜仲保健品竞争优势不够凸显。随着我国保健食品监管的逐步规范化，市场机制逐步完善，国际化程度的加快，杜仲保健食品前景看好。

（4）杜仲中药产业的发展威胁

1）竞争格局分散，个体或局部风险可能演化为总体风险：由于杜仲产业竞争格局分散，市场主体规模小，可能导致个体或局部风险演化为总体风险。如个别企业对杜仲产品的虚假、夸大宣传，引起不良的社会舆论，将有可能导致整个杜仲产品线乃至整个杜仲产业被污名化的风险。

2）盲目发展，导致药用价值下降：由于杜仲在产业扶贫、一二三产业融合中的独特地位，各级政府纷纷加大对于杜仲种植项目的支持，杜仲种植规模快速扩大，然而杜仲种植技术、良种资源、采收加工等技术供给难以快速提升、技术供给相对不足，再加上杜仲相关标准的缺失，可能导致杜仲种质退化、采收加工粗糙，进而导致杜仲药用价值下降的巨大风险。

3）杜仲胶药用的跷跷板效应，药用价值可能边缘化：对于胶用杜仲而言，当务之急是需要快速降低原料价格和突破杜仲胶提取加工技术瓶颈，因此需要快速扩大杜仲种植规模。随着胶用杜仲的种植面积大规模扩大，药用杜仲的价格必然随之同步大幅降低。使得杜仲中药产业必然出现巨量的原料供过于求，影响长期市场秩序。

在胶用杜仲可以明确商业化应用之前，杜仲的价值主要通过中药健康产业体现。杜仲作为药用，对其基原、年限、种植采收、加工、炮制等有着较高的要求，以满足胶用需求的杜仲，并不一定能满足杜仲药用价值。然而目前对于胶用杜仲和药用杜仲并无明显的标准区别，大量的胶用杜仲作为药用。

4）改变分布与用药部位：随着胶用杜仲的逐步走向商业，大量的胶用杜仲作为药用，影响传统的药用杜仲产地分布，甚至影响药用部位。

5. 杜仲中药产业发展思路　杜仲产业的发展应是高质量、绿色发展，要做好顶层设计、明晰行业发展思路，通过持续强化杜仲健康产业战略研究，进一步提升杜仲健康产业地位。

（1）加强科技创新，持续提升杜仲的健康价值：坚持科技创新，提质增效，提升杜仲健康产业价值。通过强化创新，提高杜仲产品的科技含量，从而实现杜仲中药大健康领域的全产业链提升；推动杜仲研究走向整体、系统、深入，持续提升杜仲的健康价值。

（2）整合资源，改善杜仲健康产业集中度与组织形式：改善杜仲健康产业集中度与组织形式，加大杜仲相关资源整合的力度，充分发挥大健康理念的渗透、吸附作用，形成一批具有行业带动作用的旗舰企业和骨干企业，实现杜仲产业的规模化、集约化、专业化发展。

（3）培育一批旗舰企业，打造若干拳头产品：推动产业发展需要通过培育杜仲大品种成就大企业，通过杜仲大企业集群发展成就大产业。牢固树立创新、协调、绿色、开放、共享的发展理念，按照创新型、开放型和绿色化、信息化、高端化的发展要求，立足于优势企业，以培育、壮大杜仲产业为目标，以科技创新为动力，以做大品种、创新品种、标准引领、品牌塑造为抓手，夯实道地药材资源优势，延伸产业链，全面提升资源价值，培育系列大品种。

（4）拓展产品研发广度、深度，扩大杜仲健康产品市场规模：以更加开放的眼光，跨界融合，探讨杜仲产业综合开发利用的创新模式，将杜仲资源价值"吃干榨尽"，以杜仲为典范，探索创新我国自然资源产业综合开发新模式。

（5）以标准化、国际化推动杜仲中药产业跨越式发展：在全球一体化发展大趋势下，杜仲大健康产品的全产业链需要实现与国际接轨，在技术标准、管理制度、市场规范等诸多领域需要进一步加强制度建设，有必要建立行业共同遵循的生产技术标准和相关产品在流通环节的监管制度，推动杜仲、杜仲叶标准提取物应用，走向国际市场。

（三）丹参

丹参是唇形科多年生草本植物丹参 *Salvia miltiorrhiza* Bge. 的干燥根及根茎，在我国应用历史悠久，始载于《神农本草经》，被列为上品。历代本草对丹参道地产区叙述多有不同。现代研究表明，丹参在我国分布甚广，南起江西、湖南，北达辽宁，西至四川，广布于海拔120～1 300m 的山地丘陵。目前栽培丹参的种植面积和规模较大，生长条件稳定，产量大，已经基本替代野生丹参，成为丹参商品的主流。栽培面积较大的有山东、四川、河南、河北、陕西、安徽等省。丹参的化学成分在地理空间上没有一定的规律可循，表明气候、土壤类型等生态因子对丹参次生代谢产物积累的影响不明显。

从图 5-10 可以看出，在全部 579 个中药大品种中，有 76 个产品处方中含有丹参，仅次于甘草、当归、黄芪，排名第四，丹参相关中药大品种数量众多，丹参在中药产业的总体地位较为重要。丹参中药大品种分布较为分散，76 个含丹参的中成药大品种广泛分布于全国 22 个省（区、市），其中山东 10 个，天津、陕西各有 8 个。

从科技竞争力角度分析，含丹参大品种总科技因子达 1 655，列所有药材榜首，平均科技因子达 21.8，显著高于总体中药大品种科技平均水平。丹参在中药大品种中数量占比较高，处方占比同样高，随着这些中成药的成长，带动了丹参用量增加，价值提升；另一方面，随着丹参药材的各项研究走向深入，也对相关中成药大品种构成了强有力的支撑。

（四）甘草

在全部 579 个中药大品种中，100 个中成药处方中含有甘草，原料含甘草的中药大品种数量列诸药之首，显示出甘草在中药产业的地位非常特殊。南朝医学家陶弘景将甘草尊为"国老"，并言"此草最为众药之王，经方少有不用者"。李时珍在《本草纲目》释："诸药中甘草为君，治七十二种乳石毒，解一千二百草木毒，调和众药有功，故有'国老'之号。"甘草被大量用于临床配方，有"十方九草"之说，因此含甘草中成药组方众多。然而，由于甘草多为"调和"之用，含甘草的中药大品种平均组方药味达 11.7 味，多为大型复方，也就意味着甘草虽然应用广泛，但整体而言，甘草在中成药中处方占比不高。

从图 5-10 可以看出，从科技竞争力角度分析，含甘草大品种总科技因子为 1 347，列所有中药大品种第二名，但平均科技因子仅为 13.5，显著低于中药大品种总体科技平均水平。甘草药材的科技产出和相关中成药产品间关联度不强。

第六章 中药大品种科技竞争力评价工作历程

一、中药大品种培育策略与路径研究

中药大品种培育在中药产业中的作用日益凸显，但是大品种的培育是一项系统工程，涉及药物政策、市场营销及技术提升等多方面的内容，涵盖临床价值、科学价值、市场价值等多维价值体系，如何厘清大品种培育策略和路径的规律性以指导中药产业、企业、产品健康有序发展是亟待研究和解决的课题。

2014 年，中华中医药学会启动研究与评价专项课题——中药大品种培育策略与路径研究（CACMRE2014-A-02），课题由中国中医科学院杨洪军负责。课题在广泛调研、深入分析的基础上，系统分析了中药大品种现状，明确了中药大品种的概念与特征；设计了潜力中药大品种的评估标准与指标体系；研究了中药大品种的问题诊断体系；提出围绕临床价值、科学价值、市场价值三方面，系统培育中药大品种的总体策略；根据品种、企业规模、特点等，从顶层设计、技术提升、转化应用三个方面实施路径研究，提出在不同特点企业、不同产品的中药大品种培育中，应针对企业技术提升、药物政策、市场营销能力和阶段，采取相应中药大品种培育的技术路线。在此基础上，逐步形成了中药大品种培育的"343"理论模型：中药大品种要朝向 3 个价值，以临床价值大、科学价值强、市场价值高为基本价值取向；中药大品种立足于 4 个代表，即承载中医原创理论的代表性品种，凸显中医诊疗优势的代表性品种，催生疾病防治策略变革的代表性品种，融入主流医学诊疗体系的代表性品种；还要在技术提升、药物政策、市场营销 3 个环节进行有机关联与互动。

中成药大品种培育的科技重点包括疗效、质量、机制、理论 4 个方面，即疗效得到临床广泛认可，质量控制体系健全，作用机制得到深入阐释，相关中医理论有创新发展。一要加强临床研究，肯定并提高疗效。进行中药大品种培育的临床研究，在肯定中药疗效的基础上，通过用药精确化、合理化，逐步实现疗效提高。其中，"中医理论 - 临床实践 - 基础研究"三维整合技术，是中成药大品种临床定位的关键技术。二要提高质量标准，构建全程质量控制体系。进行中药成分组合与药效活性关联的"组效关系"研究，将为探索建立符合中药作用特点的质量评价模式提供新的思路和视角。三要揭示作用机制，发现科学价值，促进临床应用。中药大品种的机制研究要以临床应用为导向，充分考虑中成药多成分、多环节作用特点，采用"物质基础 - 网络靶标 - 病证效应"关联的整合分析及药效多指标整合评价，促进临床精准应用。

随着中药大品种培育的策略与路径日渐清晰，在医药行业巨变和药品价值回归的大背景下，中药产业面临发展危机，必须未雨绸缪，前瞻布局。在中华中医药学会的倡导下，由业内数十家企业和相关单位组成的行业联盟组织——中药大品种联盟，于2015年底在京成立。联盟以中药大品种的价值发现和持续成长为目标，通过搭建中药大品种培育信息服务平台、构建中药大品种孵化平台、组建中药大品种培育科技创新网络、促进科技成果转化和产品交易，实现挖掘临床价值，提升科学价值，做大市场价值，推进中药大品种培育标准化，实现大品种培育战略研究的成果转化。

二、《中药大品种科技竞争力报告》(2016版)概况

(一)项目启动

通过"中药大品种培育策略与路径研究"，课题组认识到虽然过去依靠政策红利、市场营销等因素，成就了部分中成药的高销售额，但是为了控制医保费用过快增长，医保支付方式变革、控制药占比、辅助用药管理等系列政策出台，我国的医药生态格局和行业运行规则将发生剧变，药品将回归临床价值、科学价值。以临床价值、科学价值为核心的科技创新驱动，将成为中药产业发展的核心推动力。与此同时，未来在辅助用药管理、药品招标采购等政策实施过程中，同样需要科学化的数据来支撑决策，要靠证据支持，用数据说话。行业格局剧变之下，中药大品种的临床价值、科技价值需要进行科学、合理评价；中药产品的科技创新成就，也亟待更充分、系统的展示与传播；以价值为导向，开展中药大品种的培育工作，需要正向的引导。

在此背景下，2016年4月，由中药大品种联盟牵头，联合万方数据、中华中医药学会研究与评价办公室，成立中药大品种科技竞争力评价工作组(以下简称"工作组")。工作组工作围绕完成中药大品种科技竞争力评价模型研究、发布中药大品种科技竞争力报告展开。

(二)评价指标体系调研

在初步确定科技评价指标体系的基础上，面向业内，采用现场问卷、远程邮件、微信电子问卷等形式调研，对影响中成药产品科技竞争力的有关因素进行问卷分析，通过综合分析调研结果，确定中成药科技竞争力评价的指标体系。同时，工作组多次召开了关于调研工作成果的专家沟通会，邀请业内部分专家就调研涉及相关内容进行研讨，根据专家反馈意见，进一步明确重要问题，制定解决方案。

(三)报告编制与发布

工作组从2016年5月正式启动报告数据工作，历时半年，2016年11月完成中药大品种科技竞争力评价数据工作，并完成《报告》(2016版)编制工作。《报告》(2016版)优选了

当前市场销售额大、科技竞争力较为突出的代表性中成药品种,共计 327 个产品,包含 197 个独家产品和 130 个非独家产品,涉及 180 余家企业,以各中成药品种的科技投入、科技产出、科技奖励、额外项目为数据源统计,探索科技竞争力评价指标体系与模型,开展客观、综合的中药大品种科技竞争力评价。

2016 年 11 月 26—27 日,在中华中医药学会主办的中药大品种联盟与研究型中医医院联盟联合高峰论坛上,中华中医药学会正式发布《中药大品种科技竞争力报告》(2016 版)。

(四)发布后工作及影响

《报告》(2016 版)首次在业内引入产品科技竞争力的概念,"临床价值大、科学价值强、市场价值高"的中药大品种价值理念引起业界关注和高度认可。《中国医药报》《中国中医药报》《健康报》等多家业内媒体对报告发布做了有关报道;数十家中药企业在其官网、官微对其产品进入当年的科技竞争力排行榜进行了报道,盛赞《报告》(2016 版)彰显了中药大品种的临床价值和科学价值,以价值为导向,创新为驱动,全方位展示了中药大品种科技发展水平。

基于《报告》(2016 版)数据,工作组先后发布了桂枝茯苓胶囊、康复新液、疏风解毒胶囊、银丹心脑通软胶囊、血栓心脉宁片等二十多个产品的科技竞争力分析,较为详细地介绍了数据背后上述产品的科技投入、产出、奖励等具体的科技支撑信息。《医药经济报》《中国中医药》等媒体转载了部分中药产品科技竞争力分析情况。《报告》(2016 版)通过典型中成药产品科技竞争力的案例分析,加深了业界对于中药大品种科技竞争力的理解和关注。

三、《中药大品种科技竞争力报告》(2017 版)概况

在《报告》(2016 版)的基础上,《报告》(2017 版)工作更加注重开放、公开,工作组就中药大品种科技竞争力评价的指标体系和指标权重开展了线上、线下多种形式的调研,充分凝聚行业共识;开放数据增补通道,建设"中药大品种科技大数据中心"数据平台,面向业内企业开放中药大品种科技评价数据校验增补工作。

(一)指标权重调研

为更合理地评价中药产品的科技创新活动,反映广泛的行业意志,项目组就指标体系权重分配在业内展开调研。

调研方法:在前期建立了科技评价指标模型体系的基础上,调研采用层次分析法,对其多种影响因素进行逐层的两两比较分析,通过综合分析调研结果,确定指标权重体系(图 3-1)。

调研形式:调研在线上、线下以多种形式展开,如现场问卷调研、远程邮件调研、有奖电子问卷等,收到了业内各界人士的反馈问卷二百余份(图 3-2)。

调研结果:对收到的问卷进行分析综合,得到了各指标相对于其他指标的权重,进而构建了"中药大品种科技竞争力评价体系"。

（二）数据开放校验

为更好地保证数据的完整性和开放性，《报告》（2017版）编制过程中，面向业内企业开放了产品科技数据的数据增补及校验功能。基于采集的科技竞争力评价相关数据，工作组建设并上线了"中药大品种科技大数据中心"，向入围企业公开了相关产品的全部评价相关科技数据，也开放数据的校验、增补、修正工作。活动开始前通过多种渠道提前发布通知，获得了业内广泛关注，并且在当年9月15日—10月15日开放数据校验。在一个月数据校验期内，共收到了59家企业补充的4 334条反馈信息，根据数据规则审核，并与现有信息比对去重后，获得了412条有效信息，补充纳入中药大品种科技大数据中心。通过这一系列的工作，进一步保障了数据的准确、可靠。

（三）报告编制与发布

此外，工作组面向业内广泛调研，对指标体系进行了优化调整、完善，特别是为顺应药品价值回归临床价值本源的导向，《报告》（2017版）进一步强化了临床方面法人指标，在指标体系中增加临床指南。

《报告》（2017版）还大幅度扩大了入围中药大品种科技竞争力评价的范围，公开发布评价入围产品遴选通知，数十家企业提交了产品增补材料。从市场、临床、科技三个维度遴选入围产品，入围的中成药产品从《报告》（2016版）的327个增加到2017版的552个，涉及373家企业，492个品种。入围产品几乎是"百里挑一"，这些产品基本上代表了当前中成药科技创新的主流。

依据"中药大品种科技大数据中心"的数据和中药大品种科技竞争力评价模型，得到了入围品种的科技因子，编制完成《报告》（2017版）。

2017年11月28日，第三届中药大品种联盟论坛在广州召开，中华中医药学会隆重发布了《中药大品种科技竞争力报告（2017版）》。报告有六大特色：公开性、开放性、客观性、时效性、实用性、多元化。报告立足于公开数据和业内共识评价模型，开展客观、综合的中药大品种科技竞争力评价，全方位、多角度地展示了中药大品种的科技竞争力和中药整体科技发展水平。

（四）发布后工作及影响

基于《报告》（2017版）相关数据，工作组从三七、人参等中药材大品种科技竞争力分析，各省（区、市）中药产业总体竞争力分析比较，医保、基药目录调整与大品种科技竞争力分析等角度，先后在《健康报》、大品种联盟微信公众号等媒体发表了二十余篇相关数据分析文章，大大拓展了《报告》应用场景，引起业界广泛关注。如基于中药大品种科技竞争力分析当时国家卫健委发布的最新流感诊疗方案，文章发表后被新华社转载，短期浏览量即超过百万。

2018年全国两会期间，多位十三届全国人大代表在不同场合热议《报告》，庹勤慧代表用《报告》评测区域中医药创新能力；赵超代表提议以科技造就中药精品，中医药发展的核心竞争力在于科技创新；唐纯玉代表建议以高品质中成药驱动中药产业高质量发展。三位代表的建议和发言从不同角度阐释了《报告》对于中药产业和中医药事业的积极影响。

业界普遍认为，《报告》的发布，有助于政府有关部门掌握中药产业科技发展的基本概貌和产业趋势；有利于行业进一步确立以优质产品为导向，引导产业科技创新发展；有利于企业认清自身优势及竞争产品的科技竞争力差距，制定更为合理的发展战略。同时，《报告》的发布，通过对注重产品科学价值、临床价值的企业的激励，从而引导行业健康发展。

四、《中药大品种科技竞争力报告》（2018版）概况

（一）评价及报告编制工作标准化

中成药科技竞争力的影响因素众多，亟待通过规范化的标准来规范评价的流程，确保评价结果的可信。为进一步提高报告编制工作的规范化、标准化、公开化，工作组展开《报告》评价方法体系标准研究工作，2018年5月《中成药科技竞争力评价方法指南》获中华中医药学会团体标准立项。

2018年4月3日上午，中华中医药学会在北京举行团体标准立项评审会，《中成药科技竞争力评价指南》获与会专家全票支持，获准拟立项研究制定团体标准。会后，根据与会专家的建议与意见，中药大品种联盟组织团队对该团体标准研究方案及内容进行了认真的修订、补充、完善，并报送中华中医药学会。5月16日，中华中医药学会发布通知，《中成药科技竞争力评价指南》获正式团体标准立项。5月26日，中药大品种联盟召开了中华中医药学会团体标准《中成药科技竞争力评价指南》研讨会暨《中药大品种科技竞争力报告》（2018版）启动会。来自全国的34家中药企业和业内专家代表参加了本次研讨会（图6-1）。

除此之外，入围中药大品种的条件也进一步清晰化、规则化，从"临床、科学、市场"三个维度出发，制定并发布中成药产品入围中药大品种增补标准。明确符合条件的中成药产品可增补为中药大品种，纳入年度评价工作。

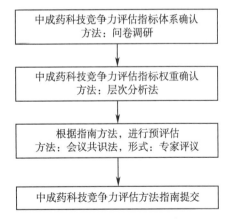

图6-1　《中成药科技竞争力评估指南》研究技术路线

（二）评价理论及应用研究

通过连续3年的《报告》编制工作，工作组建立了一套全新的、获得行业共识的评价体系，立足于公开数据和业内共识评价模型，开展客观、综合的中药大品种科技竞争力评价。通过这种客观化、公开化、指数化的评价使得中药产品的科技创新行为及产出可以被度量、被比

较。通过这种比较可以甄别出具有核心竞争力的优势产品。《报告》主要从实证研究的角度，应用计量学方法开展量化评价，反映了当前我国具有优势的中药品种的科技创新情况。

在前期中药产品科技竞争力评价研究的基础上，重点对中药产品科技竞争力概念的内涵、理论基础、作用机制进行进一步研究。主要研究内容包括：

（1）运用文献综述法，对中药科技创新的基本模式与特点，竞争力与科技竞争力的概念，既有主要研究内容与研究方法，以及现有中药科技竞争力相关研究情况等进行梳理。

（2）选取典型中药品种的科技创新数据，运用内容分析方法对现有中药产品科技创新工作关注的内容、采取的研究方法、科技创新工作的组织实施以及科技创新成果的发展趋势与特点进行分析研究。

（3）以中药科技竞争力评价的量化数据为基础，运用结构方程模型方法，研究中药科技竞争力测度指标之间的内在逻辑关系与整体逻辑。

（4）在上述各项研究的基础上，进一步提出中药产品科技竞争力的概念界定、要素及其逻辑关系结构，并结合此前研究结果对其进行分析验证。

通过这些研究，在理论层面对中药产品科技竞争力进行了界定，同时分析了中药产品科技竞争力的关键要素结构及其发展演化关系。

（三）报告编制及发布

《报告》（2018 版）进一步扩大了纳入品种、注重新上市药品的纳入；根据业内共识意见，进一步完善了评价指标体系；注重客观化，进一步明晰各项评价规则、优化模型算法；榜单内容进一步丰富，包含多种类型专门展示，甚至是某个疾病类型单独发布。

2018 年 12 月 26 日，第四届中药大品种论坛暨《中药大品种科技竞争力报告》（2018 版）发布会在京召开，中华中医药学会隆重发布了《中药大品种科技竞争力报告》（2018 版），来自全国的百余家企业的代表和其他业界同仁共四百余人出席了活动。会议现场发布了中药大品种科技竞争力百强榜，非注射百强榜，以及 30 个省（区、市）、18 个治疗领域的榜单，邀请业内著名专家为榜单优势中药大品种颁发证书。

新华网、人民网、人民政协网等国家权威媒体；医药经理人、赛柏蓝、医药地理、新浪医药等数十家业界媒体转载发布了《报告》（2018 版）发布有关报道。《中国现代中药》杂志以专论形式刊登了《报告》（2018 版）概要，并将其作为 2019 年第一期封面论文。企业及产品上榜信息大量出现在报刊杂志等媒体，如《中国经济信息》2019 年第 2 期刊登了天津达仁堂京万红药业有限公司荣登 2018 中药大品种科技竞争力排行榜；《河南日报》报道了仲景宛西制药股份有限公司六味地黄丸、天智颗粒等产品入围、上榜中药大品种科技竞争力报告。

百余家企业通过其官网和官微等渠道发布了产品上榜《报告》，多家企业将《报告》涉及自家产品的有关内容摘录制作成为单行本，作为宣传及营销物料。

可以说，《报告》的持续发布，极大地促进了中药业界关注产品，尤其关注产品的临床价值和科技价值。中药大品种科技竞争力评价已经成为激活中药产业竞争态势，促进企业和产品"提质增效"，撬动中药产业高质量发展的一个关键支点。

第七章 中成药科技竞争力评价应用研究

在前期中药产品科技竞争力评价研究的基础上,《报告》(2019版)重点对中药大品种科技竞争力成果分析、评价模型的应用与拓展进行进一步研究。

一、基于内容分析法的典型中药大品种科技成果分析

自2016年起,工作组连续3年开展中药大品种科技竞争力评价研究工作,评价工作采用构建的指标体系,并根据科技成果类型与数量确定评分方法,对遴选出的中成药产品的科技竞争力总体情况进行量化评价。《报告》所采用的研究方法可以反映不同中药品种科技创新情况的数量特征,从科技产出成果的外部特征角度进行概括。如何进一步分析中药科技创新的内在特点,揭示其科技创新工作的模式值得进一步关注。内容分析法是一种基于定性研究的量化分析方法,该方法以定性的问题假设作为出发点,利用定量的统计分析方法和工具对研究对象进行处理,最终从统计数据中得出定性结论。本部分拟运用内容分析法,对典型中药大品种进行分析研究,尝试揭示中药科技创新关注的主要内容、研究方法、研究组织开展方式,以及科技创新工作的开展特征。

(一)内容分析法及其应用

从方法学角度看,此前开展的中药大品种科技竞争力评价研究主要关注了科技成果信息的外部特征,关注了不同信息的计量结果,对科技成果的内容信息涉及较少。而对信息内容特征的分析研究,常用定性定量相结合的内容分析法和基于自然语言处理的文本分类/聚类、词频及共词分析、文本情感分析等自动化方法。针对海量信息内容难以进行人工判读的情况,自动化方法能够快速总结信息内容特征,但在特定的专业领域应用自动化方法时,需将领域知识与应用场景相结合。针对信息内容数量较少、目标尚不完全明确的情况,内容分析法结合了专业主观定性判断和定量统计,是一种比较有效的研究方法,也是企业竞争情报分析的常用方法。内容分析法还可以和文献计量法相结合,进行综合分析,为自动化方法的引入提供前期基础。

运用内容分析法开展研究通常包括6个步骤:①建立假设;②抽取文献样本;③确定分析单元;④制定分析体系;⑤定量处理与计算;⑥分析汇总。

（二）研究方法

《报告》应用内容分析法，对典型中药品种的科技项目、论文产出、专利、科技奖励等信息进行标注分析，在此基础上采用描述统计方法分析典型中药科技创新关注的主要研究领域、研究方法、研究组织开展方式，主要关注以下几个问题：

1）不同科技成果与产品、研究内容、研究方法、研究组织开展方式的相关关系；

2）不同产品与研究内容、研究方法、研究组织开展方式的相关关系；

3）研究组织开展方式与研究内容、研究方法的相关关系；

4）不同科技成果与产品、研究内容、研究方法、研究组织开展方式的变化趋势。

1. 选取的样本与分析数据　针对上述关注问题，从《报告》（2018 版）中选取全品类、非注射类、科技论文卓越中药大品种、专利卓越中药大品种、非独家品种卓越贡献中药大品种和民族药 6 个分类表的第一名，作为典型分析对象。共涉及 5 个中成药产品，包括丹红注射液、桂枝茯苓胶囊、注射用益气复脉（冻干）、阿胶、青鹏软膏。

针对各个产品，根据《报告》的科技数据采集、排除纳入规则，对产品的科研项目、国内外论文、国内外专利、科技奖励、临床指南数据进行分析。考察项目包括：①科研项目主要考察项目名称、承担单位；②国内外论文考察论文标题、摘要、作者机构信息、期刊信息；③国内外专利考察专利题名、摘要、专利权人；④科技奖励考察奖励名、获奖单位；⑤临床指南考察指南名称和编写作者单位。上述信息不完整或无法进行判别的情况下，进一步查找数据库获取相关全文信息作为补充参考。

2. 内容分析体系与判别方法

（1）内容分析体系：内容分析体系按照科技创新关注的主要研究领域、研究方法、研究组织开展方式 3 个维度建立分类组织体系。其中，研究内容分为药学类、临床类、其他 3 大类别，各类别进一步细分如下。

1）药学类细分为：①原料研究；②配伍与成分研究；③质控与检测方法；④生产工艺；⑤药效学研究；⑥药代动力学研究；⑦毒理研究。

2）临床类细分为：①临床治疗效果——安慰剂、空白对照；②临床治疗效果——药品对照；③临床治疗效果——单独用药；④临床治疗效果——联合用药对照；⑤安全性研究——不良反应；⑥安全性研究——安全性评价；⑦合理用药；⑧卫生经济学。

3）其他类分为：①相关产品研究；②其他研究。

研究方法参考文献中的循证证据分类方法分为：①基础实验研究；②病例报告；③病例对照研究；④病例系列研究；⑤队列研究；⑥自身前后对照；⑦同期非随机对照试验；⑧随机对照试验；⑨ Meta 分析；⑩临床经验；⑪其他研究。

研究组织开展方式分为：①企业独立研究；②院校独立研究；③企业院校联合研究。

（2）内容判别方法：按照上述内容分析体系，研究团队确定了统一判别原则。之后使用 Excel 对数据进行处理，运用计算机辅助判读编码方式，选择典型特征作为初步过滤筛选条件，进而人工进行判别。例如，针对随机对照试验，选用"随机""Random"作为初步筛选条件；Meta 分析选用"Meta""荟萃"作为初步筛选条件；企业独立研究和企业院校联合研究，选用"公司""ltd"作为初步筛选条件。

整体过程采用一人标注、另一人核查标注结果，如不一致则引入第三人讨论确定的方式控制对内容分析标注的质量。针对标注结果，进一步编码后输入 SPSS 21，进行交叉表卡方值统计检验，并结合使用 Excel 绘制相关统计图表。

（三）结果

1. 数据类型与分析要素关系　将数据类型与产品、研究人员机构、研究内容大类、研究内容、研究类型 5 个分析要素进行交叉表统计检验，结果显示，数据类型与 5 个分析要素之间均有显著的相关性（$Sig. < 0.05$）（表 7-1）。

表 7-1　数据类型与产品科技研究内容的相关性检验结果

分类	数据类型	
	χ^2	$Sig.$
产品	601.491	0.000
研究人员机构	1 247.431	0.000
研究内容大类	552.982	0.000
研究内容	1 463.582	0.000
研究类型	2 087.895	0.000

2. 数据结果

（1）数据类型与产品的相关性：从数量上看，丹红注射液在基金项目、中文期刊发文、SCI 期刊发文方面具有显著优势，国际专利方面不足；阿胶在科技奖励、国际专利上占比居首位，各类均有不错表现；注射用益气复脉（冻干）在中国专利方面领先。桂枝茯苓胶囊和青鹏软膏相比其他品种较为均衡。分析的 5 个品种，除阿胶外，均无国际专利。

（2）数据类型与研究机构的相关性：基金项目均由高校、院所等非企业机构独立申请研究；中外文论文方面，高校、院所等非企业机构也是主要贡献者，但中外论文的差异在于，SCI 期刊论文中，有接近 1/4 是由企业与高校、院所共同完成，比例明显高于中文期刊的合作发表情况；所有国内、国际专利均由企业独立完成或企业联合高校、院所共同完成，没有高校、院所独立完成的情况；获得科技奖励的成果由企业独立完成及企业与高校、院所合作完成的比例几乎相等。

（3）数据类型与研究内容类别的相关性：除中文期刊论文重点关注临床类研究外，基金项目、SCI 期刊论文、国内国际专利、科技奖励均主要关注药学类研究。

（4）数据类型与研究类型的相关性：国家级基金项目关注的均为基础实验研究；中文期刊发表论文中，临床随机对照试验占主要部分，其次为基础实验研究；而 SCI 期刊发文则以基础实验研究为主，临床随机对照试验比例不足 10%；由于中外专利与奖励无法判别研究类型，因此未作统计。中外文期刊论文所采用的具体研究类型见表 7-2。

表 7-2　研究类型数据分析

研究类型	数据类型			
	中文期刊		SCI 期刊	
	计数	百分比	计数	百分比
基础实验研究	297	19.68%	97	82.91%
其他研究	69	4.57%	2	1.71%
随机对照试验	902	59.77%	9	7.69%
病例报告	2	0.13%	2	1.71%
病例对照研究	1	0.07%	0	0.00%
病例系列研究	44	2.92%	1	0.85%
自身前后对照	22	1.46%	0	0.00%
同期非随机对照试验	119	7.89%	1	0.85%
临床经验	13	0.86%	0	0.00%
Meta 分析	40	2.65%	5	4.27%
合计	1 509	100%	117	100%

3. 产品与其他分析要素的关系　进一步考察产品与其他分析要素之间的关系,鉴于不同数据类型不宜统一对比,因此,此处采用数据类型分层进行统计分析。在 SPSS 中按数据类型分层进行交叉表统计检验,结果显示,中文期刊论文中,产品与研究人员机构、研究内容大类、研究内容、研究类型之间均有显著相关性;中国专利中,产品与研究人员机构、研究内容有显著相关性;科技奖励中,产品与研究内容大类有显著相关性;其他各类关系相关性统计不显著,或数据无法支持相关性统计检验(表 7-3)。

表 7-3　科技数据与研究要素之间相关性分析

	基金项目		中文期刊		SCI 期刊		中国专利		科技奖励	
	χ^2	Sig.	χ^2	Sig.	χ^2	Sig.	χ^2	Sig.	χ^2	Sig.
研究人员机构	—	—	345.45	0.000	7.845	0.097	24.619	0.000	3.276	0.513
研究内容大类	—	—	257.96	0.000	13.987	0.082	—	—	13	0.011
研究内容	4.857	0.302	632.97	0.000	48.095	0.469	122.08	0.000	30.153	0.067
研究类型	—	—	307.49	0.000	13.875	0.949	—	—	—	—

注:"—"表示相应数据均为同一值或空值,无法检验相关性。

(1)中文论文中,丹红注射液相关论文由高校、院所完成的占比最高,约为 98%;注射用益气复脉(冻干)由企业与高校、院所联合完成的占比最高,约为 40%;桂枝茯苓胶囊相关的论文中,企业独立发表的论文占比最高,约占 15%。研究方法方面,阿胶、注射用益气复脉(冻干)的论文主要侧重于基础实验研究;丹红注射液、青鹏软膏主要侧重于临床随机对照试验研究,桂枝茯苓胶囊则基础实验研究与临床随机对照试验研究比较均衡(图 7-1)。研究内容方面,丹红注射液与青鹏软膏主要侧重于临床,约 80% 的研究为临床类研究,但丹红注射液多为联合用药时的对照研究,青鹏软膏独立用药、联合用药研究各半;阿胶接近70%为药学类研究,主要是产品质控、鉴别等研究;桂枝茯苓胶囊和注射用益气复脉(冻干)在临床与药学两方面的研究比例较为均衡。

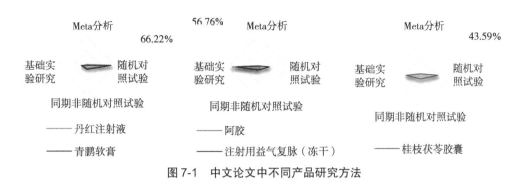

图 7-1   中文论文中不同产品研究方法

(2) SCI 论文中产品与其他要素之间体现出了一定的差异,但尚不具有统计学显著性差异($Sig. > 0.05$),但有部分特点值得关注,有待进一步研究。如 SCI 论文均没有企业独立发表的情况,仅有高校、院所独立发表或高校、院所与企业合作发表情况,其中,桂枝茯苓胶囊联合发表的论文占比近50%。研究方法方面,各产品的 SCI 论文绝大部分为基础实验研究,仅有个别产品有采用临床试验方法开展的临床用药研究的成果发表。

(3) 中国专利中,产品与研究人员机构、研究内容具有显著差异。其中,丹红注射液、阿胶部分专利为企业与高校、院所联合申请,而桂枝茯苓胶囊、青鹏软膏、注射液益气复脉(冻干)均只有企业自身申请专利。注射用益气复脉(冻干)与青鹏软膏主要对配伍、成分进行专利保护;丹红注射液主要申请对质控与检测方法进行专利保护;而阿胶、桂枝茯苓胶囊则相对较为均衡(图7-2)。

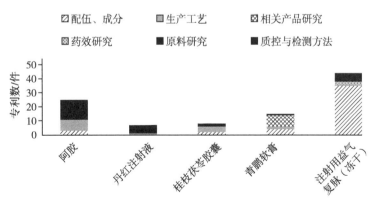

图 7-2   不同产品中国专利的申请保护内容

4. **研究机构与其他分析要素的关系**   进一步考察研究机构与其他分析要素之间的关系,鉴于不同数据类型不宜统一对比,因此,采用在数据类型分层基础上进行统计分析的方法。在 SPSS 中按数据类型分层进行交叉表统计检验,结果显示,中文期刊论文中,研究机构与产品、研究内容大类、研究内容、研究类型之间具有显著相关性;SCI 期刊论文中,研究机构与研究内容之间具有显著相关性,但与研究内容大类相关性不显著;中国专利中,专利申请机构与产品、专利申请机构与申请保护的内容有显著相关性;其他各类关系相关性统计不显著,或数据无法支持相关性统计检验(表7-4)。

表7-4 研究机构与其他要素间相关性分析

	中文期刊		SCI期刊		中国专利		国际专利		科技奖励	
	χ^2	Sig.	χ^2	Sig.	χ^2	Sig.	χ^2	Sig.	χ^2	Sig.
产品	345.453	0.000	7.845	0.097	24.619	0.000	—	—	3.276	0.513
研究内容大类	341.325	0.000	2.761	0.251	—	—	—	—	0.929	0.335
研究内容	563.018	0.000	22.958	0.028	27.25	0.000	0.278	0.598	5.288	0.382
研究类型	344.908	0.000	9.792	0.134						

注:"—"表示相应数据均为同一值或空值,无法检验相关性。

(1)在发表的中文论文中,采用临床研究方法的论文主要由高校、院所独立发表,高校、院所独立开展的基础研究主要为药效研究;企业参与联合研究的主要为基础实验研究;企业独立开展研究的主要为基础实验研究和经验性探讨,企业独立和参与研究的主要内容为质控与检测方法和药效研究。

(2)SCI论文中研究机构与其他要素之间体现出了一定的差异,但尚不具有统计学显著性差异($Sig. > 0.05$)。SCI论文中没有企业独立发表的情况,企业参与发表论文主要为药效研究、质控与检测方法、药代动力学研究;院校独立研究中,以药效研究为主,约占51%,质控与检测方法也有一定比例。

(3)各产品基金项目均为高校、院所申请,无法进行相关性统计检验;奖励方面,获奖机构中企业独立获奖与企业与高校、院所共同获奖的约各占一半;仅阿胶具有国际专利,11项专利中,仅一项为联合申请。

5. 变化趋势及主要影响因素

(1)整体趋势:从整体时间趋势上看,5个产品相关的中文论文经过了2010—2012年的高峰后,自2013年起,进入逐年下降趋势;而相关的SCI论文从2010年起,进入稳定上升的趋势(图7-3);按专利公开日期统计,专利数量与时间变化方面波动频繁,尚不能发现显著的特征(图7-4)。

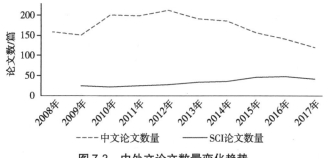

图7-3 中外文论文数量变化趋势

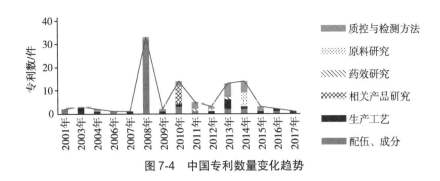

图7-4　中国专利数量变化趋势

（2）回归分析：为了进一步考察中外文论文与研究组织方式（企业独立研究、企业院校联合研究、院校独立研究）、产品［阿胶、丹红注射液、桂枝茯苓胶囊、青鹏软膏、注射用益气复脉（冻干）］、研究内容大类（临床、药学、其他）的关系，对历年总发表论文数量与上述3类因素进行回归分析，分析方法采用SPSS中的线性回归，并对自变量共线性关系进行检验。

得到的中文论文各年总量与上述11个可能因素的线性回归方程为：

方程（1）：中文论文总量 = 27.203 + 0.898 × 院校独立研究论文数

方程（2）：中文论文总量 = 9.933 + 0.873 × 院校独立研究论文数 + 1.002 × 桂枝茯苓胶囊相关论文数

其中，方程（2）中的两个自变量之间共线性关系不显著。其他变量均为排除变量，已排除变量中，临床类研究、丹红注射液相关论文数与方程（1）（2）变量之间有显著的共线性关系。

得到的SCI论文各年总量与上述11个可能因素的线性回归方程为：

方程（3）：SCI论文总量 = 1.970 + 1.138 × 院校独立研究论文数

其他变量均为排除变量，已排除变量中，药学类研究、丹红注射液相关论文数、企业院校联合研究论文数与方程（3）变量之间有显著的共线性关系。

（四）讨论

1. 不同中药产品科技创新各有侧重　中药产品上市后的持续科技创新既反映了中药企业对上市后产品的持续管理，也反映了中药产品持续推进的二次开发。

从所选典型产品的科技创新情况看，典型产品从原料控制、成分药效工艺、药理毒理、针对不同人群不同适应证的临床研究、持续的安全性监测评价与合理用药等不同方面均开展了创新研究工作，为现有产品质量的持续提升和开发新产品打下了很好的基础。

同时，数据中也反映出不同产品的自身侧重与特点，其中：

（1）阿胶作为非独家品种，既是中成药，又可作为中药饮片，在科技创新中明显体现出产业链特点，关注内容除自身产品直接相关的研究外，还包括上游的驴种质、驴皮原料，以及下游阿胶衍生产品研究。科技创新中产学研合作也较为突出，不同内容方向的专利均有布局，针对阿胶衍生品也开始国际化专利布局。

（2）丹红注射液在关注完善自身产品内在能力的同时，学术营销行为在推动科技成果形成方面的特征较为显著,研究与院校、医院的需求关联度较强。

（3）桂枝茯苓胶囊的自身研究较为突出,借助企业自身的国家重点实验室形成了一批研发成果。

（4）青鹏软膏为外用民族药,更加侧重独立用药与其他治疗方法的对比,反映出外用药的优势;专利策略上也反映出其自身打造或保护系列外用产品的特点。

（5）注射用益气复脉（冻干）专利布局特征显著,产品获准上市后,对与产品相关的系列提取制剂方法进行了专利保护,其后又继续申请相关专利,专利保护呈现体系性。

2. 中药产学研合作组织有待加强　《报告》（2019版）尽管关注的是企业产品相关科技成果情况,但数据结果清晰显示,不管是在基础研究还是临床研究方面,高校、院所在均扮演了重要角色。中药企业作为面向市场的资源组织者,需要有效整合院校的基础研究、企业自身的产品化研究及医疗机构的临床研究,在此过程中要恰当地调动政府科技项目对基础研究的支持,发挥院所、医疗机构自身开展研究工作的内在积极性,持续提升产品内在质量,完善产品应用方式。

但是,外部科研机构与科研人员有其自身的诉求和特点,若不能有力地策划组织,难以形成合力。从当前发表的学术论文情况看,与中成药产品相关的临床论文数量已经不少,形式上也符合循证医学规范的研究方法,但在质量和规范性要求更高的SCI期刊中刊发的临床类研究论文数量还不多,也尚未形成能够纳入规范的临床指南的高质量证据。这在一定程度上说明了当前中药相关临床研究的系统性、研究的内在质量还有待提升,中药企业策划、组织大规模规范性临床研究的能力尚有一定不足。

3. 中药高水平国际化研究总体尚不足　上述5个中药品种的SCI论文数量呈现较为稳定的逐年上升趋势,但从总体数量上看,SCI论文量还较少。发表SCI论文的主要研究内容偏重药学基础研究,临床研究类论文也未能形成规模。进一步分析所发表的SCI论文可见,论文发表期刊的影响因子最高分值仅为6.02分,大部分论文发表期刊的影响因子分值在1~3分之间,同时仅个别论文有来自国际研究机构的作者参与。5个分析品种中仅有一个品种申请了国际专利,其他品种均未申请保护。

中药科技创新在规模、国际合作、论文的研究水平方面都还有待提升,而所选产品的总体科技竞争力在国内中药品种中居于领先水平,由此可推论,我国中药科技创新工作整体的国际化水还不高。结合医药行业整体发展来看,科技创新工作的国际化水平不足也必然会影响产品的国际化推广。

4. 内容分析法与计量学结合的作用　在前期基于计量学方法的整体评价基础上,采用了内容分析法对典型中药大品种的科技成果进行进一步分析,关注科技成果的内容特征,获得的分析结果可以与对外部特征的数量统计相结合,全面深入地揭示了当前中药科技工作的特征,为更好地开展相关工作提供了参考。

（五）结论

《报告》采用内容分析法对典型中药大品种的科技成果数据进行了分析,结果反映出了不同类型的科技成果在中药科技创新活动中具有显著的不同价值与特点，企业间科技创新工作模式各异，中药产品的科技创新与产学研结合也各具特色。内容分析法能够更深入地分析中药品种的科技创新发展的内部特征。然而《报告》仅仅是基于所掌握产品数据进行的分析推测，需要进一步结合企业产品实际工作加以验证，如何基于这一结果梳理完善中药科技创新工作模式也值得进一步研究。

二、中成药产品价值与风险多维研判

产品竞争是市场竞争的核心，药品是特殊的商品，具有较高的专业竞争壁垒。随着"健康中国"战略和新医改的深化，医药产业供给侧结构改革成效初现，我国医药市场价值回归，药品的健康价值日益成为产品竞争的核心要素。"临床价值大、科学价值强、市场价值高"的优势中成药大品种成为引领中药产业高质量发展的关键，而遴选具有潜力的"种子"产品是中药大品种培育战略的先决条件。专业的中药产品价值研判有助于企业实现产品战略意图。通过对中成药产品的价值和风险从多个维度进行专业化、科学化的分析评估，可以对中药企业的产品线、产品结构做出系统的梳理和整体的分析、研判，对于明确中药产品层级和企业整体产品战略具有重要的指导意义。尤其是结合企业战略与品牌定位，科学、合理、真实地评价中药产品价值与风险，对于企业发展战略与经营具有重要的现实意义。

（一）基于产品价值与风险遴选潜力中药大品种

1. 中成药产品价值与市场　药品是防治疾病、维护人们健康的特殊商品。中成药产品具有内在的健康价值，具体表现为患者或者消费者应用药物后，对其症状或体征改善的感知。这种感知可受到科学认知、文化传统、品牌效应、心理暗示等多重因素的综合影响。因此，立足于产品的内生价值，良好的品牌形象、卓越的科学阐释、合理市场策略及价格定位有利于产品价值的拓展。符合企业战略架构和品牌形象认知的产品，具有长期价值空间。

近年来，在医改逐步深化、医保严格控费的大背景下，医药行业逐渐步入新常态，药品的价值回归成为必然。具体而言，就是药品作为商品的一般属性弱化，而其作为人类生命健康所系的特殊性日益强化；体现在市场竞争上就是医药市场竞争日益专业化，行业准入壁垒日益增高；医药销售从过去传统的市场型销售模式转化为靠产品自身价值驱动市场发展。中成药产品的竞争日益有赖于产品科学价值、临床价值、文化价值的支撑，获取医生、患者的认可，以及获得医保、基药目录的支持，形成较强的市场竞争力，进而实现市场销售的突破。

2. 中成药产品价值提升策略　中成药产品科技竞争力，存在严重的两极分化，市场价值与临床价值、科学价值存在错位，亟待进行科技提升。中药大品种培育是一个系统工程，需要通过顶层设计，制定大品种发展战略和路径。杨洪军提出中药大品种培育的"343"理论模型，即中药大品种要朝向 3 个价值，以临床价值大、科学价值强、市场价值高为基本价值取向；中药大品种立足于 4 个代表，即承载中医原创理论的代表性品种，凸显中医诊疗优势的代表性品种,催生疾病防治策略变革的代表性品种,融入主流医学诊疗体系的代表性品种;还要在技术提升、药物政策、市场营销3个环节进行有机关联与互动。

中成药大品种培育的科技重点包括疗效、机制、质量、理论4个方面,即疗效得到临床广泛认可,质量控制体系健全,作用机制得到深入阐释,相关中医理论有创新发展。应在充分挖掘深度认知产品自身优势基础上,通过"理论、临床、基础"整合三维临床定位法,实现从产品临床定位基于经验总结的模糊经验定位,到基于循证证据的证据定位,再到基于全证据链的精准定位;基于药物临床定位的目标,针对性地加强临床研究,获得高质量的临床证据,提高临床疗效;基于临床有效性的作用机制阐释,提升科学价值,形成支撑产品临床价值强有力的整合证据体系;提高质量标准,构建全程质量控制体系,通过标准的差异性,凸显产品的优质性;通过深化系统研究,发展中医药理论,提出新的中医药科学问题,以中医药理论提升产品科技含量,获取国家药物政策支持;通过"科技提升、药物政策、市场营销"3个环节的有机协调推动,实现竞争破局,最终支持产品成为"临床价值大、科学价值强、市场价值高"的中药大品种。

3. 中成药产品风险防控策略 医药市场是政策密集型市场,除产业、行业整体性风险外,一些中药产品由于自身的安全性、原料来源、生产工艺等问题,导致政策风险和舆情事件,某些风险事件直接影响产品的生命周期,严重的甚至可能导致企业直接陷入危机。找出中药产品潜在的风险因素,对其危险程度进行评价,有利于对产品做出理性判断。对于一些高价值产品的潜在风险因素,应提前准备好体系化的应对预案,一旦发生相应的风险事件,可以从容应对,尽量把事件带来的不利影响降到最低。

4. 潜力中药大品种的遴选和挖掘 把中成药产品培育成为中药大品种,需要产品内在质地、外部资源、战略整合的合力作用。内在质地是产品自身的特质,如产品的临床治疗优势及组方、质量、原料、安全等,是"先天条件",是决定产品能否做大做强、成为真正中药大品种的前提和基础,类似"种子";外部资源则类似于"土壤",如医保、基药目录等政策条件以及企业的销售网络、学术推广能力、品牌文化等,这是推动产品做大、做强的有力保障;此外,还需要高度前瞻的企业战略,精准合理、步步为营的产品策略,类似于"田间管理"。

进行产品竞争力的评价,就是要遴选出优秀的中药大品种"种子",还要深刻地认识、体会到其独特的优势。如果产品自身优势不足,为了培育大品种而培育,将导致巨大的投入后,难以获得预期的临床和科技成果,难以支撑市场突破;企业对产品的潜在风险认识不到位,导致培育的大品种产品因出现风险事件无法继续发展,"种子选不好,一场白忙活",往往企业投入很大,骑虎难下。除了对政策准入、原料供应、处方和工艺、技术先进性、与当前治疗趋势的符合性、知识壁垒、制造能力匹配性、营销能力匹配性等要素进行考察外,遴选、评估优质"种子"产品的核心关键是产品的疗效和安全性,产品疗效能否满足临床需求,解决医患双方的现实问题,以及是否具有优势和特色,能否实现价值差异化凸显。尤其是结合企业战略与品牌定位,科学、合理、真实地评价产品价值与风险,可以有效地指导企业实践运营。

还有一类情况是产品本身有优势,但由于企业对自家产品的认识、理解不到位,临床定位或战略方向出现偏差，贸然"花血本"投入大规模的临床研究，最终往往难以达到预期效果。还有的企业缺少高质量顶层设计，委托多家权威机构各自孤立地展开多项研究，各项研究之间缺少整合和互动衔接，企业自身又缺少技术管控和成果整合能力，难以将研究成果有效整合形成证据链体系，甚至出现很多研究成果之间彼此"打架"的情况。

临床价值明显、风险较低、符合企业战略和品牌形象的"高价值"产品，即使当前市场份额不大，依然具有高成长潜力，通过恰当的大品种培育策略和路径，有机会实现竞争破局，赢得市场竞争。

（二）中成药产品价值与风险评价指导思想

1. 评价目标　结合企业战略与品牌定位，科学、合理、真实地评价产品价值与风险，筛选优势产品，梳理产品梯队，优化产品架构，明确产品目标定位，指导企业围绕产品体系组织企业战略，改善运营。

2. 评价策略

（1）主观指标客观化：把基于直觉对于产品模糊的、感性的认识，变为基于数据的具体的、客观化的信息。

（2）评价信息采集规范化：通过公开、权威、可靠的信息来源获取评价信息，合理数据检索、处理规则，以规范化的方式统一采集产品的各项信息，形成对比。

（3）现象描述量程化：把对于产品基本情况的客观描述——现象，转化为量程化的数量级评价，如构建危险程度可以互相比较的风险评价量程机制。

（4）全面多维数字化：对产品价值和风险的研判，需要从多个角度评价分析，避免得到片面的结论。

（5）综合研判体系化：主观信息客观化，得到相对公允的评价结果；基于全面、客观、多维的产品信息，由中药产品价值研判专家基于对中药产品的一般特点和企业特质，从整体、系统出发，形成综合研判。

3. 评价流程（图 7-5）

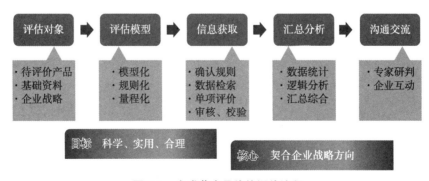

图 7-5　中成药产品价值评价流程

（1）确定对象：包括确认企业待评价产品清单，获取产品各项基本信息，明确企业战略方向、竞争优势和资源掌控能力。

（2）评价模型：通过将各项评价指标模型化、规则化、量程化，构建中药产品价值及风险多维评价模型。并根据各家企业的特点和战略方向，适度调整优化评价模型，以适应不同发展阶段、不同类型企业的需求。

（3）信息获取：根据中药产品价值及风险多维评价模型，确认各项数据获取规则，通过数据检索获取各项原始信息；邀请领域专家基于专业知识形成专业研判，将各项主观信息客观化、量程化；通过审核、校验，把各项信息变成有效的情报数据信息。

（4）汇总分析：将获得的各项情报信息通过数据统计，基于专业逻辑分析，并汇总综合得到各产品评价得分；并对各项信息、评价及判断依据做出详细阐释。

（5）沟通交流：邀请专家依据产品得分情况和全面的数据信息，做出产品价值与风险综合研判；并与企业交流确认有关产品认识与产品层级。

（三）中成药产品价值与风险多维评价模型

基于上述指导思想和评价策略，构建中成药产品价值与风险多维研判模型，分别从说明书及处方评价、原料评价、政策评价、临床评价、竞争评价、科技评价等维度，从产品价值和风险两个方面进行评价，进而形成综合研判的评价体系（图7-6）。

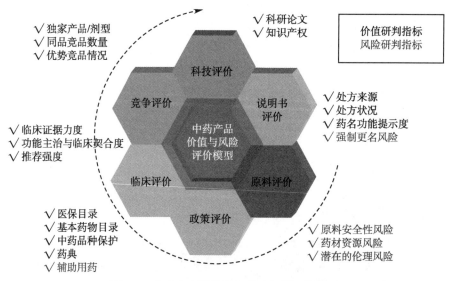

图7-6　中成药产品价值与风险多维评价模型

1. 说明书基本信息评价

（1）产品处方评价：中成药的产品价值依托于其产品本身及其产生的临床效果，带给医生、患者的获得感，以及这种疗效获得长期、稳定的社会广泛认可后，进而形成依附于产品之上的社会文化价值。因此，产品处方决定了产品的核心临床价值，研判处方的价值具有重要的现实意义。尤其是结合企业战略与品牌定位，对产品的处方进行分析，更可清晰地判断产品价值与市场策略走向。

如传统老字号中药企业或传统品牌中药企业，企业战略偏重于传统优势，则可根据处方的经典程度考虑评价规则,可分为经典名方、传统古方、当代名医验方等多个层级;现代中药企业则可优先考虑组方是否易于现代化研究,来源于单味药材的天然药物或者小而精的组方应为其优势处方,因此组方药味数应成为处方评价时的优先考虑因素;处方中既有化学药又有中药的中西复方合剂,目前处于主流医学界和传统中医学界都不认可的尴尬境地,市场拓展存在一定困难,应予适当降低评价。

（2）药品名称评价:药品名称对市场销售和患者自我药疗均有一定影响,尤其是与适应证显著相关的药品名称,有利于医生和患者应用,具有一定的市场价值。与此同时,根据国家有关中成药命名指导原则等法规的要求,对于明显误导公众的已上市中成药,未来存在强制更名的风险。因此,需要从价值和风险两个方面对产品名称进行综合研判。

根据药品名称与功效的提示关系,可以分为药品名称具有强烈夸张功效作用,具有提示功效作用,暗示功效作用,有证候作用或人群提示,药名与功效、人群无关,令人不悦或不好的联想等多个层级。

2017年,国家食品药品监督管理总局发布《中成药通用名称命名技术指导原则》(以下简称《指导原则》)和《关于规范已上市中成药通用名称命名的通知》。《指导原则》明确提出,中成药命名要坚持科学简明、避免重名,规范命名、避免夸大疗效,体现传统文化特色的原则。对于已上市中成药,必须更名的三种情形为:明显夸大疗效,误导医生和患者的;名称不正确、不科学,有低俗用语和迷信色彩的;处方相同而药品名称不同,药品名称相同或相似而处方不同的。根据这一原则可以推断,如果属于药名强烈提示疗效的,未来可能存在遭有关部门勒令强制更名的风险,但如属于经典方剂,则可一定程度豁免更名。

2. 原料风险及保障评价　中药产业的主要原料中药材,存在安全性、资源可持续、伦理学等多种潜在风险因素,应予充分考虑,避免"黑天鹅"事件,影响产品市场推广,乃至危害品牌形象甚至企业的核心战略。

（1）原料安全性风险评价:中医药在几千年的发展积累中,形成了一整套完善的风险管控体系,如讲究药材的地道性,通过炮制改性、组方配伍,乃至药物用量、用法的掌握,辨证施治等系列措施,有效地控制了中药的安全性。可以说,今天大众对中医药安全性好的总体感知,正是源自传统中医药对安全性的高度重视并采取了系列行之有效的风险管控措施。

近年来,已上市中药品种的安全性问题引起了业界的普遍关注,中药的安全性问题不再是偶发事件,而是贯穿中药大品种筛选、孵化、成长、消亡的全过程,安全性问题已经成为中药品种成长道路上重要的制约因素,安全风险成为决定品种生死存亡的关键因素。几年前的"槟榔致癌事件"后,湖南汉森制药股份有限公司的当家产品"四磨汤口服液"迅猛的成长之路戛然而止,虽然事后企业采取的补救措施也算相当得力,但是依然难以重振雄风。只有未雨绸缪,才能防患于未然,安全性问题已成为中药大品种培育必须正视的核心问题之一。有效甄别出存在安全性风险或者隐患的品种,才能避免辛辛苦苦培育的大品种因"先天不足"而导致"流产"。除了传统意义上的有毒中药,随着中药的临床应用越来越广泛,一些在传统中被认为不具有毒性的中药,如刺五加、何首乌、决明子、大黄、淫羊藿、柴胡等的肝毒性逐渐显现,给临床用药的安全性和合理用药带来了很大的挑战,也应引起关注(表7-5)。

表 7-5　常见药材原料安全性风险情况

原料风险	涉及药材品种
大毒	川乌、草乌、马钱子、天仙子、巴豆、巴豆霜、闹羊花、斑蝥、红粉
有毒	白附子、苍耳子、香加皮、附子、山豆根、苦楝皮、天南星、制天南星、半夏、法半夏、姜半夏、清半夏、甘遂、芫花、牵牛子、白果、仙茅、制川乌、制草乌、京大戟、罂粟壳、三颗针、干漆、土荆皮、千金子、千金子霜、木鳖子、华山参、关木通、两头尖、洋金花、常山、商陆、蓖麻子、臭灵丹草、白屈菜、蕲蛇、全蝎、蜈蚣、蟾酥、金钱白花蛇、朱砂、硫黄、雄黄、轻粉
潜在风险	肝肾损伤风险：补骨脂、淫羊藿、何首乌、千里光、青木香、雷公藤、草乌、木通、使君子、益母草、天花粉、金樱根、土贝母、马儿铃、土荆芥、芦荟、铁脚威灵仙、大枫子、山慈菇、曼陀罗花、钻地风、夹竹桃、大青叶、泽泻、丁香、钩藤、白头翁、矮地茶、苦参、土牛膝、棉花子、蜡梅、鱼胆、海马、蛇毒、黄药子、菊三七、艾叶、望江南、望江南子、防己、苍术、穿山甲、黄芩、槟榔、缬草等

（2）药材资源保障风险评价：中药产业是资源依赖性产业，如产品涉及原料药材资源存在供给问题，需要进行野生资源的培育或考虑药材的替换，前者涉及野外种植技术的成熟，后者涉及注册审评，这都不是短时间内能取得突破的。因此，资源不能持续支撑的中药品种，一般不应作为潜力品种培育。近年来，国家药品监督管理局先后发布《古代经典名方中药复方制剂简化注册审批管理规定》和《古代经典名方中药复方制剂物质基准的申报资料要求（征求意见稿）》，明确要求经典名方复方制剂应参照《中药资源评估技术指导原则》，提供处方中药材的资源评估资料，重点关注野生药材来源的稳定和资源的可持续利用，说明保障药材来源的稳定和资源可持续利用的措施。企业应正确认识药材资源对中成药产品及企业发展的重要意义，在中药产品的日常生产和运营中，关注中药产品品质和原料药材质量的相关性，积累原料药材地理分布规律、全国生产布局、品质变异规律等信息，建立中药产品所用中药资源数据库和药材资源保障和风险管理机制，通过原料药材保障更好地控制产品质量。

产品原料药材资源风险主要来自以下几个方面：资源供给、资源保护、伦理风险、资源质量等。来源为野生动、植物资源的，未培育或驯养成功，资源供需矛盾突出，难以满足要求；来源于野生动物资源的，虽驯化成功，但仍面临动物保护的压力，原料长期供应存在不确定性；药材来源于其他产业副产品伴生而来的，如鸡内金、白僵蚕等，易受相关产业影响药用资源的供给与质量；还有栽培不完全成功或栽培品种混乱的，如防风、石菖蒲等，存在资源质量风险。出现上述情况的，轻则导致产品供应不上或品质出状况，严重的则会导致产品直接退市。如紫河车存在安全风险、伦理学问题、供给危机等多重因素叠加，退出《中国药典》2015 年版，同时以紫河车为原料组方的生血丸、安坤赞育丸、河车大造丸、补肾固齿丸、益血生胶囊等二十余种中成药被明确列入不再收载品种目录，面临退出主流市场的局面。

3. 临床价值评价　临床价值是药品的核心价值，中药产品的临床价值评价相对较为复杂，依据目前获得临床认可的客观证据力度可做出大致初步的判断，如不同级别的医学共同体发布的诊疗指南、专家共识等，围绕产品展开的 RCT 研究、Meta 分析、队列研究等。近年来,循证医学能够让患者得到合理治疗,指导企业更加关注药品的临床定位和上市后的临床再评价,引领中医药学学术研究的深入发展。

对于处于大品种培育前期的产品而言,往往相对客观的证据较为缺少,应在客观评价的基础之上,结合医生群体的主观评价来先期对产品的临床价值做出综合判断分析。主观评价应有以下几点考虑:为避免个人主观偏差的影响,评价应由产品主要治疗领域多位专家独立分别做出评价;专家应从主流医疗机构的骨干大夫中遴选,应在临床一线工作,具有研究者思维,可面向未来提出临床实际需求,对产品做出预测性分析;为避免专家的评价过于发散,应设置若干的评价维度,如产品功能主治与当今临床应用的契合度,医生对产品的熟悉程度(产品的认知度),医生是否使用或推荐产品(产品的认可度)等。

4. 科技支撑评价　中成药科技价值与产品健康价值高度相关。药品临床价值的确立,往往来自高质量的临床、基础科学研究结果,获得临床医生的广泛认同。这些研究成果最终往往以科技论文、专利、成果、奖励的形式呈现。尤其是对于上市后药品,一方面,其临床价值更多的以科技形式展现;另一方面,科技方面的投入、产出等成果也切实地为产品提高临床证据力度、打造技术壁垒提供支持。因此,通过对于产品的科技投入、产出等方面数据评价,可以为上市后中成药产品的临床价值评价提供支持(图7-7)。

科技指标具有"公开性、可及性、规范性"的特点,通过对科技指标的获取与分析,可以快速地对产品的价值判断做出参考性的支持。评价指标选择原则:①可及性:基于公开数据或授权数据,确保数据可获取;②相关性:指标与产品科技价值相关;③代表性:选择的指标应有一定代表性。为保证数据的可靠和研究论文的质量,可仅纳入中文期刊论文和发明专利,并区分科技核心期刊。

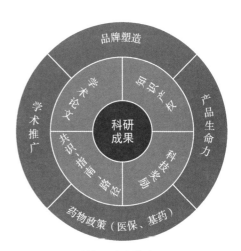

图7-7　科技驱动中药产品价值提升

5. 政策目录准入评价　开发培育中药大品种必须考虑相关医药政策对产品的影响。医药市场是政策导向型市场,医药行业是政策密集型产业,医药产品销售与药品政策间存在强烈的相关性。药品是否进入医保目录、基药目录是决定处方药销售成败的关键所在,报销比例和临床限制也是医生是否处方、患者是否接受该药品的一个非常重要的因素。尤其是近几年来,我国医药供给侧结构改革持续推进,与药品有关的国家和地区政策层出不穷,如两票制、限制抗生素、临床重点监控品种等各项医保、医疗、医药政策的出台,对医药市场产生了深刻的影响。因此,中药大品种培育,必须基于产业整体政策环境,深入分析产品现有政策目录现状和前景,进而研判未来相关政策的导向和对产品的影响。

此外,基药目录、医保目录、中药品种保护等政策目录也是中药产品本身获得官方认可的一种集中体现;进入药典标准是产品质量标准达到主流水准,获得官方认可;进入辅助用药目录将对中药产品的销售产生不利影响。

6. 竞争态势评价　大品种培育的成效要靠市场价值最终呈现出来,产品的竞争态势决定了其成长空间和资源投入产出成效。从市场开发来看,任何一个大品种都应有其独特临床优势,独特的治疗理念,或在疾病治疗中某细分市场、特定人群中的局部优势。就中成药产品而言,由于目前中成药新品种数量稀少,中药仿制或改良要求也较高,因此,独家组方产品往往具有相对独特的竞争前提条件;独家剂型产品,与同组方其他产品相比拥有不同的功能主治及剂型特色,在价格上也存在定价优势,具备一定的差异化优势;多家生产的产品则由于同品种数量、有无超级竞品等因素,决定了产品的竞争态势较为复杂,可根据产品市场状况进行深入分析评价其竞争态势。

7. 生产合规风险(否决性指标)　根据《药品管理法》规定,药品必须按照国家药品标准和国务院药品监督管理部门批准的生产工艺进行生产。然而由于复杂的历史原因,长期以来,中成药产品实际的生产工艺与批准工艺不一致,企业明知有风险,可又很难解决甚至根本无路可走。企业作为药品质量的责任主体,必须履行药品生产经营的各项法律法规和技术规范,保证生产经营过程持续合规,所有数据真实、完整、可追溯。

近年来,"最严谨的标准、最严格的监管、最严厉的处罚、最严肃的问责"成为保障药品安全、进行药品监管的根本原则,国家药品监督管理局对深入践行"四个最严"做了全面部署,改变以往重审批轻监管的思想,形成以现场检查为中心,全面加强事中事后监管的新监管模式,坚持风险管理理念,保障药品质量。尤其随着《药品管理办法》(2019修订)的实施,从处罚力度、监管责任、举报保护鼓励等系列措施的实施,在我国制药企业的合规性将进一步成为关注的焦点。未来,制药企业因违规生产所付出的代价也将不可估量。"实际生产工艺与注册生产工艺不符"成为一颗潜在的"炸弹"。

对于目前尚未实现生产合规的中成药产品而言,应评估其实现生产合规的可能性;对于具有合规可能性的产品,应评估生产工艺变更的合规成本及周期。经评估,难以实现生产工艺合规的产品,未来难以获得稳定的价值,存在极高危的风险。因此,对于难以实现工艺合规生产的产品,在大品种培育潜力品种遴选中应予以"一票否决"。

(四)中成药产品价值与风险评价结果分析

1. 产品价值战略分层　基于前述中药产品价值及风险综合模型,依据统一检索规则,系统采集产品各项数据,经量程化赋值,得到多个维度的评价数据得分,依据产品得分情况和全面的数据信息,做出产品价值研判,进而确定产品战略优先级梯队。根据评价得分情况,将企业产品分为若干个等级:优势突出产品、局部优势型产品、风险隐患型产品,分别建议采取各自相应的产品策略。

(1)优势突出产品:临床优势突出,组方合理,风险可控,多均为经典方剂,与本企业核心战略和品牌形象高度契合,投入产出比高,具备长期价值。对于此类产品,建议持续加大投入,制定体系化产品价值提升策略,步步为营,逐步扩大产品优势。

(2)局部优势产品:产品综合评价得分一般,多为具有一定临床优势的品种,但竞争格局复杂或呈胶着,大多与企业核心战略和品牌定位相关较弱,虽产品具备一定市场价值,但产品市场持续扩大难度较高。对于此类产品,建议采取谨慎的产品战略。

（3）风险隐患产品:产品综合评价得分较低,多为临床优势不明显,组方、剂型不尽合理或存在原料、政策等方面风险隐患,产品深度开发难度较大,市场份额扩大行动及维持市场地位的成本均较高,投入产出比较低。对于此类产品,建议采用保守维持的产品战略。

2. 企业治疗领域战略分析　处方药产品销售,面对的客户是医生,主要依靠院线带动,需要用专业化的营销语言进行产品宣传,产品治疗领域和产品线组合尤为重要。未来,随着医保控费、零差价、医保支付改革、处方点评、辅助用药、两票制、带量采购等系列政策效果的综合呈现,对于处方药销售的专业化程度要求更高,医药企业必须有清晰的产品线架构和产品战略。

基于中成药产品价值和风险多维研判模型,可以高质量地遴选出具有大品种培育前景的优质"种子"产品,也为其下一步大品种培育提供全面的情报信息;通过对中药企业现有产品的整体梳理分析,可以为企业明确产品竞争优势、梳理产品优先层级、优化产品结构,完善产品战略布局提供支撑;结合企业自身的优势、品牌和资源调动能力,也可为企业整体战略设计提供重要参考。

第八章　中药大品种科技竞争力的影响及应用

随着《报告》的持续发布，业内关注度持续提升，《报告》在业界产生了多方面的影响，进而在各级政府、行业组织、业内企业得到了日益广泛的应用。

一、对产业的影响

《报告》通过中成药大品种竞争力的排行和分析，进而形成了对中药产业科技创新与成果转化整体概貌描述，以及中药产业科技创新的总结性、评价性资料，为问诊分析我国中药产业科技创新、成果转化等系列存在的问题提供数据和参考依据，也为深入分析中药产业面临的现实困境，探讨新时期中药产业高质量发展的策略和路径提供了重要的启示。

近年来，《报告》倡导并一贯秉承的"临床价值大、科学价值强、市场价值高"新时代中药大品种价值理念，已经获得业界广泛认可，逐渐成为中药产业共识的产业价值导向；《报告》采用的中药大品种科技竞争力评价的模型，以及报告编制工作所坚持的公开、公正、公平、客观、开放、多元的评价工作流程，也获得业内广泛首肯；《报告》评价优势产品在所在领域优势得到凸显，竞争获益显著；产品科技竞争力间直观的差距，使企业更加关注产品，努力提升产品的科技竞争力；《报告》对于中成药产品评价的数据分析，已经在国家有关中药科技与工业项目设计、立项、总结工作中，以及有关中药相关法律、法规、政策、措施、成果评价与奖励、地方产业发展规划等方面均产生了一定影响。

（一）国家基本医保和国家基本药物目录调整

对于医药产品而言，医保目录和基药目录是最重要的药物政策，决定了产品能否获得有关方面的认可，进入国家医保支付范畴，或者成为临床基础用药，由各级卫生部门强化重点保障其临床供给。

伴随着近年来《报告》的发布，我国先后发布了 2017 版、2019 版医保目录与 2018 版基药目录。2017 年、2019 年医保目录新增医保甲类品种中的独家或准独家产品，几乎均为当年度《报告》中的优势品种；2018 年 1 月，流感肆虐，国家卫计委制定发布《流行性感冒诊疗方案（2018 年版）》，《报告》中多个优势品种被列入；2018 年 10 月，新版基药目录发布，新增的 66 个中药产品中，涉及 36 个独家产品（独家剂型），这些产品全部为《报告》中的优势品种。通过这些目录与《报告》的关联分析可以看出，几乎所有的医保目录、基药目录中的新增产品、乙类变甲类产品中的独家或准独家产品，都曾入围当年的《报告》；而与此同时，所有医保甲类变为乙类品种及医保目录、基药目录调出品种，均无《报告》上榜产品。医保目录、基药目录认可的产品与《报告》上榜产品的高度一致性，体现出《报告》遴选出的这些优势中药产品，其临床价值同样获得了医保、基药遴选专家的认可，更反映出中药大品种科技竞争力评价所一贯秉承的"临床价值大、科学价值强、市场价值高"的价值理念和国家医保、基本药物政策的价值取向高度一致。

未来，随着我国医药改革的深化，药品监管、医保支付、辅助用药管理等药物政策都需要科学化的决策，要靠证据支持，用数据说话。体现药品临床价值和科学价值，客观、公开的中药大品种科技竞争力报告，可以简化评审指标、辅助专家评价，也为科学决策提供重要的数据支撑。

（二）中药产品淘汰及重点监控目录

中药产业业内竞争不充分问题非常突出，优质企业和产品难以通过市场竞争脱颖而出，竞争力低下的企业和品质低劣的产品也长期难以淘汰。中成药上市后再评价和产品强制淘汰作为药品全生命周期管理的重要方面，对于优化产业竞争格局，净化产业环境，强化主体责任意识，构建健康行业生态，具有重要的现实意义。当前，亟待加大、加快已上市中成药产品的再评价及淘汰力度，推动形成中成药"优胜劣汰"的竞争态势，从而从整体上提升中成药的质量水平。依法、依规地淘汰高风险或公众质疑中成药产品，需要合理的再评价及淘汰办法。

通过《报告》可以看出，报告中科技竞争力居前的中成药品种，基本无涉嫌广告违规、舆情风险的产品；而广告违规高发，多次引发舆情的中成药产品或相关企业，则往往科技竞争力不高。由此可以推论得出中药企业或产品的科技投入、产出与其违规的风险情况呈高度的"负相关"。中药产品的科技投入与产出状况，可以集中反映出企业对于产品的"态度"，而这种"态度"，又往往决定了产品的最终价值。一个对产品负责任的企业，一定会研究产品，重视提升产品价值，疗效、安全性、质量等方面的工作，最终必然反映在科技产出上；而一味注重广告营销，漠视法律规则的企业，则基本不可能在科技方面有所投入。基于此，通过对重点监控中成药品种的科技评估，可以作为研判中成药再评价、重点监控甚至产品淘汰的重要参考依据。

（三）筛选"临床疗效独特中药品种"

2019年10月中共中央、国务院发布《关于促进中医药传承创新发展的意见》，提出"彰显中医药在疾病治疗中的优势"，"加快中医药循证医学中心建设，用3年左右时间，筛选……100个疗效独特的中药品种，及时向社会发布"。可以看出，具有临床疗效独特优势的中成药产品，将成为引领中药产业高质量发展的关键。

中药产品的科技竞争力是其临床价值和科学价值的集中体现，《报告》中各治疗领域科技竞争力突出的产品，基本正是那些在各领域关注度较高、具有突出临床优势、各方认可度较高的产品。《报告》提供了评估中药产品价值较为客观、公开、完整的系列资料，或将成为有关部门筛选"疗效独特中药品种"的重要参考依据。可以预见，未来100个疗效独特的中药产品与《报告》中相应治疗领域科技因子领先的中药大品种有较高的契合度。

（四）中药科技大奖的风向标

《报告》发布后，引起业内高度关注，大家逐渐发现，近年来获得政府和学会颁发的科技大奖的中成药产品，几乎均为报告中上榜的优势中药产品。从某种程度上说，《报告》已成为中成药科技大奖的"风向标"。《报告》采用获得业内广泛认同和共识的中成药产品科技竞争力评价模型，通过规范、公开的评估流程，实现了较为客观、综合的中药大品种科技竞争力评价。通过产品在科技投入、产出方面的公开、客观数据的综合分析，得到的评估结果——"科技因子"，在某种程度上反映了产品的品质提升、疗效确认、质量控制等方面的成就，这与国家、地方、学会等科技奖励的价值取向基本一致，因而这些科技竞争力优胜的品种，自然而然地成为了各级科技奖励的获得者。这从一个侧面反映出，通过科技创新提升中成药产品的品质，从而更好地满足临床需求，实现更大的市场价值，这一模式得到了有关方面的认同。

（五）国家科技专项成效评价

《报告》工作组基于《报告》（2019版）数据，对历年获得重大新药创制科技重大专项（以下简称"专项"）支持的中药大品种科技因子得分情况进行分析。

专项在药物大品种的技术改造、创新药物、上市后临床研究、国际化、创新技术平台等几个领域均对中药产品技术提升有过涉及。《报告》（2019版）纳入科技竞争力评价的579个入围中药大品种，其中87个产品曾获得专项支持（图8-1）。

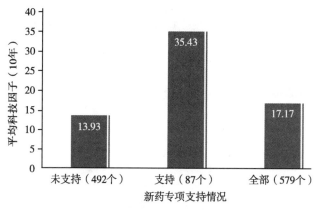

图8-1 重大新药专项支持中药产品科技因子（10年）情况

通过对比显示，获得专项支持的品种科技因子平均为35.43，全部579个入围中药大品种平均科技因子为17.17，专项支持品种高于整体一倍以上；此外，全部579个入围中药大品种中，未获专项支持的 492 个品种平均科技因子仅为 13.93，仅为获得专项支持产品的约 1/3；专项支持的中药产品，已经成为引领我国中药产品科技创新的中流砥柱。

专项支持产品的平均科技因子大大高于入围中药大品种的平均科技因子，反映出专项在大品种改造方面发挥了重要的引领作用，造就了一批"临床价值大、科学价值强、市场价值高"的名优中成药产品。

（六）地方中药产业发展规划及专项

中药大品种是中药产业高质量发展的关键，对于一个地区中药产业发展具有强烈的牵引和示范效应。通过一个省、地区中药大品种科技竞争力分析，并和其他地区的对比研究，可以较为全面、深入探究该地区中药产业的竞争力现状，反映该地区未来中药产业的发展潜力，有助于形成针对性的产业发展政策建议与策略方案。近年来，在多个地区的中药产业及相关产业的中期、中长期发展规划编制工作中，已经开始应用中药大品种科技竞争力模型及数据，不仅可为规划编制提供重要的产业分析基础资料，也为规划前瞻布局提供坚实、整体的产业策略视野，更为规划落地实施提供可行的重点企业及产品针对性的指导政策。

如在广州市中医药发展规划（2020—2025 年）编制研究工作中，通过对广东省、广州市中药大品种科技竞争力与全国优势省（区、市）的对比分析，通过地区优势企业核心中成药产品竞争力研究，问诊广东省、广州市中药产业发展的现状与困境，探究广州市中药龙头企业面临的现实问题，取得了较为满意的分析效果。

二、在产业界的应用

（一）产品学术推广

随着《报告》影响力的扩大，一些企业把产品在《报告》中的排行信息以及排名证书、上榜证书等应用于企业学术推广物料；因《报告》未定价销售，刊印量有限，难以满足企业大批量的需要，有的企业采购《中国现代中药》杂志收录的《报告》概要；有企业基于《报告》中产品相关内容，专门编写、印制产品的单行本或宣传彩页材料。通过这些行动，集中展示了企业产品在科技、临床方面做出的努力和获得的认可，大多取得了良好的医学市场预期。中药大品种科技竞争力评价正成为权威、公开的第三方评价，拉动产品学术营销的有力工具。

（二）奖励及项目申报

《报告》对于中药产品科技竞争力的集中彰显，尤其是通过量化评价实现了领域内或区域内中药产品的比较，这就往往成为申报地方政府及学会科技进步奖励重要的支持材料。

当前，很多地区都制定了中药、生物医药产业或健康产业发展规划，往往通过项目形式支持本地企业发展。有企业借助《报告》对产品在本省或本地区中药产品科技竞争力的凸显，申请地方产业支持项目，取得了项目的支持。

通过《报告》明晰产品科技竞争力优势特色，找出差距和薄弱环节，开展针对性产品前期培育研究基础工作，可更有效地将企业大品种培育的需求与国家科技计划紧密结合，积极申报国家项目；关注国家科研及各类专项立项情况，以多种形式将企业品种纳入国家科技计划中。这样既可有效降低企业研发投入负担，更可有效地融入国家医药科技创新活动，有效提升企业创新视野和产品的业内认可度。

（三）企业并购及投融资

近年来，尤其是 2018 年以来，多家上市中药公司在发布的年度、季度财报时，均提及产品在《报告》中的科技竞争力排行情况，作为企业未来市场竞争力的重要指标。事实上，目前业界的多种榜单排行大多是基于企业和产品的销售、市场、品牌情况，这种过往的业绩往往难以表征企业和产品未来的市场表现，过去卖得再好的产品，如果不符合未来的政策导向和价值预期，一样会折戟沉沙。而科技竞争力则可以较好地表征中药企业科技创新能力和产品具有的价值本身，更反映产品的市场竞争潜力，对于未来具有较强的启示意义。近年来，部分先知先觉的中药企业已经开始通过产品的科技竞争力状况来影响市场和投资者对于未来企业和产品的价值判断。未来，中成药产品的科技竞争力情况，正逐渐成为中药产品转让和医药投融资的重要评估参考指标。

（四）企业战略及产品战略

产品竞争是市场竞争的核心，药品是特殊的商品，具有较高专业竞争壁垒，中药产业又有着和其他医药产业不同的产业竞争策略。专业的中药产品价值研判有助于企业实现强有力的产品战略意图，结合企业战略与品牌定位，科学、合理、真实地评价中药产品价值与风险，对于企业发展战略与经营都具有重要的现实意义。中药产品科技竞争力评价结果，可以对产品价值综合评估与风险研判形成关键支撑。

近年来，多家企业基于中药大品种科技竞争力分析，进行产品线梳理与产品序列整体分析，尤其是基于中成药产品价值与风险多维研判模型，对产品线进行快速、整体全面、专业系统地量化评估，较为直观地分析企业各产品线上产品的潜力与风险，可以快速、客观地遴选出潜力大品种。在此基础之上，针对企业关注的核心产品或潜力大品种，展开深度分析，通过产品与所在领域关键竞品的科技竞争力做对比分析，可以对产品的竞争态势做出前瞻性预判，也可对产品临床定位和技术重点突破方向做出提示，进而为形成科学、前瞻的产品大品种培育方案奠定坚实基础。

随着各方对中药产业、中药产业竞争力的关注，企业对科技竞争力理解程度的加深，中药大品种科技竞争力必将有更多的应用形式出现，推动企业致力于提升产品的科技竞争力，并把这种结果应用于扩大整体的竞争优势。

第九章　典型中药大品种

本部分以典型中药大品种为例,透视这些中成药产品如何通过科技创新,持续提升产品自身的临床价值、科技价值、市场价值,成长为"中药大品种"。

一、典型中药大品种——参附注射液

(一)产品基本情况

参附注射液源自宋代《严氏济生方》参附汤,该方有益气回阳固脱之功效,是中医急症的经典代表方剂,临床上常用于四肢厥逆、冷汗淋漓、呼吸微弱、脉微欲绝。在参附汤的基础上研制而成现代中药新药——参附注射液,于1987年正式获批上市。该药主要原料为红参、附片,经现代提取、精制和剂型创新,既保留了中医药急症治疗优势特色,又突出了注射剂的应用特点,具有起效迅速、便于急救的优点,在临床上主要用于阳气暴脱的厥脱证(感染性、失血性、失液性休克等),也可用于阳虚(气虚)所致的惊悸、怔忡、喘咳、胃痛、泄泻、痹证等。目前,参附注射液已经成为临床治疗急症最常用的中成药之一,是国家医保甲类品种,广泛应用于各型休克的抢救,尤其在心脑血管危急重症治疗中发挥了不可替代的作用。

2020年以来,新冠肺炎疫情肆虐全球,由于参附注射液既往临床疗效突出、循证依据扎实,业界认可度较高,在国家卫健委发布的《新型冠状病毒肺炎诊疗方案》中,对危重型(内闭外脱证)临床表现为呼吸困难、动辄气喘或需机械通气,伴神昏、烦躁、汗出肢冷、舌质紫黯、苔厚腻或燥、脉浮大无根患者,推荐使用参附注射液等中成药。在疫情防控过程中,参附注射液发挥了中药治疗急症的特色优势,成为助力中国人民抗击新冠肺炎疫情闯关过坎的关键"武器"。

(二)产品价值提升

参附注射液由华润三九(雅安)药业有限公司[以下简称"华润三九(雅安)"]独家生产。华润三九(雅安)是我国医药龙头企业——华润三九医药股份有限公司旗下的子公司。华润三九医药股份有限公司是我国大型国有控股医药上市公司,具有较强的科技创新实力。华润三九（雅安）以生产高品质的中药注射剂而闻名全国，建设有四川省企业技术中心、四川省中药注射剂工程技术研究中心、博士后科研工作站、院士（专家）工作站等创新平台，先后荣获 2 项国家科学技术进步奖和国家重点高新技术企业等荣誉。

参附注射液源自名方、特色明确、工艺与剂型先进，上市后迅速获得了广泛的认可和应用，但随着临床应用范围扩大，产品也面临一些新挑战。如参附汤是经典名方，疗效备受业界推崇，但改造成为参附注射液后，注射应用的证据力度尚嫌不足，疗效优势未能充分体现；产品的作用机制不够清楚，西医临床医生很难准确理解其作用特点；产品不良反应和合理用药的认识不足，医生和患者存在一定的安全性顾虑和疑惑；产品质量水平也存在提升空间。针对产品的这些问题，华润三九（雅安）对参附注射液开展了长期、系统、深入的研究，逐步明确了参附注射液物质基础、作用机制，得到了初步安全性及有效性证据。随着各项研究逐步深入，具备了一定的工作基础后，近年来，参附注射液有关研究也获得了重大新药创制国家科技重大专项、中药标准化项目、工业转型升级项目等 16 项国家级、省市级有关科技项目的支持，资助总金额超过 3 000 万元。在中药大品种参附注射液技术改造、参附注射液标准化建设、参附等注射液全产业链数字化制造技术建设等系列国家大型专项和企业持续大力科技投入的支持下，参附注射液的各项研究取得了长足的进步，产品价值和竞争优势日益凸显。

1. 临床价值提升 围绕参附注射液对脓毒症及脓毒性休克、心力衰竭、心脏骤停等危急重症的治疗，开展了系列规范的临床研究，获得 1a 级证据 5 项、1b 级 7 项、2b 级 4 项，进一步清晰了产品定位，形成了坚实的循证医学证据体系。

为评价参附注射液对于心脏骤停后综合征的治疗作用，首都医科大学附属北京朝阳医院李春盛教授团队从 2002 年开始，从基础、机制到临床，持续对参附注射液展开系列研究，相关成果发表在 *Shock*、*Resuscitation*、*Evidence-based Complementary and Alternative Medicine*、*American Journal of Emergency Medicine* 等国际权威期刊，体系化地阐释了参附注射液改善循环及脏器保护等作用。2017 年，由首都医科大学附属北京朝阳医院牵头，50 家三级甲等医院共同参与完成的"参附注射液对于心脏骤停后综合征的随机对照多中心盲法研究"发表于全球重症医学顶尖杂志 *Critical Care Medicine*（《重症医学》）。文章显示，在常规治疗的基础上，应用参附注射液治疗心脏骤停后综合征，能够提高患者 28 天生存率及 90 天生存率，减少住院天数及住院费用。这是首个在世界急重症领域顶级期刊发表循证研究的中药注射剂，也标志着中医药在危急重症治疗中的作用获得了国际认可。

随着临床证据力度的强化，参附注射液的临床价值得到了越来越多医药专家的认可，被临床指南、专家共识、诊疗方案、专业教材及论著等 20 多个相关资料所推荐、收录。

2. 产品安全性提升 为降低产品用药风险，提升用药安全性，企业长期关注参附注射液有关用药数据积累与分析，逐步完成了参附注射液文献、医院信息系统数据和国家不良反应监测中心自发呈报系统数据的分析，通过数据综合评价参附注射液的安全性，也为医药行政管理部门的政策提供依据。然而要想进一步提升参附注射液的临床安全性，还须有针对性地开展安全性主动监测，一方面可以明确产品药品不良反应（adverse drug reaction，

ADR）发生率，另一方面也可使多个来源的证据联系起来，得到明确的统一指向。基于上述认识，企业设计并实施了参附注射液安全性主动监测研究，采用前瞻性、多中心、大样本、登记注册式医院集中监测模式，并设置了严格的三级质控和防漏报机制，于 2012 年 2 月—2015 年 6 月在 28 家二级和三级医院登记患者 30 106 例，发现药品不良事件（adverse drug event，ADE）114 例，经三级判定明确 ADR 23 例，ADR 发生率为 0.076%，为"罕见"水平。ADR 的主要表现为皮疹、瘙痒、注射部位不适、恶心、呕吐、腹痛、头晕、胸闷、心悸、寒战、发热和呼吸困难，未监测到严重 ADR。过敏史、给药途径、剂量、溶媒、给药浓度、合并用药可能会影响参附注射液 ADR 的发生。

通过非临床安全性研究、药物代谢研究、真实世界安全性集中监测研究以及主动安全性监测系列研究，参附注射液的安全性得到进一步确认，临床的实际用药情况（人群特征、方法剂量、疗程等）、不良反应发生率、不良反应症状、处理及转归和不良反应发生主要因素逐渐清晰，为临床合理用药及修改产品说明书提供了依据。在此基础之上，参附注射液说明书的安全性信息不断更新、完善，更有效地保证了其临床用药安全性。

3. 深入阐释作用机制 通过对参附注射液治疗心力衰竭、休克等一系列疾病作用机制的解析，为参附注射液的临床应用提供重要的基础支撑，有利于药物的合理应用，并进一步促进其临床精准定位。参附注射液由人参、附片两味组成，主要药效物质是人参皂苷和附子生物碱两类成分，具有抗炎作用的同时，能够保护免疫细胞，缓解免疫抑制，从而调节机体免疫状态；具有强心、扩张微血管的作用，在守护大循环的同时改善微循环；还能通过阻断细胞凋亡通路，保护脏器细胞，防止脏器损伤。参附注射液具有调节免疫、改善循环、保护脏器的药理作用，在休克、心衰等疾病领域发挥重要作用。

参附注射液对心力衰竭的治疗作用主要表现在以下几个方面（图 9-1）。①改善心脏功能与患者的整体状态：参附注射液显著调节左心室射血分数，提高心脏收缩功能，增加 6 分钟步行距离，降低血浆脑钠肽（BNP）水平，改善患者的心脏指数；同时改善舒张性心力衰竭患者心悸、胸闷、浮肿等症状，降低心力衰竭的发生风险；②改善血流动力学功能：参附注射液可显著降低血浆黏度，全血黏度，红细胞聚集指数，血小板黏附率，心房收缩期血流速度等；③减少炎症反应与氧化应激损伤：参附注射液可降低心力衰竭发生过程中的炎症标志物如血浆 C 反应蛋白（CRP）的浓度和白细胞介素 -6（IL-6）水平，减少炎症反应；提高心肌超氧化物歧化酶（SOD）活性，降低心肌丙二醛（MDA）和血清血管紧张素Ⅱ（AngⅡ）的含量，降低心衰大鼠活性氧（ROS）水平，减少氧化应激损伤，改善心肌功能，延缓心力衰竭发展；④抑制心肌纤维化与重塑：参附注射液可阻断酪氨酸激酶 - 信号传导与转录激活因子（JAK-STAT）、转化生长因子 β/SMAD 蛋白（TGF-β/SMADS）等信号通路，抑制心肌重塑；⑤抑制心肌细胞凋亡与降低一氧化氮合酶（NOS）含量：参附注射液可促进 B 淋巴细胞瘤 -2 相关 X 蛋白（Bax）、Fas 死亡受体（Fas）和 Fas 配体（FasL）表达，抑制试验性心力衰竭大鼠心肌细胞凋亡；使慢性心力衰竭患者 NOS 含量降低，而使一氧化氮（NO）生成增加，舒张血管，对慢性心力衰竭具有保护作用。

休克是人体对有效循环血量锐减的反应，是组织血液灌流不足所引起的代谢障碍和细

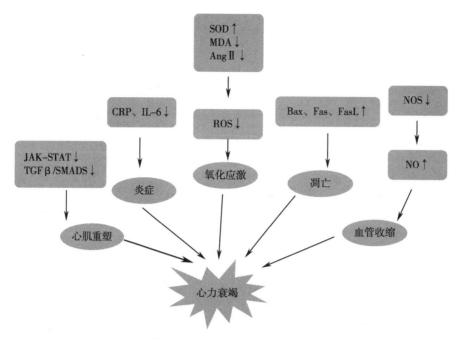

图 9-1 参附注射液抗心力衰竭的药理作用机制

胞受损的病理过程。引起休克的原因虽然很多,但都有共同点,即有效循环血量的急剧减少和微循环障碍。补充血容量和改善微循环是抗休克的根本措施。目前,临床上参附注射液广泛应用于各种原因所致的休克,主要药理作用为以下几个方面。①改善血流动力学:参附注射液可改善心功能,增加心肌收缩力,增加心肌血流量,改善血流动力学,发挥抗休克作用;②改善微循环:参附注射液可使血液中红细胞流速加快、白细胞黏附数减少,显著改善休克时组织缺血、缺氧,改善休克症状;③加快组织代谢:参附注射液可加快心源性休克患者的氧输送(DO_2)及氧消耗(VO_2)过程,降低氧摄取率(ERO_2),有效增加氧代谢;可降低血乳酸、胃壁细胞抗体(PCA)及环腺苷酸(cAMP)水平,通过提高乳酸清除率来降低感染性休克早期乳酸水平,恢复正常组织代谢,从而发挥有效的抗休克作用;④减轻炎症反应:参附注射液可降低失血性休克患者白细胞介素 -1β(IL-1β)、肿瘤坏死因子 α(TNF-α)的浓度,增加白细胞介素 -10(IL-10)水平,减轻全身炎症反应;此外可影响巨噬细胞对炎症的调节过程,发挥抗炎作用,降低红细胞清道夫受体(SCD163)、MDA 水平和增加内皮细胞微颗粒(EMPS)、超氧化物歧化酶含量,治疗脓毒症休克;⑤减轻内皮细胞损伤:参附注射液可使血管内皮细胞蛋白 c 受体(EPCR)蛋白质表达增加,而降低 EPCR mRNA 表达,有效减轻内皮细胞损伤,可抗失血性休克。

4. 生产改进与质量提升 近年来,为进一步提升产品质量,企业在参附注射液的原料保障、生产工艺、质量标准方面开展了大量研究,建立了高于《中国药典》标准的参附注射液中药材、饮片、中间体微生物限度控制标准;生产过程采用自动化、全程密闭、超滤、在线灭菌、无菌灌装等措施,最大限度降低药液微生物负荷以及产品内毒素水平,且附片减毒增效专利技术提升了其安全性。

为保证产品的质量可控,企业建成参附注射液自动化生产线,控制点位共 10 012 个,控制参数 370 个,产品质量波动率在 10% 以内;开展参附注射液全产业链数字化制造技术建设,从中药材标准化生产,到原料提取、制剂、包装、物流系统等产品全生命周期,形成智能化管控体系,实现全产业链信息化管理(图 9-2)。

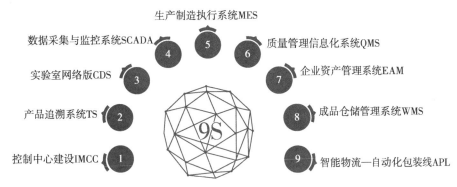

图 9-2 参附注射液生产全产业链信息化系统

围绕参附注射液系列相关技术,企业申报并获授权发明专利 27 项,形成较为完整的专利技术壁垒,保护了产品的核心技术(图 9-3)。

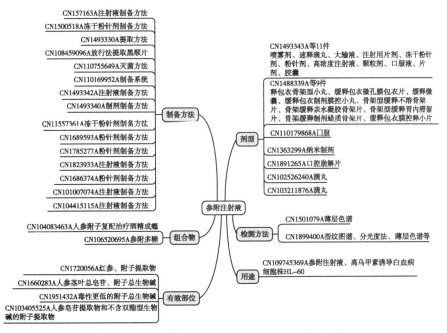

图 9-3 参附注射液相关专利申请的主题类型分布

(三)成效与认可

1. 获得奖励与认可(表 9-1)

表 9-1　近年来参附注射液获得奖励

序号	时间	项目	奖项	等级
1	2015 年	一种治疗气虚阳脱的参附注射液	四川省专利奖	特等奖
2	2013 年	参附注射液品质控制与产业化关键技术应用	2013 年度国家科学技术进步奖	二等奖
3	2013 年	一种参附注射液及其制备方法	四川省专利奖	二等奖
4	2012 年	参附注射液的基础、临床与产业化关键问题研究	四川省科学技术进步奖	一等奖
5	2012 年	中药注射剂的安全性关键问题研究	中国中医科学院科学技术奖	一等奖
6	2010 年	一种参附注射液及其制备方法	中国专利奖	优秀奖
7	2010 年	参附注射液质量控制及治疗厥脱的临床与实验研究	中华中医药学会科学技术奖	三等奖

2. 临床指南 / 专家共识 / 诊疗方案 / 专著收录情况（表 9-2）

表 9-2　参附注射液在指南、专著收录情况

序号	发布时间	发布机构 / 出版社	指南 / 专家共识 / 诊疗方案 / 专著名称	描述及备注
1	2010 年	卫生部	《手足口病诊疗指南》	危重型病例中心阳衰微、肺气欲脱的重型病例推荐参附注射液
2	2011 年	中华中医药学会内科分会肺系病专业委员会	《社区获得性肺炎中医诊疗指南》	危重变证类——邪陷正脱可选用参附注射液
3	2014 年	中华医学会重症医学分会	《中国严重脓毒症——脓毒性休克治疗指南》	阳脱证、阴阳俱脱的急病重病，扶正固脱法推荐参附注射液
4	2014 年	国家卫生和计划生育委员会	《登革热诊疗指南》	暑湿伤阳，气不摄血可选用参附注射液
5	2016 年	中国医师协会中西医结合医师分会等	《急性心肌梗死中医临床诊疗指南》	急性心力衰竭、心源性休克推荐参附注射液
6	2017 年	中华中医药学会	《中医药单用联合抗生素治疗常见感染性疾病临床实践指南——社区获得性肺炎》	CAP 重症肺炎，可选用参附注射液
7	2017 年	中华中医药学会	《中医药单用联合抗生素治疗常见感染性疾病临床实践指南——脓毒症》	脓毒性休克阳气暴脱证，推荐参附注射液
8	2018 年	中国医师协会急诊医师分会	《中国脓毒症脓毒性休克急诊治疗指南》	推荐在血管活性药物使用的基础上加用参附注射液
9	2004 年	国家卫生和计划生育委员会	《传染性非典型肺炎（SARS）诊疗方案》	各期正气虚亏者可选用参附注射液

续表

序号	发布时间	发布机构/出版社	指南/专家共识/诊疗方案/专著名称	描述及备注
10	2013年	国家卫生和计划生育委员会	《人感染H7N9禽流感诊疗方案》	热毒壅盛，内闭外脱（高热、ARDS、脓毒性休克）可选用参附注射液
11	2020年	国家卫生健康委员会、国家中医药管理局	《新型冠状病毒感染的肺炎诊疗方案（试行第四版～第七版）》	危重型（内闭外脱证）推荐中成药
12	2010年	人民卫生出版社	《名优中成药研究与应用——参附注射液》	主编：赵军宁，何继东

（四）科技竞争力解析

按照中药大品种科技竞争力评价模型（《报告》2019版），根据各项数据及计分规则，过去10年间（2009年1月—2018年12月）参附注射液科技数据具体情况如下：科技投入方面，重大新药创制国家科技重大专项、中药标准化项目各1项，国家自然科学基金13项，得分21分；科技产出方面，参附注射液相关科技论文3 000余篇，其中SCI论文70多篇，符合纳入规则的核心期刊论文885篇，英文SCI论文49篇，影响因子累计81.816，论文得分27.28分；符合规则的授权发明专利25项，知识产权得分17.15分；曾获得国家科学技术进步奖二等奖和省级、学会等奖励，科技奖励得分11分；临床方面被多个指南、共识收载，得分9分；其他单项1分。参附注射液科技因子总得分达86.43分，从入围的579个产品中脱颖而出，列中药大品种科技因子全品类第一，同时也是四川省和心脑血管类第一名。

上市三十余年来，通过一系列持续、深入的研究，参附注射液的循证证据水平和支持力度有效提升，药效机制阐释持续深入，临床认可度不断提升；原料有效管控加强，生产工艺进一步优化，标准和质量控制水平持续改进，产品品质显著提升；不良反应事件监控加强，合理用药日益强化，产品安全风险得到了有效管控。参附注射液卓越的科技竞争力是坚实的科技创新工作成效的集中体现，反映了产品突出的临床价值、科技价值，进而对其市场价值形成了有效的支撑。参附注射液较好地体现了中医药传承创新优势，临床特色突出，是实至名归的中药大品种。

二、典型中药大品种——丹红注射液

（一）产品基本情况

丹红注射液系根据"脑心同治"医学理论精心研制的现代中药注射剂，由山东丹红制药有限公司（以下简称"山东丹红制药"）独家生产。丹红注射液由丹参、红花组方而成，组成较简单、物质基础相对清楚、作用机制明确，具有活血化瘀、通脉舒络的功效，用于瘀血闭阻所致的胸痹及中风,症见胸痛,胸闷,心悸,口眼㖞斜,言语謇涩,肢体麻木,活动不利等症;冠心病、心绞痛、心肌梗死、瘀血型肺心病、缺血性脑病、脑血栓。临床广泛应用于各类缺血性疾病,作用迅速;对脑梗死、心肌梗死等梗塞性供血不足效果尤为显著。丹红注射液为国家医保产品,进入11省(区、市)基药目录,在全国31个省(区、市)(除港澳台)5 000多家二级以上医院广泛使用。

(二)产品价值提升

丹红注射液上市后,山东丹红制药与中国中医科学院中药研究所、中国科学院上海药物所、中国医学科学院阜外医院、天津中医药大学、北京大学人民医院、复旦大学中山医院、浙江大学等机构建立合作关系,系统地开展丹红注射液临床、作用机制、药效物质基础、安全性、生产及质量控制研究,并获得多项省部级课题支持。丹红注射液相关研究两次获得重大新药创制国家科技重大专项支持,曾获得国家科技支撑计划、国家重点研发计划等重点项目的支持。

1. 生产与质量控制　注射剂对产品质量要求较高,而原料中药材常受到产地、生长环境、采收季节等多方面影响,而且由于工艺复杂,影响产品质量环节较多。为提升丹红注射液产品质量,在产品上市后,从原料保障、工业制造、质量标准几个方面持续努力,有力保障了产品高质量水准。

(1)原料保障:为使丹红注射液产品原料质量均一、稳定,企业自2002年开始调研、筹划,优选原料药材道地产区,介入中药材基地建设。2011年3月与中国中医科学院中药研究所合作,在山东长清建立了丹参基地,在新疆米东建立了红花基地,2014年5月,两个中药材种植基地通过了国家食品药品监督管理总局GAP认证审核。丹红注射液中丹参、红花两味原料均达到GAP要求,从源头上保障了原料质量。

(2)先进工业制造:为生产出更优质的产品,企业持续改进、优化丹红注射液生产工艺,在产品上市后,丹红注射液的生产工艺实现了三次大的跨越。水煮醇沉等工艺的机械化/半机械化标志着第一代中药制药技术;制定丹红注射液制药过程生产管理规范,构建了从源头到制剂的药品质量保障体系,实现了制药设备管道化、自动化/半自动化,实现了第二代中药制药技术。近年来,基于国家科学技术部"丹红注射液技术升级研究"项目、国家发展和改革委员会"丹红注射液近红外线自动化质量控制"项目、企业自主制造工业升级技术项目,企业通过数字化制药技术研究,将中药制药过程轨迹监测方法与数字化生产质量管理规范相结合,创建了5大技术平台和16项关键技术,实现第三代中药制药技术突破,即制药工艺的精细化、数字化、智能化。丹红注射液在国内率先实现了从数字制药到智慧制药的跨越(图9-4)。

(3)物质基础研究:为进一步提升产品质量控制水平,需掌握产品物质基础和关键质量环节。在国家和企业课题的支持下,丹红注射液的物质基础研究持续深入,采用磁共振、液质联用、原子吸收等检测方法,分析鉴定了丹红注射液的成分,通过对准确分子量和裂解碎片的解析,指证出73个化合物,包括35种有机酸及其衍生物(其中包括15种丹酚酸),

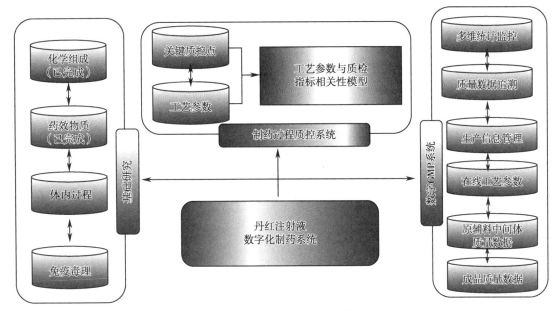

图 9-4　丹红注射液数字化制药系统

13 种丹参酮类、18 种黄酮类及 7 种生物碱类化合物,实现了中药注射液安全性再评价要求的"689 原则"(多成分中药注射剂总固体中结构明确成分的含量应不少于 60%,可测成分应大于总固体量的 80%,经质量研究明确结构的成分应当在指纹图谱中得到体现,一般不低于已明确成分的 90%)。

(4)质控及标准提升:企业对丹红注射液的质控方法进行了提升,同时建立丹红注射液的多重指纹图谱,提升产品的质量标准;采用红外分析技术,建立了丹参、红花提取过程中羟基红花黄色素 A、丹酚酸 B 含量等多个质控指标的快速分析测定方法,可进一步从生产过程确保丹红注射液质量稳定可靠。

通过上述系列研究,围绕丹红注射液工艺、制剂、质量控制技术等方面,申请了多项技术专利,获专利授权 19 项,其中发明专利 17 项。

2. 临床研究　丹红注射液上市后研究涵盖急性冠脉综合征(ACS)、冠心病急性心肌梗死 PCI 术后微循环障碍、心绞痛及无症状性心肌缺血等。研究证明,丹红注射液可以降低胆固醇、提高高密度脂蛋白(HDL)水平,降低血小板表面活性,以及促进受损血管内皮功能恢复的作用,有类似 β 受体阻滞剂的优点。

脑血管疾病方面,丹红注射液对脑梗死急性期、恢复期,短暂性脑缺血发作(TIA),椎 - 基底动脉供血不足等缺血性脑血管病,均表现出较好的疗效和安全性。

肺源性心脏病方面,临床研究文献显示,丹红注射液用于慢性肺心病急性加重期,能够有效疏通肺的微循环,改善肺通气和缺氧症状,有助于缓解肺动脉高压,明显降低肺心病急性加重期肺动脉收缩压,改善肺通气,防止血栓形成,提高肺心病的临床疗效,因而可将其作为治疗慢性肺心病急性加重期的一种有效药物。

3. 作用机制阐释　丹红注射液由丹参、红花制成,丹参主要成分包括脂溶性丹参酮类成分和水溶性的丹参酚酸类成分,其中丹参酮$Ⅱ_A$、丹参素等成分活性较强;红花中主要成分有黄酮、生物碱、聚炔、木脂素等,其中羟基红花黄色素为主要活性成分。丹红注射液具有扩张血管、抑制血小板聚集、改善血液循环、抗炎、抑制氧化应激、抑制神经元凋亡和调节糖脂代谢等药理作用,临床用于治疗多种心脑血管疾病、肾脏疾病和肺部疾病等。

多项临床研究结果表明丹红注射液抑制炎症反应,调节血流动力学相关指标,促进神经功能恢复,改善急性脑梗死患者的预后,疗效显著。丹红注射液可改善 TIA 患者神经相关因子水平及脑血流动力学参数,缩短发作持续时间,降低后期复发率。丹红注射液可增加急性脑梗死患者大脑后动脉的收缩期峰值流速(Vs)和平均血流速度(Vm),降低阻力指数(RI)、全血黏度、血浆黏度和纤维蛋白原含量,并下调血清 P- 选择素、超敏 C 反应蛋白(hs-CRP)、IL-6、IL-8、IL-18、TNF-α 和 fibulin-5 的水平。临床检测 246 例急性脑梗死患者的血流动力学、血清炎症因子和 NF-κB 蛋白的结果显示,丹红注射液可改善血流动力学相关指标,降低血清炎症因子 IL-1β、TNF-α、IL-6 mRNA 和蛋白的水平,降低外周血中 NF-κB 的表达水平。

丹红注射液能降低冠心病心绞痛患者的血脂水平,减少心绞痛次数和发作频率。丹红注射液可降低不稳定型心绞痛患者 CRP、高半胱氨酸(Hcy)和 N 末端脑钠尿肽(NT-BNP)的水平,改善临床症状。丹红注射液可降低经皮冠状动脉介入治疗(PCI)患者血浆 hs-CRP、P- 选择素、内皮素 -1(ET-1)和血脂的水平,增强内皮功能以及拮抗炎症。丹红注射液还能降低 ACS 患者血清 hs-CRP、P- 选择素、葡萄糖蛋白 Ⅱb/Ⅲa 受体复合物和血浆纤维蛋白原 C(FIB-C)的水平,抑制血小板活化和炎症反应。

实验研究表明丹红注射液能促进脑梗死大鼠梗死灶周围区域生长相关蛋白 -43(GAP-43)蛋白的表达,促进轴突再生和神经元重塑;降低血清 TNF-α、IL-6、CRP 的水平,抑制炎症反应。丹红注射液可上调脑缺血再灌注损伤大鼠脑组织血管内皮生长因子(VEGF)的表达,增加皮质区新生微血管数量,改善脑侧支循环,减轻神经功能缺损,缩小脑梗死体积;通过 PI3K-Akt 信号通路下调脑组织促凋亡因子(Bad,Bax 和 Bim)和凋亡基因 p53 的表达,上调抗凋亡因子 Bcl-2 的表达,抑制脑组织细胞凋亡;促进星形胶质细胞内过氧化物酶 Prx1 的表达,发挥抗氧化作用。丹红注射液可升高心肌梗死大鼠心功能相关指标如左室射血分数(LVEF)和左室短轴缩短率(LVFS),通过 JAK2/STAT3 信号通路抑制缺血损伤诱导的心肌细胞凋亡(图 9-5)。

4. 产品安全性提升 基于重大新药创制国家科技重大专项"中药上市后再评价关键技术"子课题中丹红注射液集中监测的任务,企业先期完成了 10 000 例丹红注射液的集中监测,获得了初步的临床安全性评价。在此基础上,采用集中监测法、自发呈报法、病例回顾法等研究方法,对丹红注射液的安全性进行了体系化的系统评价。来自 5 个省共 39 家医院参与研究,对 30 888 例病例进行观察,结果显示丹红注射液不良反应发生率为 3.5‰,排除治疗性反应,不良反应发生率低于 2‰。采用自发呈报法,依托河南省药品食品监督管理局药品不良反应自发上报系统,监测期内不良反应发生率为 0.67‰;采用病例回顾法,依据使用丹红注射液患者的病历,如实提取病例中丹红注射液的使用信息,汇总资料进行统计分

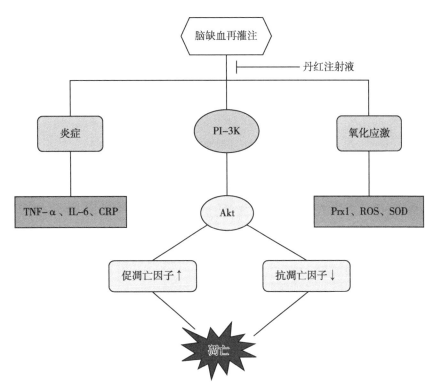

图 9-5　丹红注射液治疗脑缺血再灌注损伤大鼠的作用机制

析,不良反应发生率为 3.38‰。通过一系列的安全性研究,综合显示丹红注射液不良反应均属偶见,症状轻微,可迅速恢复,临床应用安全性较高。

为进一步保障临床合理用药,提升丹红注射液的安全性,企业对丹红注射液临床应用的配伍禁忌进行了研究。企业先后建立丹红注射液临床联合用药不良反应数据库,形成丹红注射液临床联合用药不良反应评价体系,选择代表性丹红注射液临床联合用药组进行不良反应机制研究,进而建立丹红注射液临床联合用药预警系统并制定临床安全用药指南。

基于以上科研成果,企业分别于 2014 年和 2016 年主动补充完善丹红注射液药品说明书安全性内容,有力保障了丹红注射液的临床合理用药。

(三)成效与认可

基于丹红注射液的各项研究工作,丹红注射液相关研究成果荣获多项各级政府、学会奖励。丹红注射液核心发明专利荣获 2010 年第十二届中国专利奖金奖,这也是我国中药领域首个专利金奖;"丹红注射液的研究与开发"获 2010 年山东省科学技术进步奖一等奖;"中药大品种丹红注射液药效物质基础、作用机制、质量控制及产业化"获 2015 年中华中医药学会科学技术奖一等奖;"中药注射药剂临床安全性再评价技术体系建立及应用"获 2016 年河南省科学技术进步奖一等奖;"丹红注射液及其组分抗缺血性心脑血管病作用与应用"获 2019 年中华中医药学会科学技术奖一等奖。

基于对丹红注射液临床证据的认可，《中国脑梗死中西医结合诊疗指南》《冠心病合理用药指南》《糖尿病周围神经病变中医临床诊疗指南》《中成药临床应用指南——心血管疾病分册》临床指南推荐使用丹红注射液。

此外，丹红注射液还获得《动脉粥样硬化中西医结合诊疗专家共识》《急性心肌梗死中西医结合诊疗专家共识》《经皮冠状动脉介入治疗围手术期心肌损伤中医诊疗专家共识》《慢性心力衰竭中医诊疗专家共识》《糖尿病微循环障碍临床用药专家共识》《慢性脑缺血中西医结合诊疗专家共识》等专家共识推荐。

丹红注射液被收入全国中医药行业高等教育"十三五"规划教材《中西医结合内科学》，在 TIA 的中医治疗中推荐使用；2017 年 5 月国家卫计委脑卒中防治工程委员会编写的《中国缺血性中风中成药合理使用指导规范》收录丹红注射液。

（四）科技竞争力解析

按照中药大品种科技竞争力评价模型（2019 版），根据各项数据及计分规则，过去 10 年间（2009 年 1 月—2018 年 12 月）丹红注射液科技数据具体情况如下：重大新药创制国家科技重大专项 1 项，国家自然科学基金 12 项，科技投入总得分 16 分；科技产出方面，共发表论文 4 000 多篇，其中 SCI 文章百余篇，其中符合纳入规则的核心期刊论文 1 045 篇，英文 SCI 论文 88 篇，影响因子累计 220.3，论文得分 30.47 分，列 2019 中药大品种科技论文卓越榜第一；知识产权方面，符合规则的授权发明专利 6 项，知识产权得分 10.45；科技奖励方面，丹红注射液曾获得多项省级、学会奖励，科技奖励得分 23 分；临床方面被多个指南、共识收载，其他单项合计 2 分。丹红注射液科技因子总得分达 81.94 分，列中药大品种科技因子全品类第二，山东省中药大品种排名第一。

从 2004 年丹红注射液上市以来，在国家政策指引，行业专家的帮助与指导下，采用"医产学研资"协同创新模式，充分利用现代科学的理论、方法、手段，丹红注射液的原料控制、生产工艺以及质控方法、作用机制、安全风险控制、临床疗效研究不断走向深入，提升了产品的"临床价值、科技价值、市场价值、文化价值"。丹红注射液已初步实现化学物质清楚、作用机制明确，具有"安全、有效、质量可控"的特点。

三、典型中药大品种——喜炎平注射液

（一）产品基本情况

喜炎平注射液由江西青峰药业有限公司（以下简称"青峰药业"）独家生产，由天然药物穿心莲中提取出的高纯度（99%）穿心莲内酯单体，再进行现代的磺化工艺制得。其主要成分是穿心莲内酯总磺化物，具有清热解毒，止咳止痢之功，主要用于支气管炎、扁桃体炎、细菌性痢疾等。穿心莲为爵床科穿心莲属植物穿心莲[*Andrographis paniculata*.（Burm. f.）Nees]的地上部分，中医理论认为穿心莲味苦、性寒，归心、肺、大肠、膀胱经，具有清热解

毒、凉血消肿的功效,临床上多用于上呼吸道感染、急性细菌性痢疾、肠胃炎、肺炎、支气管炎等疾病,被《岭南采药录》《泉州本草》等多种典籍收录。穿心莲广泛分布于热带、亚热带区域,原为印度、斯里兰卡、泰国、马来西亚等南亚、东南亚国家常见的药用植物,20 世纪 50 年代我国从东南亚引种穿心莲成功,因其药效突出,迅速成为最具代表性的"大南药"药材,目前我国有 70 多种中西成药以穿心莲为原料。穿心莲内酯是中药穿心莲的主要有效成分之一,被收载于《中国药典》中,现代研究证实穿心莲内酯具有抗炎、抗病毒、抗肿瘤、免疫调节、保肝利胆等多种作用。由于穿心莲内酯的水溶性差,针对临床上对病原体感染急症治疗的需求,青峰药业运用现代科学技术,经过特殊的磺化工艺,在穿心莲内酯结构中引入亲水基团,增强其水溶性,提高疗效,降低毒副反应,制成成分明确单一的喜炎平注射液。

青峰药业坚持以科技为先导的经营理念,确立了研发驱动、产品创新的发展战略,每年用于新药研发的投入占销售收入的 5% 以上,先后搭建了"创新天然药物与中药注射液"国家重点实验室、博士后科研工作站、院士工作站等多个科研平台,在各地设立了 10 余个全资研发机构,不断提升企业科技创新、创造实力。企业现有在研新品种 50 余个,其中一类新药 8 个,三类新药 30 个,拥有 60 多项国家发明专利,先后承担了十余项国家大型专项课题。

(二)产品价值提升

喜炎平注射液上市后,由于疗效确切,很快就在临床得到了广泛应用。但由于上市较早,临床作用机制研究不透彻,临床定位不够清晰,临床价值优势未能充分凸显;且从有限人群的临床研究,推广到广泛人群中用药,药物安全性风险资料不齐备,不良反应危险人群和类型情况不清晰,临床医生用药还存在安全性疑虑;生产工艺的稳定性、产品质量控制水平、生产效率也都有待提升。青峰药业高度重视、支持产品价值提升,一直个间断地开展喜炎平注射液上市后再评价、质量提升与标准化建设、智能制造等系列研究工作。在扎实的工作基础上,喜炎平注射液的相关研究获得了国家一系列重大专项支持,先后承担了国家"十二五"重大新药创制国家科技重大专项"抗病毒感染中药喜炎平注射液的关键技术研究""中药大品种喜炎平注射液上市后再评价"以及国家发展和改革委员会、国家中医药管理局组织的"喜炎平注射液标准化建设"等重大课题任务。在一系列国家大型科研课题的支持下,喜炎平注射液的各项研究进一步走向深入,取得了一系列突破。

1. 强化临床研究,构筑循证证据体系　在流行性感冒、手足口病、感染性腹泻、肺炎、慢性阻塞性肺疾病急性发作等急性呼吸系统、消化系统感染性疾病的治疗中,细菌感染的抗菌药物使用需要具备相应的临床或实验室指征,病毒感染可供选择的抗病毒药物十分有限,而且病毒或细菌病原学的确诊需要一定的时间。有研究显示,近年来各国人群抗生素耐药趋势呈显著上升趋势,且混合感染更为常见,需要更长时间或更强效的抗生素治疗。此外,有研究表明患者发生过度免疫应答、引发过激炎症反应也是加重或病情进展的重要因素。而抗感染药物一般只针对细菌、病毒、支原体等病原微生物起杀灭或抑制作用,不能调控炎症介质的释放。故临床急需非抗微生物药物的协同治疗方案来改善这类感染性疾病患者预后。此时，具有广谱抗病毒、强效抗炎作用，可与抗生素协同的喜炎平注射液等中成药，往往可以很好地发挥增效减毒作用，起到缩短疾病痊愈时间，降低重症发生率的效果，成为治疗的首选。相关的上市后临床研究表明，喜炎平注射液对流行性感冒、手足口病、病毒性肺炎等多发的季节性急性流行病，具有良好的临床疗效。

为了构建喜炎平注射液治疗支气管炎、社区获得性肺炎、手足口病、流行性感冒等优势疾病的循证证据体系，企业先后开展了近 20 项大型多中心随机对照临床研究。此外，还利用 HIS 系统（hospital information system，医院信息系统）和医保数据库挖掘分析真实世界中喜炎平注射液的治疗价值。如其中多项临床 RCT 研究表明，联合喜炎平注射液治疗手足口病可以降低重症手足口病主要并发症发生率、缩短退热时间及皮肤和口腔黏膜典型损害的治愈时间。而相关 Meta 分析和真实世界研究均表明，喜炎平注射液能够有效改善社区获得性肺炎、支气管炎、急性扁桃体炎、流行性感冒、手足口病、细菌性痢疾等多种疾病导致的咳嗽、发热、腹泻等临床症状，有效缩短咳嗽或哮鸣音消失时间，缩短喘憋时间，缓解气管和支气管平滑肌的痉挛，改善肺功能和血气指标。喜炎平注射液还能调节肠道菌群紊乱，促进肠道功能恢复，抑制大肠埃希菌和痢疾杆菌，缩短抗生素应用时间。此外，有研究表明喜炎平注射液联合磷酸肌酸钠注射液可治疗小儿病毒性心肌炎，改善心肌酶和心肌肌钙蛋白指标，改善心肌细胞能量代谢。

为了推动临床精准应用和合理用药，企业委托中华中医药学会组织中西医临床医学、药学和循证医学方法学专家，制定了《喜炎平注射液治疗呼吸系统感染性疾病临床应用专家共识（成人版）》《喜炎平注射液治疗呼吸系统感染性疾病临床应用专家共识（儿童版）》；同时，中国医师协会急诊医师分会和中华中医药学会急诊分会组织相关领域专家撰写了《喜炎平注射液急性感染性疾病临床应用专家共识》，供临床医师参考。

此外，喜炎平注射液也先后被原国家卫计委、国家中医药管理局、各专业学会纳入到 10 余种疾病（新冠肺炎、手足口病、甲型 H1N1 流感、呼吸道感染、肺炎、急性发热、肠出血性大肠埃希菌感染等）的治疗指南、专家共识以及基层医疗机构临床用药路径中，充分满足了公共突发卫生事件及诊治流行性疾病的需求。

2. 深入阐释机制，促进科学发现　喜炎平注射液主要成分是穿心莲内酯总磺化物，研究表明其有抗病毒、抗菌、镇咳、解热消炎和增强免疫力等药理作用。喜炎平注射液对如内毒素、2，4，6- 三硝基苯磺酸、氧化偶氮甲烷 / 葡聚糖硫酸钠、卵清蛋白等所致大鼠败血症、大鼠急性肺损伤、小鼠支气管哮喘以及小鼠结肠炎等均具有抑制炎症介质释放、减轻脏器损伤、改善症状和提高实验动物存活率的作用。喜炎平注射液可改善脂多糖（LPS）诱导的气道炎症细胞聚集和肺组织学病变，降低支气管肺泡灌洗液（BALF）和血清炎症因子的水平，抑制肺组织炎症因子 mRNA 的水平，并通过抑制 P38 MAPK/NF-κB 信号通路拮抗肺部炎症，改善 LPS 所致小鼠急性肺损伤相关症状。喜炎平注射液可使促炎因子 / 抗炎因子趋向平衡，抑制过度的炎症反应；降低炎症组织血管通透性，阻断渗出液及白细胞溢出血管过程，拮抗机体炎症反应。

　　同时，喜炎平注射液对金黄色葡萄球菌、溶血性链球菌、变形杆菌、痢疾杆菌等有杀菌和抑菌作用，对金黄色葡萄球菌全身感染小鼠有保护作用，可以降低感染小鼠 1 周后的死亡率，使脾脏指数显著增加。此外，喜炎平注射液可以抑制流感病毒血凝素的吸附作用，阻断病毒入胞复制；抑制腺病毒感染细胞凋亡相关 Bax 蛋白的上调，减少细胞凋亡，发挥抗病毒作用；也能通过抑制 ERK、JNK 和 NF-κB 信号通路的表达，发挥抗炎及免疫调节作用，减轻 EV71 病毒重症感染小鼠的相关症状。喜炎平注射液可以减少机体炎症介质等内生性致热源的释放，调节体温中枢，使体温调定点回落到正常水平，或者抑制炎症反应部位的前列腺素合成；也能通过调控炎症因子的表达，使 Th1/Th17、Th1/Th2 等免疫应答反应趋于平衡，还能提高 T 淋巴细胞的比例和活性，提高获得性免疫能力，起到免疫调节作用（图 9-6）。

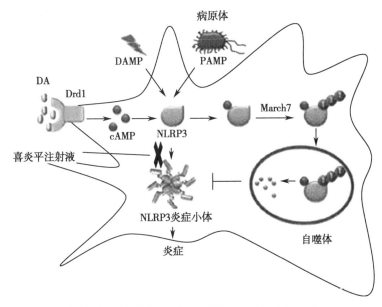

图 9-6　喜炎平注射液抑制 NLRP3 炎症小体形成

　　3. 推动合理用药，管控安全风险　近年来，中药注射剂的安全性问题一直是各方关注的焦点，不合理用药是引发中药注射剂安全风险的主要原因。喜炎平注射液物质基础清晰、作用机制较为明确，但仍需进一步明确其不良反应的特点与规律，进而减少不良反应发生。为进一步提升喜炎平注射剂临床应用的安全性，青峰药业通过院企合作完成了喜炎平注射液上市后安全性再评价研究，研究共覆盖了 6 个省（区、市）的 20 多家医院，共完成了30 759 例用药患者的安全监测。统计结果显示，喜炎平注射液不良反应发生率为 0.75‰，不良反应属"罕见"级别，而且不良反应多数症状轻微。同时，还完成了"基于真实世界喜炎平注射液治疗肺部感染的联合用药关联分析"和"喜炎平注射液治疗手足口病联合用药方案的真实世界研究"等系列研究，为喜炎平注射液的临床使用更加合理、安全提供了有力依据。

　　喜炎平注射液上市后，在儿科应用广泛，但用于儿童患者安全性数据不全，不利于合理应用。因此，青峰药业在国内率先开展了喜炎平注射液对于幼龄动物的安全性评价研究，这是国内中药注射剂首个同类研究，为用于儿科诊疗提供了有力的安全性循证医学证据。青峰药业继而开展了喜炎平注射液大样本前瞻性医院集中监测，重点观察儿童用药情况（70% 儿童患者），结果显示喜炎平注射液对包括儿童在内的各年龄段人群均有良好的安全性。在此基础上，遵循"高要求、高标准"的原则，2016 年 9 月，青峰药业主动申请对说明书进行了修订，通过完善警示语、用法用量、不良反应、禁忌、注意事项等内容，指导临床合理用药。

为进一步保障二甲医院等基层医疗单位用药的合理性、规范性、安全性，多年来，青峰药业与多省（区、市）医药学会组织、卫生主管部门、基层医疗机构等单位合作，共同组织开展"基层安全合理用药"培训，4 年累计达 3 000 余次，通过推广控制给药间隔、配伍规范性、冲管操作等宣传，将合理用药的理念深刻传达到基层一线医生。通过 4 年多的持续活动，根据国家药品不良反应监测中心药品不良反应自发呈报系统（spontaneous reporting system，SRS）分析，喜炎平注射液的不良反应率持续降低，2019 年不良反应发生率已进一步降低至0.020% 左右。该项活动既推动了基层医生诊疗水平的提升，又指导了基层合理规范用药，从专业化的组织体系上保障了基层用药安全。

4. 持续优化生产，提升产品质量　在中药生产过程中，质量管控对产品质量和生产效率有着决定性影响。在喜炎平注射液上市早期，由于市场上穿心莲药材原料质量参差不齐，生产工艺相对落后，使得产品质量不稳定，批间差异显著。为切实提高产品的质量、疗效和安全性，企业建立了全面的过程质量保障体系，在广东地区设立穿心莲规范化种植基地，保证药材质量的均一性。

企业通过创新工艺研究，发明了水溶性穿心莲内酯磺化工艺（专利号为：ZLOI131382X），使产品质量得以大幅度提高，在解决了水溶性问题（未添加任何助溶剂）、提高了安全性的同时，强化了其抗炎解热作用；进而选择性优化了产品化学组合物的组成结构（穿心莲内酯磺化衍生物及其药物组合物，专利号为：ZL200510038561.1）。企业通过系列生产工艺技术创新突破，有效地控制了风险参数，提升了产品纯度，减少了副产物。

为保证喜炎平注射液的质量可控和稳定，青峰药业持续不断对喜炎平注射液地制备方法和生产过程进行动态优化研究。近年来，青峰药业先后开发了自动控制技术与近红外在线质量控制技术，并应用于喜炎平注射液，构建了基于在线检测的生产过程产品质量控制体系，通过在线信息实时反馈调节工艺参数，使各关键中间体质量保持在控制区间范围内，实现喜炎平注射液生产过程的集成和全自动化，提高了产品批次稳定性和均一性。

为进一步提升产品质量，在此基础上，青峰药业建立了喜炎平注射液指纹图谱的高效液相色谱测定方法，完成了喜炎平注射液质量标准的提高，使产品质量在更高的水准上更加稳定。

围绕喜炎平注射液的关键工艺、质量控制、临床用途等方面，青峰药业先后申请了 31 项国内、国际发明专利，获得国家发明专利授权 15 项（图 9-7）。

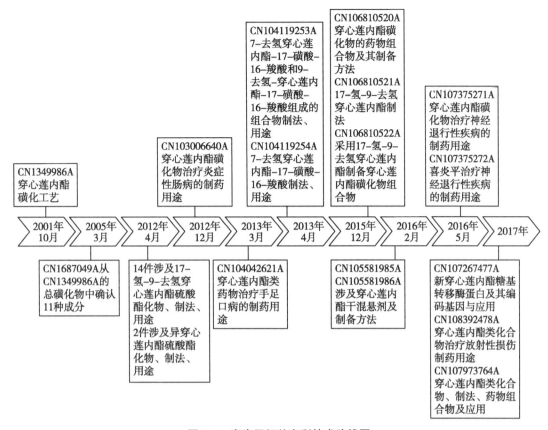

图 9-7 喜炎平相关专利技术路线图

（三）成效与认可

喜炎平注射液作为独家产品和国家保密品种，先后入选了国家"十二五""十三五"重大新药创制国家科技重大专项、国家发展改革委高技术产业发展项目、传染病防治国家科技重大专项等科研项目，被列为 2019 版国家医保目录乙类品种。

1. **收获科技奖励** 喜炎平注射液工艺核心专利"穿心莲内酯磺化衍生物及其药物组合物"荣获了第十四届中国专利奖优秀奖和第二届江西省专利奖；"中药大品种喜炎平注射液全面质量保障体系建立及应用"项目获得了 2015 年江西省科学技术进步奖一等奖；"中药注射剂安全性风险控制技术体系及应用"获得 2016 年中华中医药学会科学技术奖一等奖；"手足口病的重大免疫突破和临床疗效贡献"获得 2016 年中国中西医结合学会科学技术奖三等奖；"喜炎平注射液全链条临床风险控制技术"获得 2017 年中华中医药学会科学技术奖三等奖；"基于整体观的中药方剂现代研究关键技术的建立及其应用"获得 2018 年国家科学技术进步奖二等奖；"中药注射剂安全性风险控制技术体系及应用"获得 2019 年华夏科学技术奖二等奖和中华中医药学会科学技术奖一等奖；"中药注射剂和有毒中药的安全性评价关键技术及其应用"获得 2019 年北京市科学技术进步奖一等奖。

2. **临床业内认可** 喜炎平注射液先后 10 余次被原国家卫计委（卫生部）、国家中医药管理局列入印发的突发重大疫情事件相关用药指南，包括《人感染 H7N9 禽流感诊疗方案》（2017 年第 1 版、2014 年新版、2013 年第 2 版）、《中医药治疗埃博拉出血热专家指导意见》（2014 年）、《2012 年时行感冒（乙型流感）中医药防治方案》、《肠出血性大肠杆菌 O104∶H4 感染诊疗指导原则（试行）》（2011 年）、《小儿急性发热中西医结合专家共识》（2011 年）、《甲型 H1N1 流感诊疗方案》（2010 年）、《发热伴血小板减少综合征防治指南》（2010 版）、《手足口病诊疗指南》（2010 年版、2013 年版）、《甲型 H1N1 流感诊疗方案》（第二版、第三版）、《中医儿科临床诊疗指南：手足口病（修订）》（2016 年）、《中医儿科临床诊疗指南：细菌性痢疾（制订）》（2016 年）、《儿童肺炎支原体肺炎中西医结合诊治专家共识（2017 年制订）》、《新型冠状病毒肺炎重型、危重型病例诊疗方案（试行第二版）》、《新型冠状病毒肺炎诊疗方案（试行第四版～第七版）》。

（四）科技竞争力解析

按照中药大品种科技竞争力评价模型（2019 版），根据各项数据及计分规则，喜炎平注射液科技数据情况如下：重大新药创制国家科技重大专项、中药标准化项目各 1 项，科技投入 8 分；科技产出方面，喜炎平注射液相关的学术论文近 3 000 篇，其中符合纳入规则的科技核心期刊论文 166 篇，英文 SCI 论文 13 篇，影响因子累计 31.72，科技论文项得分 21.03 分；符合规则的授权发明专利 15 项，知识产权得分 14.59；科技奖励得分 13 分；被多个临床指南、共识收载，其他单项 13 分。喜炎平注射液科技因子总得分达 69.62 分，列中药大品种科技因子全品类第七名，江西省中药大品种科技竞争力第一名，呼吸系统用药中药大品种科技竞争力第二名。喜炎平注射液的物质基础、作用机制明确，生产工艺先进，产品品质可控，在呼吸系统和消化系统领域急性感染性疾病中有较为突出的疗效优势，具有较高的临床价值和科学价值。

四、典型中药大品种——痰热清注射液

（一）产品基本情况

痰热清注射液是国家发明专利产品、国家中药保护品种、国家医保目录品种，是我国现阶段在临床上应用较为广泛的中药注射剂之一。痰热清注射液是由黄芩、熊胆粉、山羊角、金银花、连翘 5 味药物组方而成的现代化中药制剂，具有清热、化痰、解毒的功效，用于治疗风温肺热病痰热阻肺证，症见发热、咳嗽、咳痰不爽、咽喉肿痛、口渴、舌红、苔黄；西医学认为痰热清注射液具有抗病毒、抑菌、抗炎等作用，用于肺炎早期、急性支气管炎、慢性支气管炎急性发作以及上呼吸道感染属上述证候者。

痰热清注射液系由中国工程院王永炎院士组方、北京中医药大学曹春林教授设计生产工艺，在双黄连注射液的基础上精制开发而成的国家二类新药，上市前经过了严格规范的临床前、临床研究。Ⅱ期临床试验和Ⅲ期临床试验均表明，痰热清注射液治疗急性支气管炎

（风温肺热病的痰热阻肺证）和急性肺炎（风温肺热病的痰热阻肺证）具有较好的临床疗效。痰热清注射液于 2003 年 5 月正式获批上市，由上海凯宝药业股份有限公司（以下简称"上海凯宝"）独家生产。

（二）产品价值提升

上海凯宝建设了上海市市级企业技术中心和院士专家工作站两大科研平台，助力痰热清注射液的深入研发。

痰热清注射液为治疗上呼吸道感染类中药注射剂，在治疗危重症方面起到了关键作用，在全国范围内三级以上医院有着很好的使用习惯，为临床治疗上呼吸道急症、重症感染的首选中成药产品。

Ⅳ期临床试验表明，痰热清注射液治疗小儿肺炎、小儿支气管炎、急性支气管炎、慢性支气管炎急性发作、细菌性肺炎、病毒性肺炎、全身疾病肺部感染等总有效率超过 90%。

1. 作用机制阐释　通过近年来的研究，痰热清注射液治疗急性肺损伤（ALI）/急性呼吸窘迫综合征（ARDS）的作用机制被逐步阐释，主要包括以下几方面（图 9-8）。①抑制炎症：痰热清注射液可抑制肺组织 NF-κB 信号通路的活化，阻断炎症的发生，降低 ARDS 患者血清中炎症因子 IL-1β、TNF-α、IL-6、IL-8 水平，减轻炎症反应对机体的损伤，从而提高临床疗效，改善预后；②保护内皮功能：痰热清注射液可降低 ALI 患者血清中介导内皮细胞损伤物质 ET-1、vWF 的释放，提高 VEGF 表达，从而减轻血管内皮的损伤，降低血管通透性，减轻肺水肿，保护肺功能；③抗氧化作用：痰热清注射液可降低 ALI 患者肺组织中 NO 及 MDA 含量，增强内源性抗氧化物质 SOD 及 GSH-Px 含量，增强 ALI 时氧自由基及过氧化产物的清除，抑制过氧化反应，从而减轻肺损伤程度；④抗凋亡作用：痰热清注射液可影响凋亡相

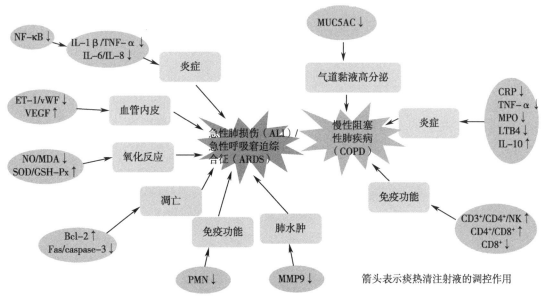

图 9-8　痰热清注射液作用机制

关基因 Bcl-2、Fas 的表达状态，降低 caspase-3 蛋白表达，减少凋亡，改善肺部症状；⑤调节免疫功能：痰热清注射液可显著减少 ALI 外周血中凋亡晚期坏死多形核细胞（PMN），减少肺泡灌洗液中凋亡晚期坏死的 PMN，且可显著降低 PMN 的呼吸暴发，从而防治急性肺损伤；⑥调节基质金属蛋白酶：痰热清注射液可降低 ALI 患者肺匀浆中 MMP-9 水平，从而减少肺泡上皮细胞基底膜的降解和破坏，减轻肺水肿形成。

痰热清注射液治疗慢性阻塞性肺疾病（COPD）的主要药理机制包括以下几方面（图 9-8）。①抑制气道黏液高分泌：痰热清注射液可通过抑制黏蛋白 5AC（MUC5AC）mRNA 的表达，抑制气道黏液高分泌，使黏液分泌减少，改善气道阻塞症状；②抑制炎症反应：痰热清注射液可减少 COPD 急性加重期时 CRP 的合成及 TNF-α、MPO 及 LTB4 的释放，提高 IL-10 表达，下调炎症反应，发挥治疗作用；③提高机体免疫力：COPD 急性发作期免疫功能低下，痰热清注射液可显著提高 CD3$^+$、CD4$^+$、CD4$^+$/CD8$^+$、NK 细胞水平，降低 CD8$^+$ 水平，从而改善 COPD 患者免疫功能，发挥治疗作用。

2. 产品安全性提升　上海凯宝持续致力于提升痰热清注射液的临床用药安全。为评价痰热清注射液在大规模人群中不良反应的数据，探讨其不良反应的发生特征与主要影响因素，2014 年 1 月—2015 年 5 月，企业在全国 93 家二级甲等以上大型综合医院开展痰热清注射液上市后安全性再评价的真实世界研究，采用队列研究的设计方案和前瞻性医院集中监测的形式，共计纳入 30 322 例连续处方使用痰热清注射液的住院、急诊留观患者，其中回顾性队列 2 743 例，前瞻性队列 27 579 例，考察不良反应 / 事件的临床表现、发生率、严重程度以及转归，结果显示，痰热清注射液不良事件发生率为 14.31‰（434 例），严重不良事件发生率为 8.64‰（262 例），不良反应发生率为 2.67‰，不良反应以皮肤及其附件损害最为常见。

在此基础上，企业对使用痰热清注射液的人群特征、疾病特征、不良反应可能的危险因素进行分析。该研究有力地弥补了上市前研究的局限性，并据此进行痰热清注射液的风险效益评价和风险管理。企业组建临床学术团队，指导和规范痰热清注射液合理用药，组织专家编写痰热清注射液临床使用指南，避免因药品不合理使用导致的不良反应。痰热清注射液的不良反应发生率连续多年持续降低。

3. 产品质量提升

（1）物质基础研究：痰热清注射液是我国第一个采用指纹图谱技术批准上市的新药，上市后，一方面实现了痰热清注射液生产过程的全监测及样品保留，另一方面对其物质基础的研究也持续走向深入。通过对痰热清注射液化学成分总体解析，痰热清注射液总固体中约 80% 的成分已明确结构，总固体中 80% 的成分可测，明确结构的成分中 93% 在指纹图谱中可被指认，达到"8893"标准，已基本明确了痰热清注射液的物质基础。在此基础上，企业进一步提升了痰热清注射液的质量标准，新的质量标准于 2012 年底正式获批实施。

（2）流程标准化建设：企业严格控制痰热清注射液质量关，通过中药标准化项目"痰热清注射液标准化建设"，从药材种植 / 养殖、采收、产地加工，饮片生产，制剂整体工艺，产品包装，贮藏，流通，临床配伍等环节，实现了对痰热清注射液全过程控制。目前，痰热清注射液的五种原药材（黄芩、熊胆粉、山羊角、金银花、连翘）均源自固定产地，建立了全过程质量控制的技术规范和企业内控标准体系。

（3）生产与质量控制：企业建设了中药提取自动化生产线，痰热清注射液质量控制点达到 2 600 个，并开发建设 MES 智能化管理系统，建设现代化生产线。在历次抽检中，痰热清注射液合格率为 100%。通过痰热清注射液各项技术研究，取得了多项技术突破，先后申请专利数十项。

（三）成效与认可

1. 临床认可　自 2003 年 5 月上市以来，痰热清注射液凭借其先进的工艺技术、优异的质量、确切的疗效和极高的安全性，在近些年的"非典"、人禽流感、手足口病、甲型 H1N1 流感、甲型 H7N9 流感、登革热、新冠肺炎等重大疫情中，被列为临床指南用药和"流感防治中成药储备用药"，成为国家战略储备药品。痰热清注射液被收入《儿科临床病理学》《中药注射剂临床应用指南》《中成药临床应用指南——呼吸系统疾病分册》等专著和指南（表 9-3）。

表 9-3　痰热清注射液在历次疫情诊疗方案推荐情况

时间	疫情相关文件	部门
2005 年	《人禽流感诊疗方案用药目录》	卫生部
2006 年	《流感防治中成药储备用药目录》	国家发展改革委
2009 年	《中医药防治手足口病临床技术指南》	卫生部 国家中医药管理局
2009 年	《甲型 H1N1 流感诊疗方案》	卫生部
2014 年	《甲型 H7N9 流感诊疗方案用药目录》	国家卫计委
2014 年	《中医药治疗埃博拉出血热专家指导意见》	国家中医药管理局
2014 年	《登革热诊疗方案用药目录》	国家卫计委
2015 年	《中东呼吸综合征病例诊疗方案》（2015 年版）	国家卫计委
2020 年	《新型冠状病毒肺炎诊疗方案（试行第六版、试行第七版）》	国家卫健委 国家中医药管理局

在 2020 年初暴发的新冠肺炎重大疫情中，痰热清注射液先后被列入北京、上海、陕西、黑龙江、江西、辽宁等多个省市发布的新冠肺炎防治方案/诊疗方案，成为推荐中成药；被贵州省、河南省列入新型冠状病毒感染的肺炎防控工作药品供应保障清单。在国家卫健委和国家中医药管理局联合发布的《新型冠状病毒肺炎诊疗方案》（试行第六版、试行第七版）中，痰热清注射液连续被列为临床治疗期（确诊病例）重型和危重型推荐用药。

2. 科技奖励与荣誉　上市以来，痰热清注射液受到广大患者和医生的好评。2004 年10 月，被认定为上海市高新技术成果转化项目。2005 年获得上海市科学技术进步奖三等奖，连续多次被评为"上海医药行业名优产品""上海名牌产品"，荣登 2018 年中药大品种科技竞争力排行榜。

（四）科技竞争力解析

按照中药大品种科技竞争力评价模型（2019 版），根据各项数据及计分规则，痰热清注射液科技竞争力情况如下：科技投入方面，痰热清注射液获得中药标准化项目，科技投入得 4 分；科技产出方面，痰热清注射液相关科技论文 3 400 余篇，符合纳入规则的核心期刊论文 704 篇，英文 SCI 论文 21 篇，影响因子累计达 36.38 分，科技论文项计 24.5 分；知识产权得分 5.03 分；曾获得省级科技进步奖，奖励得分 2 分；临床方面被多个指南、共识收载，其他单项合计 12 分。痰热清注射液科技因子总得分达 47.53 分，列中药大品种科技竞争力榜单前茅，同时也是上海市中药大品种科技因子排名第二名。

痰热清注射液已经成为药效物质基础基本明确、作用机制清楚、产品质量稳定、安全风险可控、临床疗效有保证的代表性中药注射剂大品种。

五、典型中药大品种——片仔癀

（一）产品基本情况

片仔癀有着近 500 年的历史，起源于宫廷，流传于民间，因其独特的疗效而形成了极佳的口碑，随着"海上丝绸之路"声名远扬，具备国际影响力，境外知名度、美誉度高。片仔癀为传统锭剂，其处方和工艺受国家秘密保护，位列国家一级中药保护品种，其制作技艺被评为国家非物质文化遗产。

片仔癀目前只公开了四味名贵中药原料：天然麝香、天然牛黄、三七、蛇胆。片仔癀具有清热解毒、凉血化瘀、消肿止痛的功效，归于中药清热解毒类别，从肝论治，针对热毒血瘀所致急慢性病毒性肝炎、痈疽疔疮，无名肿毒，跌打损伤及各种炎症，功效卓著。片仔癀得名因其疗效（"癀"是闽南语，意为热、毒、肿、痛，对应现代炎症说法，片仔癀即"一片即可退癀"），被闽南地区民众奉为"镇宅之宝""福建三宝"，并随华侨"下南洋"而流传到世界各地，享誉国际。现代研究表明，片仔癀具有消炎、镇痛、保肝、抗癌等作用。

"片仔癀"于 1999 被国家工商行政管理总局商标局列为"中国驰名商标"，2006 年获商务部"中华老字号"称号，2011 年入选国家级非物质文化遗产名录，片仔癀品牌连续六年入选"胡润品牌榜"，2019 年位居"胡润品牌榜"医疗健康行业第二位，位居"中华老字号"品牌第二位；片仔癀股票被纳入 MSCI 摩根士丹利指数、富时罗素指数，市值约 900 亿。

漳州片仔癀药业股份有限公司（以下简称"片仔癀药业"）积极参与中药国际化，主动扩大对外交流，提升产品的海外影响力与竞争力。片仔癀药业承担 5 项香港创新及科技基金项目，开展近 20 项课题研究，2019 年成为唯一一家承担国家中医药管理局"一带一路"中医药国际合作基地的药品生产企业。片仔癀多年位居中国中成药单品种出口创汇前列，被誉为海丝路上的"中国符号"。

片仔癀药业是国家高新技术企业、国家技术创新示范企业、国家知识产权示范企业、中国产学研合作创新示范企业，位列中国中药研发实力前 10 强。企业积极响应国家号召，秉持"传承精华、守正创新"的发展理念，坚持科技引领，2019 年投入研发经费超 1 亿元，累计承担国家科技支撑计划"片仔癀二次开发"等 22 项国家、省部级重要课题。目前，片仔癀药业拥有国家企业技术中心、院士专家工作站、博士后科研工作站等 6 个企业核心自主研发平台；先后与超过 50 家境内外高校、科研院所等建立联合研发平台，形成产学研协同创新模式。

（二）产品价值提升

为将片仔癀发扬光大，片仔癀药业秉承"良药济世、臻于至善"的核心价值观，以大国工匠精神做一流品质，推进片仔癀价值不断提升。企业重点围绕质量有保障、疗效有突破、机制说得清、绿色高效生产四个方面系统开展片仔癀二次开发研究，致力于用现代科学手段说清道明片仔癀作用特色与优势，针对片仔癀单品种科研投入每年超 3 000 万元。企业围绕片仔癀治疗肝病、肿瘤的临床、药效、机制研究，先后开展了百余项课题研究，有效提升了片仔癀的科学价值、临床价值以及市场价值，实现文化瑰宝与科学价值的统一，走出了一条片仔癀特色的传承与创新发展之路。

1. 品质精益求精 得益于一代代片仔癀人对品质的坚守，片仔癀品牌价值不断攀升。用专业专注的工匠精神做一流产品，精选道地药材，遵循传统工艺，保证产品质量，确保用药功效，构建起涵盖片仔癀从原料到产品的全过程质量控制体系。

（1）从源头保障中药材质量：为从源头保障产品质量，片仔癀药业主动投入并控制上游供应链，通过建设系列中药材种植、养殖基地，实现重要原料的来源可溯和质量稳定，确保药品质量可控。

天然麝香为片仔癀的重要原料之一。2005 年，国家有关部门为保护野生麝资源，以人工麝香代替天然麝香，仅保留片仔癀等少数传统名牌中药品种继续使用天然麝香。为了更好地保护开发林麝这一国家濒危动物，实现天然麝香的可持续利用，片仔癀药业率先投入人工养麝，致力于突破林麝养殖繁育关键技术瓶颈。2007 年至今，片仔癀药业在四川、陕西建立了林麝驯养繁殖基地，以"公司＋基地＋养殖户＋科研"的产业组织模式，成为我国林麝养殖行业的龙头企业，其中陕西基地被列入全国唯一一家麝香"优质道地药材示范基地"。十多年来，片仔癀药业先后开展林麝人工繁育标准化、林麝人工取香标准化及养殖麝香质量标准体系研究，使林麝养殖规范化、科学化，推动麝香产业化发展，从源头保证了麝香的质量和供应，也为国家野生动物保护事业以及行业可持续利用麝香资源做出积极贡献。

片仔癀药业在云南文山建设了无公害三七基地，建立优质三七药材的种植、采收、运输和初加工规范及标准；参与制定中国中药协会第一个无公害药材及饮片标准——《无公害三七药材及饮片的农药残留与重金属及有害元素限量》，建立从种子到产品的可控可追溯质量管理体系，确保三七质量安全、有效、可控。

（2）物质基础及质量控制：为进一步提升产品质量控制水平，开展片仔癀重要原药材麝香（包含天然麝香、养殖麝香、人工麝香）、蛇胆、牛黄、三七物质基础及质量标准提升研究，通过多批次指纹图谱、多成分含量测定、DNA 鉴定等手段构建定量方法,提升质量控制指标、增强有效性与专属性关联度,构建原药材质量标准体系,不断完善中药质量控制科学模式。

为深入研究片仔癀的物质基础并优化质控关键环节,采用 HPLC、GC-MS、LC-MS、UPLC-ESI-MS/MS 等现代仪器分析技术,分别建立片仔癀中不同类别化学物质的指纹图谱及多种有效成分的含量测定方法;并对片仔癀体内吸收成分及其药代动力学、吸收机制进行研究;基于近红外光谱技术,建立片仔癀有效成分快速检测及假劣仿品的快速筛查方法;采用 GC-MS、ICP-MS 法检测片仔癀中重金属及有害元素、农药残留等外源性有毒有害物质。通过系列深入的研究工作,对片仔癀物质基础的研究和质量控制关键环节有了较为深入的掌握。

在国家药典标准的基础上,采用电感耦合等离子体质谱法、液质联用法、气质联用法、高效液相色谱法等先进质控技术,创新片仔癀产品质控方法,制定了 18 项高于药典标准的企业内控标准,提高片仔癀原料、中控及产品的质控水平,通过多成分含量分析、有毒有害物质的监控及建立多个指纹图谱,从整体控制产品质量,将先进的质控技术应用于产品生产全过程,既体现了产品的科技含量,又充分确保片仔癀的质量更加稳定。

2. 临床疗效验证与突破　片仔癀作为中医清热解毒类代表方药,除痈肿疔毒、蛇虫咬伤、水火烫伤及温热病等传统应用外,根据片仔癀药味组方以及临床应用经验,以中医"瘀毒理论"、现代"慢性炎症""炎 - 癌转化"等理论为基础,结合现代疾病谱演变,重点围绕肝病、肿瘤两大疾病领域,企业开展针对片仔癀治疗慢性乙型肝炎、胆囊炎、肝纤维化、肝癌、结直肠癌等的临床研究,以严格、规范化的临床设计,夯实高级别循证医学证据,不断完善片仔癀功效证据链,凸显片仔癀用药特色及价值。

此外,企业结合片仔癀临床应用及认知进展,拓展新适应证。立足肝脏靶器官,针对临床上尚无有效治疗手段的慢性肝病疾病进程,企业将产品的适应证由病毒性肝炎逐步延伸至非酒精性脂肪性肝病、酒精性脂肪肝、肝纤维化、肝癌等,寻求预防、治疗疾病的核心手段,验证片仔癀保肝降酶、缓解疼痛、延长生存期等作用,并成功实现在肝癌疾病领域新突破,经临床试验后成功申报增加治疗中晚期原发性肝癌功能主治,并获国家药监部门受理。

3. 阐释作用机制　中医学认为,西医学的病原微生物如细菌、病毒等均为外来毒邪,常表现为红、肿、热、痛等热象,治疗以清热解毒为主。清热解毒类中药在临床上应用广泛,主要适用于痈肿疔毒、丹毒、痄腮、咽喉肿痛、蛇虫咬伤、水火烫伤及温热病等,现代药理研究显示清热解毒类药物还具有改善心脑血管疾病、抗肿瘤、提高免疫力等多种作用。

为进一步阐释片仔癀抗炎、调节免疫等作用的生物学基础,结合上述临床研究针对炎症、免疫等核心环节,企业着手开展基于整合药理学策略的片仔癀复杂作用体系解析。在重大新药创制国家科技重大专项"片仔癀药效作用机理及质控体系的研究"等项目的支持下,企业围绕片仔癀的主治功效,结合循证医学证据及临床应用经验,系统开展了片仔癀治疗慢性乙型病毒性肝炎、胆囊炎、肝癌、结直肠癌等作用机制研究,尝试性探索片仔癀治疗非酒精性脂肪肝、酒精性脂肪肝、肝纤维化等应用拓展研究,阐释片仔癀抗炎、调节免疫等多途径、多靶点作用特色。仅片仔癀抗大肠癌作用相关研究,已获 6 项国家自然科学基金的资助,研究成果发表 SCI 论文 20 余篇。通过上述工作,较为系统地阐释了片仔癀抑制大肠癌体内外生长,抑制大肠癌细胞增殖,抑制血管新生,抑制上皮间质转化,逆转大肠癌多药耐药等多靶点、多途径、多机制的作用特点。相关研究成果获得了中国中西医结合学会科学技术奖二等奖。

不断深入的机制研究,深化了片仔癀的科学内涵,提升了临床认可度,进一步优化了临床用药,有力地推进了片仔癀中药大品种培育工作。

4. 绿色、高效生产 片仔癀药业利用绿色制造、清洁生产、循环经济的管理理念及管理方法,通过新技术、新工艺推广,不断优化设计系统,减少污染物排放,提高环保效益,实现节能减耗、减污增效的绿色发展和绿色制造,并顺利通过能源管理体系认证,全方位推动节能、绿色发展。

为解决传统中药生产工艺产能瓶颈、劳动强度高等困难,片仔癀药业引进中药自动化生产线,实现提取、浓缩、外包等自动化生产功能,在提高生产效率、扩大产能的同时,不断提升信息化水平,加强生产工艺过程关键节点精准控制,实现生产工艺稳定、可控、可追溯。

片仔癀为传统锭剂,保存时间较长,但质地坚硬,使用时需切下小片或砸碎或粉碎后服用。为方便使用以及精准定量,企业成功开发出胶囊剂型,更好地满足人民群众的用药需求。

5. 构筑知识产权壁垒 片仔癀为国家保密品种。片仔癀药业积极构建知识产权保护体系,在原料、制剂、质量控制、检测方法以及临床应用拓展等方面丰富研究成果的基础上,体系化地构筑了片仔癀专利保护矩阵。目前,片仔癀相关技术共计获授权发明专利 19 项,形成多元化复合技术壁垒,有效维护了产品的长期竞争优势。片仔癀成功入围中药大品种科技评价 2018 年、2019 年知识产权卓越榜,授权发明专利数量位居全部中药产品前列。

(三)成效与认可

片仔癀相关科技研究先后两次荣获福建省科学技术进步奖二等奖,获得中国中西医结合学会科学技术奖二等奖 2 项。

2014 年 9 月,片仔癀作为推荐用药列入国家中医药管理局发布的《中医药治疗埃博拉出血热专家指导意见》;2014 年 10 月,片仔癀列入国家卫计委发布的《登革热诊疗指南》;2015 年 11 月,在国家食品药品监督管理总局印发的《中药新药治疗恶性肿瘤临床研究技术指导原则》中,片仔癀被列为治疗肿瘤经典方药;2018 年,基于片仔癀历年临床应用经验,形成《片仔癀临床应用中国专家建议》;《片仔癀基础研究与临床应用》2018 年 6 月出版。2020 年 2 月,片仔癀列入福建省卫生健康委员会印发的《福建省新型冠状病毒肺炎中医药防治的专家建议》。

(四)科技竞争力解析

按照中药大品种科技竞争力评价模型(2019 版),根据各项数据及计分规则,片仔癀科技因子情况如下:重大新药创制国家科技重大专项 1 项,国家自然科学基金 11 项,科技投入得分 15 分；科技产出方面，相关研究成果共计发表学术论文 200 余篇，其中符合科技竞争力模型评价规则的中国科技核心期刊论文 28 篇，英文 SCI 论文 38 篇，影响因子累计 79.52，论文得分 19.87 分；符合规则的授权发明专利 10 项，还有多项进入实质审查的专利申请，知识产权得分 15.95 分；科技奖励得分 16 分；临床方面被多个指南、共识收载，其他单项计 6 分。

　　自 2016 年中药大品种科技竞争力排行榜公布以来，片仔癀已 4 年蝉联清热解毒领域中药大品种科技竞争力第一位，位居福建省中药科技竞争力第一位。2016—2019 年，片仔癀的科技因子由 50.239 分上升至 72.82 分，在全部中药大品种科技因子排名也由第十五名挺进前五。

　　历经岁月洗礼的片仔癀，坚持科技、文化双轮驱动的创新战略引导，尊古不泥古，创新不离宗，以现代科技手段阐释中医药作用特色及优势，在传承中焕发创新活力，走出了一条传统中药大品种传承创新发展之路，成为科技、文化双轮驱动的中药大品种价值典范。

六、典型中药大品种——白脉软膏

（一）产品基本情况

　　藏医学是祖国医学和世界医学的重要组成部分，距今已有 3800 多年历史，藏医药拥有一套完整的医学理论体系，并在风湿骨病、神经系统疾病等领域积累了丰富的治疗经验。藏医外治疗法是藏医四大基本疗法（饮食、起居、内服、外治）之一，是藏医最具鲜明特色的疗法，历史悠久，方法独特，疗效显著，副反应小。

　　白脉软膏是藏医治疗白脉病的经典外用方剂，始载于公元 18 世纪著名藏医药学家噶玛·额顿单增赤列编著的《长寿珠串》，由姜黄、肉豆蔻、甘松、阳起石、甘草、人工麝香、干姜、藏茴香、藏菖蒲、花椒、碱花组成，具有舒经活络的功效，主要用于白脉病，瘫痪，偏瘫，筋腱强直，外伤引起的经络及筋腱断伤、手足挛急、跛行等。

　　白脉软膏是国家发明专利产品，国家医保目录产品，国家药监部门批准的用于促进肢体功能康复的外用软膏制剂。自产品上市以来，西藏奇正藏药股份有限公司（简称"奇正藏药"）在药学研究、质量控制、药理机制、安全性、临床疗效评估方面开展了多项研究工作，为保证产品质量，并探索、确认、传播产品临床价值奠定了扎实的工作基础。白脉软膏解除了众多患者的病痛，得到临床医务工作者的肯定。

（二）产品价值提升

　　1. 药学研究与工艺优化　为更好地保证产品的质量、疗效，近年来，奇正藏药对白脉软膏进行了多项药学研究与工艺优化研究，2015 年获批国家中医药管理局中医药行业科研专项——与临床病症相关的确有疗效常用中药炮制技术与配伍减毒研究，对白脉软膏矿物原料提取、主要成分及重金属检测、透皮吸收等多方面进行研究，为产品安全性及质量控制提供支持。

此外,传统藏药白脉软膏由药物与酥油制成,气味较大、易污染衣物,临床使用、携带不便。为了传承发展这一具有 400 多年悠久历史、疗效显著的经典藏药,奇正藏药研究并采用了"水包油"的现代生产工艺,大大提高了白脉软膏的皮肤亲和力,涂抹后更容易吸收,从而为临床使用带来了方便。

2. 药理机制研究　白脉软膏所治疗的"白脉病"是藏医学名词,白脉在藏医学中有类同于西医学神经及筋膜的概念,相关疾病主要涵盖了骨骼肌肉系统疾病和神经系统疾病在内的一系列疾病群。

系列现代药理实验对白脉软膏的药理作用机制进行了阐释(图 9-9)。国家自然科学基金委地区科学基金项目"藏医白脉疗法对缺血性脑血管病大鼠神经血管单元的调节作用机制"课题的研究结果表明白脉软膏联合如意珍宝片可以促进微血管增生,诱导侧支循环的建立和微血管网的再建,促进血管再生,起到神经保护的作用。还有研究表明白脉软膏可调节脑缺血后 p38MAPK 和 GAP-43 的表达,抑制神经凋亡进程,并增加神经生长因子的表达,对神经再生、修复具有促进作用。

研究人员推测白脉软膏涂抹于皮肤后,药物通过神经末梢部位,经过神经细胞、轴浆等一系列的吸收、转运等过程,进而到达中枢神经部位及组织、器官,在局部形成较高药物浓度而发挥药物作用;还可通过神经细胞的缝隙连接实现跨细胞转运,从而发挥更广泛的作用。

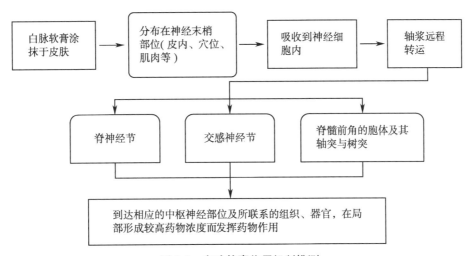

图 9-9　白脉软膏作用机制推测

除神经修复与保护作用外,药理研究还发现白脉软膏可改善微循环,促进自身血肿吸收,加快受伤组织修复;提高骨折骨痂处骨形态发生蛋白、碱性成纤维细胞生长因子水平;促进骨痂形成处骨小梁和骨板新生,进而促进骨伤愈合;抑制软骨细胞退变,从而保护关节软骨。

3. 临床研究　经过多年学术推广,白脉软膏在临床积累了广泛的使用经验。主要用于骨骼肌肉系统疾病、神经系统疾病,有效改善骨关节炎、肌筋膜炎、颈椎病、腰椎间盘突出、扭挫伤、骨折等骨骼肌肉系统疾病患者的疼痛、肌肉紧张痉挛、关节僵硬、活动受限;用于周围性面瘫、三叉神经痛、坐骨神经疼痛等周围神经系统疾病等以改善患者的疼痛和功能障碍；对卒中等造成的肌张力异常及肢体的运动功能障碍有良好的改善作用。多项研究证实白脉软膏在以上疾病治疗中具有极高的临床价值。

国家"十二五"科技支撑计划项目"脑卒中后痉挛的中医康复临床规范研究"为多中心、大样本随机对照研究，在该项研究中，白脉软膏联合推拿用于卒中患者肌痉挛和功能改善方面取得了良好的疗效，该研究结果已被 *Annals of Clinical and Translational Neurology* 收录。部分研究结果如图9-10所示：

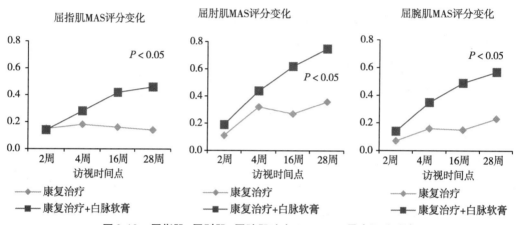

图9-10　屈指肌、屈肘肌、屈腕肌改良 Ashworth 量表评分改变

卒中患者上肢常见痉挛部位为屈肘肌、屈腕肌、屈指肌等，有半数以上患者遗留上肢手功能障碍，上肢手功能的恢复是一个世界性的难题，康复干预需要一个漫长的过程。白脉软膏可有效改善卒中后痉挛患者屈肘肌、屈腕肌、屈指肌的肌张力，提高上肢功能，而且白脉软膏治疗作用维持时间较长，这可能是白脉软膏通过对外周神经、肌肉的影响使中枢神经重塑，促进上肢功能的康复。上述研究结果表明，白脉软膏可为痉挛造成的功能障碍提供新的康复治疗选择，且多项白脉软膏用于卒中后痉挛、痉挛性脑瘫的临床研究支持该研究结果。

此外，白脉软膏用于痉挛造成的肢体功能障碍康复治疗还具有其他优势，如可避免肉毒素注射风险及操作困难，也可以避免口服肌松药物常见不良反应如嗜睡、乏力对康复训练的影响。

白脉软膏对骨骼肌肉系统疾病的疗效也经多项研究证实，为临床缓解骨骼肌肉急慢性疼痛、改善肌紧张及关节功能障碍有效的外用药物，避免了口服药首过效应、胃肠道刺激、肝肾毒副反应，尤其对于使用口服药有禁忌的特殊患者人群，白脉软膏是安全有效的治疗选择。

多项临床研究结果证实白脉软膏安全性良好。与前期白脉软膏所开展的急性、长期毒性试验、皮肤刺激性试验结果相一致，研究结果表明产品无毒性反应，给药部位皮肤无刺激性反应。

综合以上研究结果，白脉软膏作为科技创新产品，临床应用方便灵活，更好地满足了临床治疗需求,可用于大面积皮肤外表及小关节等不同部位,涂抹后充分按摩至药物完全吸收,配合西药、针灸、推拿等可增强疗效,配合特定电磁波烤电等理疗可以提高药物吸收率,促进药效的发挥。

(三)成效与认可

由于在临床应用、药理方面证据的积累,白脉软膏被《少数民族药临床用药指南》《面瘫病中医临床诊疗指南》收录。《少数民族药临床用药指南》指出了白脉软膏的适应证为由白脉功能失调引起的肢体运动及感觉功能改变、神情意识变化、共济失调为主要特征的疾病群,如卒中、肩手综合征、脊髓损伤、周围神经炎、帕金森病、痴呆、神经脱髓鞘病等神经系统疾病,骨骼肌肉系统疾病如颈椎病、腰椎间盘突出、椎管狭窄、坐骨神经痛、骨关节炎、类风湿关节炎、肌筋膜炎、肌腱炎等,以及外伤引起的运动和感觉功能障碍,推荐白脉软膏用于儿童脑瘫、卒中、筋膜炎、腰椎间盘突出、骨折、创伤性关节炎、颈椎病、三叉神经痛、紧张性头痛、坐骨神经痛、面神经炎、特发性面神经瘫痪、面肌痉挛等的治疗。

此外,2019年白脉软膏获得国家重点研发计划"经典藏药如意珍宝片和白脉软膏治疗藏医重大疾病白脉病的示范开发研究"项目支持,该项目是国家科学技术部2019年国家重点研发计划"中医药现代化研究"重点专项中唯一以经典民族药为核心开展防治重大疾病药物研究的项目,项目的实施将为白脉软膏完善全链条质量控制,建立从理论研究、机制探索到临床循证的科学定位模式提供支撑。

(四)科技竞争力解析

近年来,奇正藏药在白脉软膏的工艺、质量控制等方面获得了16项国家发明专利,真正地把技术优势转化为产品优势、竞争优势、产业优势,荣获由国家科学技术部评选的"2014年度国家重点新产品"称号。

按照中药大品种科技竞争力评价模型(2019版),根据各项数据时限及计分规则,白脉软膏科技因子情况如下:国家自然科学基金1项,科技投入得1分;科技产出方面,白脉软膏共发表研究成果论文40篇,其中符合评价纳入规则的核心期刊论文8篇,论文得分4.71分;白脉软膏知识产权成就显著,符合本评价规则的授权发明专利16项,专利得分14.91分,列全部中药大品种知识产权卓越榜第17,也是民族药类知识产权最突出的产品。最终白脉软膏科技因子总得分达20.62分,科技竞争力列全部民族药第5名,甘肃省中药大品种第2名,也是骨骼肌肉系统科技竞争力10强中药产品。

丰富的民族医药资源是我国中医药的重要优势特色之一,但民族医药产品往往存在理论基础薄弱、科技支撑乏力,虽有国家民族医药政策的支持,但产品临床推广难度较大,成长不易。针对临床现实需求和产品技术瓶颈,奇正藏药通过白脉软膏系列研究,在生产工艺优化、作用机制阐释、强化临床证据方面取得了积极进展,有效提升了产品的临床价值、科技价值,进而实现了产品价值的整体提升,成为民族药产品做大做强的典范。

七、典型中药大品种——仙灵骨葆胶囊

（一）产品基本情况

仙灵骨葆胶囊源自苗医验方，在贵州苗族民间用于治疗"劳伤病"或"劳力病"等疾病，尤其是因过度劳累使脏腑、筋骨受损而患筋骨疼痛及骨折等症。仙灵骨葆胶囊是由贵州中医药大学骨伤科专家时光达教授历经多年潜心研发而成的现代中药新药，由淫羊藿、续断、补骨、地黄、知母、丹参6味中药组方而成，有滋补肝肾、活血通络、强筋壮骨的功效，用于骨质疏松症、骨折、骨关节炎、骨无菌性坏死等。现代药理学研究显示，仙灵骨葆胶囊核心作用机制为调节骨代谢，适用于临床骨病多个领域，可解决临床多种疾病、共病。

仙灵骨葆胶囊由国药集团同济堂（贵州）制药有限公司（以下简称"同济堂"）独家生产。企业隶属于世界500强企业——中国医药集团。作为百年老字号企业，同济堂始终不忘"同心协力，济世活人"之初心，紧扣时代发展的脉搏，结合贵州省"大数据""大生态""大扶贫"三大主战略，以智能制造推进中成药生产链条升级；以大数据改革中药汤剂传统煎煮配送服务；以科技研发推动民族药和地方特色食品创新发展；以数字化加智能制造开创贵州省配方颗粒产业的新局面。企业现有产品84个，其中拥有自主知识产权的有5个。

（二）产品价值提升

仙灵骨葆胶囊上市后，为了进一步验证其有效性、构筑证据链，提升安全性和产品品质，同济堂持续深入地开展仙灵骨葆胶囊各项临床、基础研究及品质提升工作。

1. 临床价值提升　企业通过对仙灵骨葆胶囊临床作用特点的总结，逐步明确了骨质疏松症、骨折、骨关节炎、骨无菌性坏死为其四大优势适应证，并针对性地展开多项规范的临床研究，总结提升仙灵骨葆胶囊临床证据级别。2007年企业开展了仙灵骨葆胶囊治疗骨质疏松症临床研究，按照FDA标准，采用国际多中心随机双盲平行对照设计试验，对仙灵骨葆胶囊用于绝经女性的治疗安全性和有效性进行了180例为期一年的临床观察，结果表明，服用仙灵骨葆胶囊6个月后，受试者腰椎的骨密度与对照组相比显著增加（2.11%与0.58%），两者差异有统计学意义，服药一年，提升的骨密度得以继续维持。对骨密度及骨代谢相关生化指标的影响研究表明，仙灵骨葆胶囊能够提高骨形成相关生化指标水平，碱性磷酸酶、血清骨钙素、胰岛素样生长因子水平都较对照组明显提高；能降低骨吸收相关生化指标水平，IL-6、TNF-α、Ⅰ型胶原N末端肽水平都较对照组明显下降。一项为期6个月的多中心、随机、开放性对照试验显示，仙灵骨葆胶囊可显著降低疼痛评分并改善骨关节功能。一项为期6个月的多中心、随机、双盲、安慰剂平行对照试验显示，服用仙灵骨葆胶囊可降低骨坏死发生率50%，对比钙剂更有优势。

2. 作用机制明晰　作为具有强筋壮骨、活血通络及滋补肝肾功效的中药复方制剂，仙灵骨葆胶囊的药理作用主要包括抑制骨吸收、促进血管新生、抗炎、增加股骨头血流供应、

调节骨代谢等,动物实验及临床研究均证实其对骨质疏松症、骨折、股骨头坏死、骨关节炎等疾病具有显著疗效,作用机制有待阐释。

通过近年来的系列研究,仙灵骨葆胶囊治疗骨质疏松症及骨折的药理作用机制逐步明晰,主要有以下几个方面(图9-11),①调节炎症因子:仙灵骨葆胶囊能降低骨质疏松症患者IL-6,TNF-α及MMP-13含量,增加IGF-Ⅰ、BMP-2表达,发挥抗骨关节炎作用,从而能有效治疗骨质疏松症;②抑制骨吸收:仙灵骨葆胶囊能够显著升高骨质疏松症患者的骨密度(BMD)、碱性磷酸酶(ALP)和骨钙素(OC)水平,降低骨吸收生物标志物Ⅰ型胶原交联羧基末端肽(CTX-Ⅰ)含量,进而抑制骨吸收过程,治疗骨质疏松;③提高生长激素浓度:仙灵骨葆胶囊可明显提高骨折患者血清中生长激素的浓度,增强骨组织中转化生长因子的表达,促进骨折的愈合;④促进钙磷沉积:仙灵骨葆胶囊能显著降低血钙、增加血磷含量,促进患者的钙磷沉积,从而有利于骨折的愈合;⑤促进血管生成与成骨细胞分化:仙灵骨葆胶囊可增加骨折周围软组织中血小板源生长因子(PDGF)、TGF-β和VEGF的含量,促进成骨细胞分化及骨折周围软组织中血管生成,改善纤维化,从而达到促进骨质疏松性骨折愈合的效果;⑥调节骨代谢:仙灵骨葆胶囊能有效改善患者血清OC、PDGF、胰岛素样生长因子1(IGF-1)、Ⅰ型原胶原羟基端延长肽(PICP)、CTX-Ⅰ、总Ⅰ型胶原氨基端延长肽(tPINP)、抗酒石酸酸性磷酸酶5b(TRACP-5b)等骨代谢指标水平,增加骨密度,促进骨质疏松性柯莱斯骨折(Colles骨折)患者愈合。

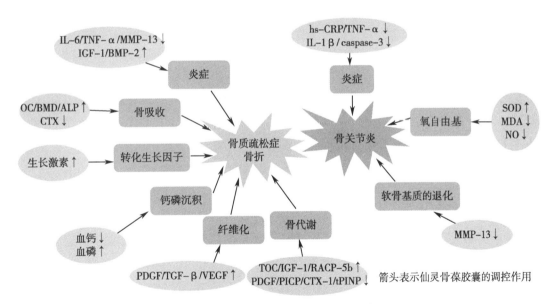

图9-11　仙灵骨葆胶囊作用机制示意

仙灵骨葆胶囊治疗骨关节炎的药理作用机制主要为以下几个方面(图9-11)。①抗炎:仙灵骨葆胶囊能显著降低骨关节炎患者hs-CRP、TNF-α、IL-1β和caspase-3表达水平,抗炎作用明显;②清除氧自由基:仙灵骨葆胶囊能够明显提高骨关节炎患者关节液中SOD的活性,同时降低MDA含量和NO活性,发挥其对骨关节炎的防治作用;③减轻关节软骨基质的退化：关节软骨基质的退化与胶原酶和基质金属蛋白酶（MMP）的增加有关，仙灵骨葆胶囊可使 MMP-13 的 mRNA 表达降低，减轻关节退行性病变。

3. 产品安全性提升　通过总结分析 156 篇文献 7 496 例安全性事件分析，对仙灵骨葆胶囊上市后用药安全进行系统评价，使用仙灵骨葆胶囊病例的总体 ADR/AE 的发生率约为 5%，总体安全性可以接受。

为了更好地识别仙灵骨葆胶囊产品的安全性风险，企业于 2017 年启动仙灵骨葆胶囊全面的安全性再评价研究工作。①多维度多环节风险评估：委托中国中医科学院中医临床基础医学研究所对仙灵骨葆胶囊进行资源、药学、毒理与临床各环节的风险评估，并制订了开展仙灵骨葆口服制剂安全性评价工作地风险最小化行动计划；②对正常大鼠的慢性肝毒性拆方研究：企业委托中国医学科学院药用植物研究所开展仙灵骨葆胶囊进行慢性肝毒性拆方研究，以多项生化指标和肝病理组织学检测为指标，初步结果显示给药期及恢复期期间，与对照组比较均未见明显异常改变；③安全性易感人群识别与机体易感因素筛查研究：企业开展仙灵骨葆胶囊安全性易感人群识别与机体易感因素筛查研究，系统阐明其主要临床病例特征和药物流行病学规律，评估仙灵骨葆胶囊在正常和模型动物上引起肝损伤的量毒关系及差异规律。

企业下一步计划采用代谢组学、病证毒理组学和网络药理学方法，系统筛查仙灵骨葆胶囊致肝损伤的通路机制和生物标志物，为构建基于易感机制的合理用药方案提供科学参考。

4. 产品品质提升与保障　药品质量是设计和生产出来的。正是基于这种认识，同济堂建立了完善的质量保证体系，强调全员参与和全过程的管理运用专业化、智能化和数字化的生产模式，加强源头管理和运用现代科学技术手段进行多重检测与复核，对生产中的每道工序、每一个环节进行严格的质量控制。树立"企业是药品质量的第一责任人"的理念，对涉及药品生产的"人、机、料、法、环"任何一个环节都高度关注，加强对生产过程中各个环节的控制，以生产合格的药品，以人民群众的身体健康、生命安全为己任，践行"关爱生命、呵护健康"的企业理念。

（1）原料控制：为了保障仙灵骨葆胶囊产品质量稳定可控及主要原料药材淫羊藿、续断等的供应，同济堂自 1999 年起成立种植部专职负责中药材资源研究、良种选育及种植技术研究、推广工作，逐步建立了箭叶淫羊藿、柔毛淫羊藿、续断等药材种基地。同济堂先后承担了多个国家及地方中药材种植技术研究与产业化推广项目，编著了《地道特色药材——淫羊藿》及《地道特色药材——续断》两本专著；选育出了箭叶淫羊藿、柔毛淫羊藿、川续断、刺梨等优质中药材种质。目前，同济堂拥有全球最大的淫羊藿种植基地，同济堂淫羊藿种植标准、饮片制备标准、活性成分提取标准均被有关方面采信为国家标准。同济堂建立了中药材可追溯系统，基地产出的种子和种苗、中药材等产品均可通过扫描产品二维码查询生产管理全过程。

（2）产品质量控制：对产品质量的监控一直延伸到药品上市之后。作为贵州省内首家采用第三方药物警戒软件平台的制药企业，同济堂系统全面地开展药品上市后的药品不良反应监控，使得产品从研发到使用，再从使用反馈至研发的过程形成闭环。

仙灵骨葆胶囊被列入中药标准化项目，同济堂严格按照国家 GMP、GAP 管理规范要求，从原料种植技术、饮片加工技术、生产工艺技术三个方面着手，制定出优于现行国家标准的质量控制标准，从源头把控仙灵骨葆胶囊的质量，建立涵盖药材、饮片、提取物、中间品、成药的整个中药产业链质量控制体系，最终实现建立系统的仙灵骨葆胶囊标准化生产质量控制体系及生产管理规范的目标，确保产品质量稳定、均一、可控。

（3）智能制造：结合贵州省"千企改造，万企融合"的政策，同济堂利用大数据、人工智能等新一代信息技术手段，对传统中药生产进行了全方位、全链条产业升级。企业以仙灵骨葆胶囊生产线为范本，实现了中药生产全流程"智能制造"，质量和生产效率获得了质的飞跃，为贵州省制药行业智能制造树立了典范。

（三）成效与认可

通过系列研究，仙灵骨葆胶囊突出的临床效果、充分的临床证据、清晰的作用机制、高品质的质量控制日益获得有关方面的认可，产品收获多项科技奖励，实现了基本药物等政策突破，也获得了业界诸多临床指南和共识的推荐。

1. **科技奖励**　2014 年"抗骨质疏松传统中药现代化研究及其应用"获得贵州省科学技术进步奖二等奖，2017 年"苗药仙灵骨葆自动化生产关键技术开发及示范"获得贵州省科学技术进步奖三等奖，2019 年仙灵骨葆胶囊的处方用途和提取分离方法专利先后两次荣获中国专利优秀奖。

2. **政策目录支持**　2009 年 8 月 18 日，2009 版国家基药目录正式公布，仙灵骨葆胶囊进入国家基药目录，是国家基药目录中唯一治疗骨质疏松症的中成药。

3. **临床指南推荐**　《骨质疏松症中西医结合诊疗指南》（2019 年）、《绝经后骨质疏松症（骨痿）中医药诊疗指南》（2019 年）、《中国老年骨质疏松症诊疗指南》（2018 年）、《膝骨关节炎中西医结合诊疗指南》（2018 年）、《原发性骨质疏松症诊疗指南》（2017 年）、《骨质疏松性骨折诊疗指南》（2017 年）、《中国骨质疏松性骨折诊疗指南》（2015 年）、《原发性骨质疏松症的治疗与预防》（2015 年）、《原发性骨质疏松症中医临床实践指南》（2012 年）、《原发性骨质疏松中医临床实践指南》（2012 年）、《糖尿病合并骨质疏松中医诊疗标准》（2012 年）、《中医内科常见病诊疗指南——骨质疏松症》（2008 年）推荐仙灵骨葆胶囊作为治疗用药。

（四）科技竞争力解析

按照中药大品种科技竞争力评价模型（2019 版），根据各项数据及计分规则，仙灵骨葆胶囊科技数据情况如下：获得重大新药创制国家科技重大专项、中药标准化项目各一项，国家自然科学基金 2 项，科技投入计 10 分；科技产出方面，基础、临床研究文献达 400 余篇，符合纳入规则的中国科技核心期刊论文 99 篇，英文 SCI 论文 6 篇，影响因子累计 18.67 分，科技论文得分 18.46 分；符合规则的授权发明专利 3.3 项，知识产权得分 7.68 分；两次获得国家专利奖及省级科技奖励，得分 7 分；被多个指南、共识收载推荐，得 4 分。仙灵骨葆胶囊科技因子总得分达 47.14 分，科技竞争力列全部中药大品种第 23 名。

仙灵骨葆胶囊的产量由 1999 年的年产 1 亿粒上升至目前年产 10 亿粒以上，2019 年单品种销售额已突破 7 亿，为大量的患者解除病痛，创造了巨大的社会效益和经济效益。

八、典型中药大品种——灯盏生脉胶囊

（一）产品基本情况

灯盏生脉胶囊是由云南生物谷药业股份有限公司（以下简称"生物谷药业"）自主研发且拥有自主知识产权的独家专利产品。灯盏生脉胶囊组方是由云南特色民族药材——灯盏细辛与经典名方生脉散（人参、麦冬、五味子）组合而成。功能主治为益气养阴，活血健脑。用于气阴两虚、瘀阻脑络引起的胸痹心痛，中风后遗症，症见痴呆、健忘、手足麻木；冠心病心绞痛，缺血性心脑血管疾病，高脂血症见上述证候者。

灯盏花首载于明代著名的医药家云南嵩明人兰茂所著的《滇南本草》，书中记载"灯盏花，一名灯盏菊，细辛草。味苦、辛，性温"。灯盏花在民间彝、傣、苗族中一直广泛使用，且在约 2 500 年前的傣医药传统典籍《贝叶经》中也有记载，20 世纪 30 年代，文山丘北县罗姓苗族医生将灯盏花用于治疗中风和偏瘫。1977 年，灯盏花被收入《中国药典》，又名"灯盏细辛"，现记载于《中国药典》（2015 年版）。生脉散始见于金元医家张元素的《医学启源》，由人参、麦冬、五味子组成，为益气养阴生脉之代表方，在心血管、神经系统疾病及糖尿病治疗中具有很好的疗效。

生物谷药业是灯盏花制剂的市场开拓者，在 1998 年，用于缺血性卒中急性期的灯盏细辛注射液上市，因其良好的疗效和安全性，在全国范围内获得了广大临床医生的认可。由于卒中患者出院后的二级预防需要长期服药以预防卒中复发，为了满足患者长期二级预防用药的需求以及对慢性病市场用药特性及发展趋势的研判，企业结合传统中医药理论与现代药物理论，发现采用灯盏细辛与生脉散的复方组合，可在临床发挥良好的协同效应，经严格、规范的新药研究，于 2007 年推出了灯盏生脉胶囊。《报告》（2019 版）中，灯盏生脉胶囊位列神经系统用药第三名。

（二）产品价值提升

中成药是我国医药学宝库的重要组成部分，在推动我国医药产业的发展过程中具有不可替代的作用。但是有效成分不清，作用机制不明，质量控制不佳，是困扰中药价值提升的主要障碍。针对上述问题，生物谷药业开展灯盏生脉胶囊的系列研究。

1. 临床证据完善　一项发表在 *Lancet Neurology* 杂志上的全球疾病负担动态分析研究表明，中国已成为卒中的重灾区，卒中年发病率高达 354/10 万。尽管采用充分的西医治疗手段，但卒中患者仍有较高的复发风险。我国卒中的年复发率已高达 17.7%，5 年累积复发率高达 30%。二次卒中的患者预后会更差，其死亡率是未出现二次卒中患者的 2.67 倍，致残或死亡风险更是增加了 9.4 倍。降低卒中复发率已成为临床迫切需要解决的难题。

在国家科学技术部"十一五"科技支撑计划的子课题支持下，生物谷药业完成了灯盏生脉胶囊干预缺血性卒中二级预防的多中心、随机对照、双盲临床试验（简称"SPIRIT 研究"）。这是我国迄今为止唯一发表的针对中药改善卒中患者远期硬终点指标的研究，83 家中、西医三级医院参与该研究，纳入了 3 143 例年龄在 40～75 岁、被诊断为脑梗死的患者。研究结果表明，对于首发缺血性卒中患者，在《缺血性卒中二级预防指南》推荐的基础治疗上，加用灯盏生脉胶囊可将一年卒中复发风险降低 29.3%，且不增加出血风险和不良事件。该项研究为灯盏生脉胶囊用于缺血性卒中的二级预防提供了循证证据。

在国家科学技术部"863 计划"子课题的支持下，生物谷药业开展了灯盏细辛注射液与灯盏生脉胶囊治疗缺血性卒中上市后临床再评价研究。该研究由王永炎院士牵头，采用了多中心、前瞻性、实用性随机对照研究设计，共纳入 678 例年龄在 35～80 岁的脑梗死患者。研究结果证实，灯盏细辛注射液与灯盏生脉胶囊序贯治疗可以显著降低患者一年病死率，提高患者生存质量和上肢活动能力，治疗缺血性卒中安全有效。

灯盏生脉胶囊可改善急性脑梗死患者颈动脉斑块形态、颈动脉血流动力学指标和血脂水平。灯盏生脉胶囊治疗脑梗死恢复期患者时，在降低血脂、CRP、D- 二聚体（D-D）、FIB 水平等方面明显优于常规对照组。对灯盏生脉胶囊辅助治疗缺血性卒中的随机临床试验进行系统性回顾和 Meta 分析显示，其可改善神经功能缺损，降低缺血性卒中的复发率，临床应用安全有效。灯盏生脉胶囊可改善卒中后认知功能障碍患者的认知功能，提高生活质量。灯盏生脉胶囊通过降低血浆中 N- 末端脑钠肽前体（NT-proBNP）和 hs-CRP 的水平，改善慢性心力衰竭（CHF）患者心脏收缩和舒张功能。

2. 机制阐释清晰　灯盏生脉胶囊的化学成分主要包括黄酮类、酚酸类、皂苷类、木脂素类等，具有抗氧化、抗炎和抗心肌缺血等药理作用，临床主要用于缺血性心脑血管疾病的恢复期治疗，临床疗效显著。中国人民解放军海军军医大学张卫东教授团队对灯盏生脉胶囊的化学成分进行全面分析，从灯盏生脉胶囊中共鉴定出 125 个成分，包括黄酮类化合物 25 个，酚酸类化合物 36 个，木脂素类化合物 20 个，皂苷类化合物 26 个和其他类型成分 18 个。对灯盏生脉胶囊入血原型成分及代谢产物分析，初步鉴定入血原型成分 44 个及 48 个代谢产物。

中国医学科学院协和药物研究所张金兰教授团队围绕灯盏生脉胶囊的物质成分、代谢组学和网络药理学开展了系统研究，揭示了灯盏生脉胶囊的活性成分及作用机制。灯盏生脉胶囊的活性成分 4, 5- 咖啡酰奎宁酸和野黄芩苷通过调节谷氨酸能神经突触和 GABA 能神经突触的代谢途径，维持体内兴奋性神经递质和抑制性神经递质的平衡，以抑制脑血流低灌注引起的神经损伤，发挥神经保护作用。研究成果发表在 *Journal of Chromatography A* 和 *Pharmacological Research* 等国际顶尖 SCI 期刊上。

灯盏生脉胶囊可通过改善脑循环、抗脂质过氧化、调节脂质代谢、抑制炎症反应、抑制血小板聚集、清除自由基、保护血管内皮、减少脑缺血再灌注损伤等多途径、多环节发挥神经保护作用（图 9-12）。实验研究表明，灯盏生脉胶囊可降低 TIA 小鼠血清中 P- 选择素的水平和血栓素 B$_2$（TXB$_2$）及 ET 的含量，抑制血管 VEGF 的过度表达，降低脂质过氧化反应，抑制神经和血管内皮细胞等氧化应激损伤，抑制血小板激活和释放，发挥神经保护作用。灯盏生脉胶囊降低急性进展性脑梗死的发生率并改善预后，可能与抑制外周血清可溶性 CD40 配体信号通路及外周血单个核细胞（PBMC）胞核 NF-κB 通路的过度激活，下调趋化因子受体 1（CX3CR1）的表达，以及降低血清神经元特异性烯醇化酶（NSE）的水平有关。灯盏生脉胶囊能缓解高血压大鼠大脑皮层的炎症反应，降低 NF-κB、IL-1β 和 TNF-α 的表达水平。灯盏生脉胶囊可改善高血压大鼠血 - 脑屏障的通透性，调节脑组织中低密度脂蛋白相关受体蛋白 -1（LRP-1）和高度聚糖化作用终产物受体（RAGE）的表达，抑制海马区 Aβ1-42 异常沉积。灯盏生脉胶囊通过降低高血压大鼠的血压，减少脑中活化的小胶质细胞和巨噬细胞的数量，下调 Toll 样受体 4（TLR4）、NF-κB 和 cleaved caspase-3 的表达，发挥神经保护作用。

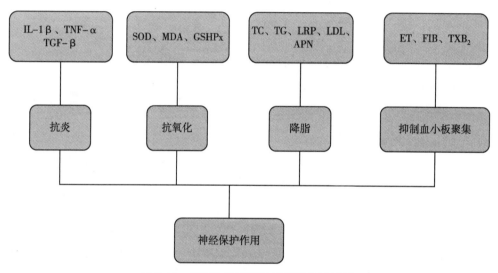

图 9-12 灯盏生脉胶囊神经保护作用机制

3. 品质精益求精 企业建立了主要原料灯盏花规范化的 GAP 种植基地，依托中药标准化项目，建立了四味药材的种子种苗标准，制定了种植、采收、储藏、运输等规范，从源头上保证了药材的优质性。在提取环节，公司自主创新药用植物提取技术，实现植物提取的在线监测、自动控制，并制定了严格的贮存方式、贮存环境、贮存周期以及运输标准，进而实现了产品从药材到提取物，再到制剂的全流程指纹图谱控制，确保有效成分最大化富集和含量精准，批间一致性良好。

（三）成效与认可

"基于整体观的中药方剂现代研究关键技术的建立及其应用"荣获 2018 年度国家科学技术进步奖二等奖。该项目由中国人民解放军海军军医大学张卫东教授领衔，由海军军医大学、生物谷药业等单位共同实施并完成，以灯盏生脉胶囊等中药方剂的物质基础、作用机制、临床循证研究及生产全链条控制为主要研究方向，发展了多种中药方剂研究关键技术，对于推动中药产业发展具有重要借鉴意义。

凭借确切的临床疗效和良好的安全性，灯盏生脉胶囊被相关治疗指南和专家共识推荐，并赢得了临床医生的广泛认可与推荐使用。在《中华中医药学会冠心病稳定型心绞痛中医诊疗指南》(2019 版)中，对于气阴两虚证型冠心病患者，灯盏生脉胶囊的推荐级别为强烈推荐。由中华医学会外科学分会发布的《下肢动脉硬化闭塞症诊治指南》(2015 版)，在中医中药治疗方案中明确推荐使用灯盏生脉胶囊。2020 年，由中华中医药学会组织撰写的《灯盏生脉胶囊治疗心脑血管疾病临床应用专家共识》中，对于脑梗死患者急性期、恢复期及后遗症期的治疗强烈推荐使用灯盏生脉胶囊。在《调理气血类中成药防治动脉粥样硬化性心血管疾病临床应用专家共识》(2020 版)中，灯盏生脉胶囊为 A 级强推荐。

灯盏生脉胶囊是 2018 版国家基药目录产品，2019 版国家医保目录乙类产品，现已在全国 28 个省(区、市)招标采购平台中标，覆盖等级医院近 2 000 家，基层医疗机构近 3 000 家。

（四）科技竞争力解析

按照中药大品种科技竞争力评价模型(2019 版)，根据各项数据及计分规则，过去 10 年间(2009 年 1 月—2018 年 12 月)灯盏生胶囊科技数据情况如下：中药标准化项目 1 项，国家自然科学基金 1 项，得分 5 分；科技产出方面，符合纳入规则的核心期刊论文 51 篇，英文 SCI 论文 4 篇，影响因子累计得分 8.586 分，论文得分 14.99 分；符合规则的授权发明专利 1 项，知识产权得分 3.65；临床方面被多个指南、共识收载，其他单项计 4 分。灯盏生胶囊科技因子总得分达 27.64 分，在全部神经系统用药列第三名，云南省中药大品种科技竞争力第四名。

缺血性心脑血管疾病是危害我国国民生命健康的重大疾病，灯盏生脉胶囊在缺血性心脑疾病防治中具备独特的优势，通过一系列研究，灯盏生脉胶囊循证医学证据、疗效机制已经初步形成证据链体系，产品品质稳步提升，科技创新引领产品价值提升，具有较强的竞争力。未来，生物谷药业将继续深入研究，进一步发掘和巩固灯盏生脉胶囊的临床价值和科技价值，更好地造福于我国广大心脑血管疾病患者。

参 考 文 献

[1] 满春霞,管晓东,邹武捷,等. 我国各省药品集中招标采购政策分析和思考 [J]. 中国卫生政策研究,2016,9(7):53-59.

[2] 宋江秀,张忠会,赵帅眉,等. 新型冠状病毒肺炎(COVID-19)防治用中药专利信息研报 [J]. 药物评价研究,2020,43(4):565-590.

[3] 柳燕,于志斌. 2019年中药类商品进出口形势分析 [J]. 中国现代中药,2020,22(3):342-347.

[4] 王永炎,杨洪军. 中小型中药企业大品种培育策略与路径分析 [J]. 中国中药杂志,2014,39(5):755-758.

[5] 杨洪军. 中药复方大品种技术升级研究与培育的思路 [J]. 中国药理学与毒理学杂志,2019,33(9):664.

[6] 中药大品种联盟. 2019年版医保目录中成药占比大幅增加 [N]. 中国医药报,2019-09-24(004).

[7] 安金蒙. 2019版医保目录剖析中成药逆流而上 [N]. 医药经济报,2019-10-17(008).

[8] 中药大品种联盟,万方医学. 中药大品种科技竞争力报告(2016版)[R]. 北京:中华中医药学会,2016.

[9] 中药大品种联盟,万方医学. 中药大品种科技竞争力报告(2017版)[R]. 广州:中华中医药学会,2017.

[10] 李耿. 中药大品种需要高质量科技评估 [N]. 健康报,2017-12-27.

[11] 中药大品种联盟,万方医学. 中药大品种科技竞争力报告(2018版)[R]. 北京:中华中医药学会,2018.

[12] 李耿,程煜华,郭宇博,等. 中药大品种科技竞争力报告(2017版)[J]. 中国现代中药,2018,20(1):6-13.

[13] 李耿,李振坤,郭宇博,等. 中药大品种科技竞争力报告(2018版)概要 [J]. 中国现代中药,2019,21(1):1-19.

[14] 程煜华,刘立营,李文姗,等. 基于SEM的中成药科技竞争力模型研究. 中国科技资源导刊,2019,51(4):69-77.

[15] 程煜华,刘立营,李耿,等. 基于内容分析法的典型中药大品种科技成果分析 [J]. 中国现代中药,2019,21(8):987-994.

[16] 程煜华. 我国中药产品科技竞争力评价研究 [D]. 北京:中国科学技术信息研究所,2019.

[17] 李耿,陈洁,李振坤,等. 三七专利数据分析与对产业发展启示 [J]. 中国中药杂志,2020,45(5):1011-1022.

附表 2019中药大品种名单

编号	产品名称	生产企业
1	安康欣胶囊	安徽高山药业有限公司
2	华蟾素片	安徽华润金蟾药业股份有限公司
3	华蟾素注射液	安徽华润金蟾药业股份有限公司
4	疏风解毒胶囊	安徽济人药业有限公司
5	葛酮通络胶囊	安徽九方制药有限公司
6	百蕊颗粒	安徽九华华源药业有限公司
7	丹参滴注液	安徽天洋药业有限公司
8	肝爽颗粒	保定天浩制药有限公司
9	前列舒通胶囊	保定天浩制药有限公司
10	冠心静胶囊	保定中药制药股份有限公司
11	当归龙荟胶囊	保和堂（焦作）制药有限公司
12	血脂康胶囊	北京北大维信生物科技有限公司
13	慈丹胶囊	北京勃然制药有限公司
14	固肾安胎丸	北京勃然制药有限公司
15	补中益气颗粒	北京汉典制药有限公司
16	银杏酮酯滴丸	北京汉典制药有限公司
17	金龙胶囊	北京建生药业有限公司
18	牛黄解毒软胶囊	北京康而福药业有限责任公司
19	强骨胶囊	北京岐黄医药股份有限公司
20	舒血宁注射液	北京华润高科天然药物有限公司
21	茵栀黄口服液	北京华润高科天然药物有限公司
22	大活络丸	北京同仁堂股份有限公司同仁堂制药厂
23	紫雪胶囊	北京同仁堂股份有限公司同仁堂制药厂
24	牛黄清心丸	北京同仁堂股份有限公司同仁堂制药厂
25	乌鸡白凤丸	北京同仁堂股份有限公司同仁堂制药厂
26	巴戟天寡糖胶囊	北京同仁堂股份有限公司同仁堂制药厂
27	板蓝根颗粒	北京同仁堂科技发展股份有限公司制药厂
28	感冒清热颗粒	北京同仁堂科技发展股份有限公司制药厂
29	麻仁润肠软胶囊	北京同仁堂科技发展股份有限公司制药厂
30	阿胶	北京同仁堂科技发展股份有限公司制药厂
31	安宫牛黄丸	北京同仁堂科技发展股份有限公司制药厂
32	六味地黄丸（浓缩丸）	北京同仁堂科技发展股份有限公司制药厂

编号	产品名称	生产企业
33	西黄丸	北京同仁堂科技发展股份有限公司制药厂
34	玉泉颗粒	北京同仁堂天然药物（唐山）有限公司
35	参松养心胶囊	北京以岭药业有限公司
36	银杏内酯注射液	成都百裕科技制药有限公司
37	回生口服液	成都地奥集团天府药业股份有限公司
38	地榆升白片	成都地奥集团天府药业股份有限公司
39	地奥心血康胶囊	成都地奥制药集团有限公司
40	益母草注射液	成都第一制药有限公司
41	洁尔阴洗液	成都恩威制药有限公司
42	玉泉丸	成都九芝堂金鼎药业有限公司
43	舒肝解郁胶囊	成都康弘药业集团股份有限公司
44	松龄血脉康胶囊	成都康弘制药有限公司
45	玄麦甘桔胶囊	成都康弘制药有限公司
46	一清胶囊	成都康弘制药有限公司
47	三七通舒胶囊	成都泰合健康科技集团股份有限公司华神制药厂
48	小金丸	成都永康制药有限公司
49	金莲花颗粒	承德天原药业股份有限公司
50	醒脑静注射液	大理药业股份有限公司
51	伤科接骨片	大连美罗中药厂有限公司
52	骨痛灵酊	滇虹药业集团股份有限公司
53	阿胶补血颗粒	东阿阿胶股份有限公司
54	安宫止血颗粒	东阿阿胶股份有限公司
55	五加生化胶囊	多多药业有限公司
56	双黄连注射液	多多药业有限公司
57	风油精	福建青山漳州香料有限公司
58	接骨七厘片	湖南金沙药业有限责任公司
59	安多霖胶囊	福州阿多拉制药有限公司
60	小儿清热宁颗粒	辅仁药业集团有限公司
61	茜芷胶囊	甘肃扶正药业科技股份有限公司
62	贞芪扶正片	甘肃兰药药业有限公司
63	元胡止痛滴丸	甘肃陇神戎发药业股份有限公司
64	宣肺止嗽合剂	甘肃普安制药股份有限公司
65	白脉软膏	甘肃奇正藏药有限公司
66	复方伤痛胶囊	甘肃省西峰制药有限责任公司
67	祖师麻膏药	甘肃泰康制药有限责任公司
68	苁蓉通便口服液	甘肃天水岐黄药业有限责任公司
69	益气维血颗粒	广东红珊瑚药业有限公司
70	静心口服液	广东健康元药业股份有限公司
71	补肺活血胶囊	广东雷允上药业有限公司
72	复方风湿宁片	广东罗浮山国药股份有限公司
73	宫炎平片	广东罗浮山国药股份有限公司
74	止咳宝片	广东台城制药股份有限公司

编号	产品名称	生产企业
75	麒麟丸	广东太安堂药业股份有限公司
76	消炎癣湿药膏	广东太安堂药业股份有限公司
77	咳特灵片	广东一力集团制药有限公司
78	复方血栓通胶囊	广东众生药业股份有限公司
79	众生丸	广东众生药业股份有限公司
80	金嗓子喉片	广西金嗓子有限责任公司
81	金鸡胶囊	广西灵峰药业有限公司
82	健骨注射液	广西南宁百会药业集团有限公司
83	注射用血栓通（冻干）	广西梧州制药（集团）股份有限公司
84	正骨水	广西玉林制药集团有限责任公司
85	湿毒清胶囊	广西玉林制药有限责任公司
86	复方黄松洗液	广西源安堂药业有限公司
87	花红片	广西壮族自治区花红药业股份有限公司
88	小柴胡颗粒	广州白云山光华制药
89	复方丹参片	广州白云山和记黄埔中药有限公司
90	口炎清颗粒	广州白云山和记黄埔中药有限公司
91	脑心清片	广州白云山和记黄埔中药有限公司
92	板蓝根颗粒	广州白云山和记黄埔中药有限公司
93	清开灵胶囊	广州白云山明兴制药有限公司
94	清开灵颗粒	广州白云山明兴制药有限公司
95	鸦胆子油乳注射液	广州白云山明兴制药有限公司
96	清开灵注射液	广州白云山明兴制药有限公司
97	紫雪颗粒	广州白云山奇星药业有限公司
98	华佗再造丸	广州白云山奇星药业有限公司
99	夏桑菊颗粒	广州白云山星群（药业）股份有限公司
100	跌打镇痛膏	广州白云山制药股份有限公司白云山何济公制药厂
101	障眼明片	广州白云山中一药业有限公司
102	消渴丸	广州白云山中一药业有限公司
103	板蓝根颗粒	广州市香雪制药股份有限公司
104	抗病毒口服液	广州市香雪制药股份有限公司
105	小儿化食口服液	广州市香雪制药股份有限公司
106	喘可治注射液	广州万正药业有限公司
107	广东凉茶颗粒	广州王老吉药业股份有限公司
108	小儿七星茶颗粒	广州王老吉药业股份有限公司
109	尿清舒颗粒	广州一品红制药有限公司
110	苦参凝胶	贵阳新天药业股份有限公司
111	坤泰胶囊	贵阳新天药业股份有限公司
112	夏枯草口服液	贵阳新天药业股份有限公司
113	宁泌泰胶囊	贵阳新天药业股份有限公司
114	咳速停糖浆	贵州百灵企业集团制药股份有限公司
115	维C银翘片	贵州百灵企业集团制药股份有限公司
116	银丹心脑通软胶囊	贵州百灵企业集团制药股份有限公司

编号	产品名称	生产企业
117	经带宁胶囊	贵州百灵企业集团制药股份有限公司
118	舒眠胶囊	贵州大隆药业有限责任公司
119	妇科再造丸	贵州汉方药业有限公司
120	芪胶升白胶囊	贵州汉方药业有限公司
121	日舒安洗液	贵州汉方制药有限公司
122	金喉健喷雾剂	贵州宏宇药业有限公司
123	肺力咳胶囊	贵州健兴药业有限公司
124	醒脾养儿颗粒	贵州健兴药业有限公司
125	心脑宁胶囊	贵州景诚药业有限公司
126	参倍固肠胶囊	贵州联盛药业有限公司
127	六味祛风活络膏	贵州苗药药业有限公司
128	舒肝宁注射液	贵州瑞和制药有限公司
129	开喉剑喷雾剂（儿童型）	贵州三力制药股份有限公司
130	强力枇杷露	贵州神奇药业股份有限公司
131	前列倍喜胶囊	贵州太和制药有限公司
132	热淋清颗粒	贵州威门药业股份有限公司
133	骨康胶囊	贵州维康子帆药业股份有限公司
134	参苏胶囊	贵州信邦制药股份有限公司
135	脉血康胶囊	贵州信邦制药股份有限公司
136	益心舒胶囊	贵州信邦制药股份有限公司
137	银杏叶片	贵州信邦制药股份有限公司
138	妇炎消胶囊	贵州益佰女子大药厂有限责任公司
139	岩鹿乳康片	贵州益佰女子大药厂有限责任公司
140	艾迪注射液	贵州益佰制药股份有限公司
141	复方斑蝥胶囊	贵州益佰制药股份有限公司
142	金骨莲胶囊	贵州益佰制药股份有限公司
143	克咳胶囊	贵州益佰制药股份有限公司
144	银杏达莫注射液	贵州益佰制药股份有限公司
145	抗妇炎胶囊	贵州远程制药有限责任公司
146	骨通贴膏	桂林华润天和药业有限公司
147	桂林西瓜霜喷剂	桂林三金药业股份有限公司
148	三金片	桂林三金药业股份有限公司
149	西瓜霜润喉片	桂林三金药业股份有限公司
150	桂龙咳喘宁胶囊	桂龙药业（安徽）有限公司
151	清喉利咽颗粒	桂龙药业（安徽）有限公司
152	鼻炎康片	国药集团德众（佛山）药业有限公司
153	柴石退热颗粒	国药集团广东环球制药有限公司
154	玉屏风颗粒	国药集团广东环球制药有限公司
155	风湿骨痛胶囊	国药集团精方（安徽）药业股份有限公司
156	颈舒颗粒	国药集团精方（安徽）药业股份有限公司
157	仙灵骨葆胶囊	国药集团同济堂（贵州）制药有限公司
158	润燥止痒胶囊	国药集团同济堂（贵州）制药有限公司

编号	产品名称	生产企业
159	安脑丸	哈尔滨蒲公英药业有限公司
160	乳癖消颗粒	哈尔滨泰华药业股份有限公司
161	双黄连口服液	哈药集团三精制药有限公司
162	汗射用丹参（冻干）	哈药集团中药二厂
163	注射用双黄连（冻干）	哈药集团中药二厂
164	枫蓼肠胃康颗粒	海口市制药厂有限公司
165	保妇康栓	海南碧凯药业有限公司
166	摩罗丹	邯郸制药股份有限公司
167	胃复春片	杭州胡庆余堂药业有限公司
168	复方玄驹胶囊	杭州施强药业有限公司
169	百令胶囊	杭州中美华东制药有限公司
170	肿痛安胶囊	河北奥星集团药业有限公司
171	丹参酮胶囊	河北兴隆希力药业有限公司
172	双黄连口服液	河南福森药业有限公司
173	双黄连注射液	河南福森药业有限公司
174	培元通脑胶囊	河南羚锐制药股份有限公司
175	通络祛痛膏	河南羚锐制药股份有限公司
176	壮骨麝香止痛膏	河南羚锐制药股份有限公司
177	脑安颗粒	河南省百泉制药有限公司
178	双黄连合剂	河南太龙药业股份有限公司
179	解郁丸	河南泰丰制药股份有限公司
180	护肝片	黑龙江葵花药业股份有限公司
181	胃康灵胶囊	黑龙江葵花药业股份有限公司
182	小儿肺热咳喘口服液	黑龙江葵花药业股份有限公司
183	注射用双黄连（冻干）	黑龙江省松花江药业有限公司
184	舒血宁注射液	黑龙江珍宝岛药业股份有限公司
185	双黄连注射液	黑龙江珍宝岛药业股份有限公司
186	注射用血塞通（冻干）	黑龙江珍宝岛药业股份有限公司
187	养阴清肺口服液	呼伦贝尔松鹿制药有限公司
188	香菇多糖胶囊	湖北创力药业有限公司
189	麝香壮骨膏	湖北黄石卫生材料药业有限公司
190	银杏达莫注射液	湖北民康制药有限公司
191	香连片	湖北香连药业有限责任公司
192	肾炎四味片	湖北亿雄祥瑞药业有限公司
193	银黄清肺胶囊	湖南安邦制药有限公司
194	清脑降压颗粒	湖南方盛制药股份有限公司
195	藤黄健骨片	湖南方盛制药股份有限公司
196	缩泉胶囊	湖南汉森制药股份有限公司
197	四磨汤口服液	湖南汉森制药股份有限公司
198	注射用灯盏花素	湖南衡阳恒生制药有限公司
199	生血宝颗粒	湖南康寿制药有限公司
200	银杏叶胶囊	湖南麓山天然植物制药有限公司

编号	产品名称	生产企业
201	喉咽清口服液	湖南时代阳光药业股份有限公司
202	小儿扶脾颗粒	湖南时代阳光药业股份有限公司
203	正清风痛宁片	湖南正清制药集团股份有限公司
204	雷公藤片	华润三九（黄石）药业有限公司
205	天王补心丹	华润三九（临清）药业有限公司
206	参附注射液	华润三九（雅安）药业有限公司
207	参麦注射液	华润三九（雅安）药业有限公司
208	生脉注射液	华润三九（雅安）药业有限公司
209	红花注射液	华润三九（雅安）药业有限公司
210	感冒灵胶囊	华润三九医药股份有限公司
211	强力枇杷露	华润三九医药股份有限公司
212	三九胃泰颗粒	华润三九医药股份有限公司
213	小儿感冒颗粒	华润三九医药股份有限公司
214	正天丸	华润三九医药股份有限公司
215	七厘胶囊	华颐药业有限公司
216	威麦宁胶囊	华颐药业有限公司
217	心脑舒通胶囊	吉林敖东洮南药业股份有限公司
218	安神补脑液	吉林敖东延边药业股份有限公司
219	小儿柴桂退热口服液	吉林敖东延边药业股份有限公司
220	血栓心脉宁片	吉林华康药业股份有限公司
221	银花泌炎灵片	吉林华康药业股份有限公司
222	加味西黄丸	吉林济邦药业有限公司
223	止痛化癥胶囊	吉林金宝药业有限责任公司
224	十一味参芪片	吉林金恒制药股份有限公司
225	丹蒌片	吉林康乃尔药业有限公司
226	丹黄祛瘀胶囊	吉林龙鑫药业有限公司
227	柏子养心胶囊	吉林省大峻药业股份有限公司
228	血滞通胶囊	吉林省东方制药有限公司
229	海昆肾喜胶囊	吉林省辉南长龙生化药业股份有限公司
230	三七伤药颗粒	吉林省辉南长龙生化药业股份有限公司
231	生脉注射液	吉林省集安益盛药业股份有限公司
232	振源胶囊	吉林省集安益盛药业股份有限公司
233	清开灵注射液	吉林省集安益盛药业股份有限公司
234	前列康舒胶囊	吉林省银诺克药业有限公司
235	咽炎片	吉林市吴太感康药业有限公司
236	心舒胶囊	吉林天药本草堂制药有限公司
237	参一胶囊	吉林亚泰制药股份有限公司
238	芪蛭降糖胶囊	吉林一正药业集团有限公司
239	消炎镇痛膏	吉林一正药业有限公司
240	四妙丸	吉林紫鑫药业股份有限公司
241	心元胶囊	吉泰安（四川）药业有限公司
242	蒲地蓝消炎口服液	济川药业集团有限公司

编号	产品名称	生产企业
243	三拗片	济川药业集团有限公司
244	小儿豉翘清热颗粒	济川药业集团有限公司
245	芪龙胶囊	济宁华能制药厂有限公司
246	小金胶囊	健民药业集团股份有限公司
247	复方南星止痛膏	江苏康缘阳光药业有限公司
248	通塞脉片	江苏康缘阳光药业有限公司
249	大株红景天胶囊	江苏康缘药业股份有限公司
250	桂枝茯苓胶囊	江苏康缘药业股份有限公司
251	金振口服液	江苏康缘药业股份有限公司
252	九味熄风颗粒	江苏康缘药业股份有限公司
253	龙血通络胶囊	江苏康缘药业股份有限公司
254	热毒宁注射液	江苏康缘药业股份有限公司
255	散结镇痛胶囊	江苏康缘药业股份有限公司
256	天舒胶囊	江苏康缘药业股份有限公司
257	杏贝止咳颗粒	江苏康缘药业股份有限公司
258	腰痹通胶囊	江苏康缘药业股份有限公司
259	银杏二萜内酯葡胺注射液	江苏康缘药业股份有限公司
260	新生化颗粒	江苏仁寿药业有限公司
261	银杏酮酯分散片	江苏神龙药业股份有限公司
262	黄葵胶囊	苏中药业集团股份有限公司
263	清宣止咳颗粒	苏中药业集团股份有限公司
264	生脉注射液	苏中药业集团股份有限公司
265	结石通胶囊	江西红星药业有限公司
266	女金胶囊	江西汇仁药业股份有限公司
267	乌鸡白凤丸	江西汇仁药业股份有限公司
268	肾宝片	江西汇仁药业股份有限公司
269	金水宝胶囊	江西济民可信金水宝制药有限公司
270	复方鲜竹沥液	江西济民可信药业有限公司
271	孕康口服液	江西济民可信药业有限公司
272	八珍益母胶囊	江西南昌桑海制药厂
273	五苓胶囊	江西品信药业有限公司
274	裸花紫珠颗粒	江西普正制药股份有限公司
275	全杜仲胶囊	江西普正制药股份有限公司
276	血平片	江西普正制药股份有限公司
277	红花逍遥片	江西普正制药股份有限公司
278	喜炎平注射液	江西青峰药业有限公司
279	参芪十一味颗粒	江西山高制药有限公司
280	宫瘤清颗粒	江西山高制药有限公司
281	牛黄上清胶囊	江西天施康弋阳制药有限公司
282	复方夏天无片	江西天施康中药股份有限公司
283	大活络胶囊	江西药都樟树制药有限公司
284	右归胶囊	江西银涛药业有限公司

续表

编号	产品名称	生产企业
285	四味珍层冰硼滴眼液	江西珍视明药业有限公司
286	复方草珊瑚含片	江中药业股份有限公司
287	健胃消食片	江中药业股份有限公司
288	安儿宁颗粒	金诃藏药股份有限公司
289	如意珍宝丸	金诃藏药股份有限公司
290	金天格胶囊	金花企业(集团)股份有限公司西安金花制药厂
291	脉络宁注射液	金陵药业股份有限公司南京金陵制药厂
292	狗皮膏(改进型)	锦州紫金药业有限公司
293	京都念慈菴蜜炼川贝枇杷膏	京都念慈菴总厂有限公司
294	季德胜蛇药片	精华制药集团股份有限公司
295	颈复康颗粒	颈复康药业集团有限公司
296	补血生乳颗粒	九芝堂股份有限公司
297	六味地黄丸(浓缩丸)	九芝堂股份有限公司
298	驴胶补血颗粒	九芝堂股份有限公司
299	金花清感颗粒	聚协昌(北京)药业有限公司
300	尿毒清颗粒	康臣药业(内蒙古)有限责任公司
301	独一味胶囊	康县独一味生物制药有限公司
302	肝复乐片	康哲(湖南)制药有限公司
303	康妇消炎栓	葵花药业集团(伊春)有限公司
304	血塞通软胶囊	昆明华润圣火药业有限公司
305	注射用灯盏花素	昆明龙津药业股份有限公司
306	血塞通软胶囊	昆药集团股份有限公司
307	注射用血塞通(冻干)	昆药集团股份有限公司
308	灯银脑通胶囊	昆药集团股份有限公司
309	舒肝颗粒	昆明中药厂有限公司
310	浓缩当归丸	兰州佛慈制药股份有限公司
311	六味地黄丸(浓缩丸)	兰州佛慈制药股份有限公司
312	逍遥丸(浓缩丸)	兰州佛慈制药股份有限公司
313	六神丸	雷允上药业集团有限公司
314	新乐康片	立业制药股份有限公司
315	参芪扶正注射液	丽珠集团利民制药厂
316	乳癖消片	辽宁上药好护士药业(集团)有限公司
317	气滞胃痛颗粒	辽宁华润本溪三药有限公司
318	尪痹胶囊	辽宁华润本溪三药有限公司
319	瘀血痹片	辽宁华润本溪三药有限公司
320	骨疏康胶囊	辽宁康辰药业有限公司
321	尪痹片	辽宁上药好护士药业(集团)有限公司
322	牛黄醒脑丸	辽宁仙草堂药业股份有限公司
323	参芪降糖颗粒	鲁南厚普制药有限公司
324	柴银口服液	鲁南厚普制药有限公司
325	小儿消积止咳口服液	鲁南厚普制药有限公司
326	茵栀黄颗粒	鲁南厚普制药有限公司

编号	产品名称	生产企业
327	马应龙麝香痔疮膏	马应龙药业集团股份有限公司
328	麝香痔疮栓	马应龙药业集团股份有限公司
329	疏血通注射液	牡丹江友博药业有限责任公司
330	达立迪颗粒	南昌弘益药业有限公司
331	荷丹片	南昌济顺制药有限公司
332	消癌平注射液	南京圣和药业有限公司
333	枳术颗粒	南京中山制药有限公司
334	复方鳖甲软肝片	内蒙古福瑞医疗科技股份有限公司
335	麝香通心滴丸	内蒙古康恩贝药业有限公司圣龙分公司
336	苁蓉益肾颗粒	内蒙古兰太药业有限责任公司
337	扎冲十三味丸	内蒙古乌兰浩特中蒙制药有限公司
338	芪珍胶囊	宁波大昌药业有限公司
339	白芍总苷胶囊	宁波立华制药有限公司
340	古汉养生精	启迪古汉集团衡阳中药有限公司
341	槐耳颗粒	启东盖天力药业有限公司
342	祖师麻片	秦皇岛市山海关药业有限责任公司
343	肝泰舒胶囊	青海晶珠藏药高新技术产业股份有限公司
344	生血宝合剂	清华德人西安幸福制药有限公司
345	厚朴排气合剂	瑞阳制药有限公司
346	消栓肠溶胶囊	三门峡赛诺维制药有限公司
347	安络化纤丸	森隆药业有限公司
348	八宝丹	厦门中药厂有限公司
349	芪骨胶囊	厦门中药厂有限公司
350	新癀片	厦门中药厂有限公司
351	红核妇洁洗液	山东步长神州制药有限公司
352	康妇炎胶囊	山东步长神州制药有限公司
353	参仙升脉口服液	山东步长制药股份有限公司
354	稳心颗粒	山东步长制药股份有限公司
355	香菊胶囊	山东步长制药股份有限公司
356	丹红注射液	山东丹红制药有限公司
357	阿胶	东阿阿胶股份有限公司
358	阿胶补血膏	东阿阿胶股份有限公司
359	复方阿胶浆	东阿阿胶股份有限公司
360	天丹通络胶囊	山东凤凰制药股份有限公司
361	阿胶	山东福胶集团有限公司
362	复方黄柏液涂剂	山东汉方制药有限公司
363	脑血康胶囊	山东昊福药业集团制药有限公司
364	前列欣胶囊	山东宏济堂制药集团股份有限公司
365	参丹散结胶囊	山东绿因药业有限公司
366	通宣理肺胶囊	山东明仁福瑞达制药股份有限公司
367	颈痛颗粒	山东明仁福瑞达制药股份有限公司
368	六味五灵片	山东世博金都药业有限公司

续表

编号	产品名称	生产企业
369	脑血疏口服液	山东沃华医药科技股份有限公司
370	心可舒片	山东沃华医药科技股份有限公司
371	鼻渊通窍颗粒	山东新时代药业有限公司
372	普济痔疮栓	山东新时代药业有限公司
373	华蟾素胶囊	山东鑫齐药业有限公司
374	注射用红花黄色素	山西德元堂药业有限公司
375	复方胃宁片	山西傅山盛康药业有限公司
376	银杏达莫注射液	山西普德药业股份有限公司
377	银杏酮酯滴丸	山西千汇药业有限公司
378	舒血宁注射液	山西三九万荣药业有限责任公司
379	枳术宽中胶囊	山西双人药业有限责任公司
380	舒血宁注射液	山西振东泰盛药业有限公司
381	复方苦参注射液	山西振东制药股份有限公司
382	西黄胶囊	陕西爱民药业股份有限公司
383	乳癖散结胶囊	陕西白鹿制药股份有限公司
384	风痛宁片	陕西必康制药有限责任公司
385	冠心舒通胶囊	陕西步长制药有限公司
386	脑心通胶囊	陕西步长制药有限公司
387	养正合剂	陕西步长制药有限公司
388	妇乐片	陕西东泰制药有限公司
389	华蟾素胶囊	陕西东泰制药有限公司
390	强力定眩片	陕西汉王药业有限公司
391	升血小板胶囊	陕西郝其军制药股份有限公司
392	复方皂矾丸	陕西郝其军制药有限责任公司
393	益宫颗粒	陕西健民制药有限公司
394	蛭蛇通络胶囊	陕西健民制药有限公司
395	消银颗粒	陕西康惠制药股份有限公司
396	心速宁胶囊	陕西摩美得药业有限公司
397	双石通淋胶囊	陕西摩美得制药有限公司
398	盘龙七片	陕西盘龙药业集团股份有限公司
399	麝香保心丸	上海和黄药业有限公司
400	扶正化瘀胶囊	上海黄海制药有限责任公司
401	痰热清注射液	上海凯宝药业股份有限公司
402	藿胆滴丸	上海雷允上药业有限公司
403	珍菊降压片	上海雷允上药业有限公司
404	注射用丹参多酚酸盐	上海绿谷制药有限公司
405	瓜蒌皮注射液	上海上药第一生化药业有限公司
406	银杏叶胶囊	上海信谊百路达药业有限公司
407	银杏叶片	上海上药杏灵科技药业股份有限公司
408	养心氏片	上海医药集团青岛国风药业股份有限公司
409	龙虎人丹	上海中华药业有限公司
410	清凉油	上海中华药业有限公司

编号	产品名称	生产企业
411	丹香冠心注射液	上海中西制药有限公司
412	滑膜炎颗粒	神威药业（张家口）有限公司
413	参麦注射液	神威药业集团有限公司
414	清开灵软胶囊	神威药业集团有限公司
415	清开灵注射液	神威药业集团有限公司
416	舒血宁注射液	神威药业集团有限公司
417	双黄连注射液	神威药业集团有限公司
418	小儿清肺化痰颗粒	神威药业集团有限公司
419	心脑清软胶囊	神威药业集团有限公司
420	追风透骨片	沈阳东昂制药有限公司
421	元胡止痛颗粒	沈阳飞龙药业有限公司
422	苦碟子注射液	沈阳双鼎制药有限公司
423	鸦胆子油乳注射液	沈阳药大药业有限责任公司
424	西黄胶囊	石家庄东方药业有限公司
425	癃闭舒胶囊	石家庄科迪药业有限公司
426	津力达口服液	石家庄以岭药业股份有限公司
427	连花清瘟胶囊	石家庄以岭药业股份有限公司
428	芪苈强心胶囊	石家庄以岭药业股份有限公司
429	通心络胶囊	石家庄以岭药业股份有限公司
430	养正消积胶囊	石家庄以岭药业股份有限公司
431	参麦注射液	四川川大华西药业股份有限公司
432	乐脉颗粒	四川川大华西药业股份有限公司
433	抗病毒颗粒	四川光大制药有限公司
434	康复新液	四川好医生攀西药业有限责任公司
435	抗感颗粒	四川好医生药业集团有限公司
436	当飞利肝宁胶囊	四川美大康药业股份有限公司
437	橘红胶囊	四川美大康药业股份有限公司
438	壮骨止痛胶囊	四川美大康药业股份有限公司
439	参麦注射液	四川升和药业股份有限公司
440	丹参注射液	四川升和药业股份有限公司
441	宫瘤清胶囊	四川升和药业股份有限公司
442	糖脉康颗粒	四川升和药业股份有限公司
443	香丹注射液	四川升和药业股份有限公司
444	小金胶囊	四川省天基生物药业有限公司
445	生脉注射液	四川省宜宾五粮液集团宜宾制药有限责任公司
446	板蓝根颗粒	四川蜀中制药有限公司
447	消咳喘颗粒	四川西昌杨天制药有限公司
448	益气复脉颗粒	太极集团四川太极制药有限公司
449	补肾益寿胶囊	太极集团重庆涪陵制药厂有限公司
450	藿香正气口服液	太极集团重庆涪陵制药厂有限公司
451	急支糖浆	太极集团重庆涪陵制药厂有限公司
452	通天口服液	太极集团重庆涪陵制药厂有限公司

编号	产品名称	生产企业
453	鼻窦炎口服液	太极集团重庆桐君阁药厂有限公司
454	小金片	太极集团重庆桐君阁药厂有限公司
455	痹祺胶囊	天津达仁堂京万红药业有限公司
456	京万红软膏	天津达仁堂京万红药业有限公司
457	血必净注射液	天津红日药业股份有限公司
458	血府逐瘀胶囊	天津宏仁堂药业有限公司
459	注射用黄芪多糖	天津赛诺制药有限公司
460	注射用丹参多酚酸	天津天士力之骄药业有限公司
461	注射用益气复脉(冻干)	天津天士力之骄药业有限公司
462	肾炎康复片	天津同仁堂集团股份有限公司
463	葆宫止血颗粒	天津中盛海天制药有限公司
464	清咽滴丸	天津中新药业集团股份有限公司第六中药厂
465	速效救心丸	天津中新药业集团股份有限公司第六中药厂
466	通脉养心丸	天津中新药业集团股份有限公司乐仁堂制药厂
467	乌鸡白凤片	天津中新药业集团股份有限公司乐仁堂制药厂
468	胃肠安丸	天津中新药业集团股份有限公司乐仁堂制药厂
469	癃清片	天津中新药业集团股份有限公司隆顺榕制药厂
470	紫龙金片	天津中新药业集团股份有限公司隆顺榕制药厂
471	穿心莲内酯滴丸	天士力医药集团股份有限公司
472	复方丹参滴丸	天士力医药集团股份有限公司
473	荆花胃康胶丸	天士力医药集团股份有限公司
474	芪参益气滴丸	天士力医药集团股份有限公司
475	养血清脑颗粒	天士力医药集团股份有限公司
476	复方黄黛片	天长亿帆制药有限公司
477	镇脑宁胶囊	通化东宝药业股份有限公司
478	苦碟子注射液	通化华夏药业有限责任公司
479	风湿祛痛胶囊	通化金马药业集团股份有限公司
480	治糜康栓	通化金马药业集团股份有限公司
481	壮骨伸筋胶囊	通化金马药业集团股份有限公司
482	万通筋骨片	通化万通药业股份有限公司
483	消糜栓	通化万通药业股份有限公司
484	大株红景天注射液	通化玉圣药业股份有限公司
485	消糜栓	通药制药集团股份有限公司
486	银杏叶滴丸	万邦德制药集团股份有限公司
487	醒脑静注射液	无锡济民可信山禾药业股份有限公司
488	黄氏响声丸	无锡济民可信山禾药业股份有限公司
489	龙牡壮骨颗粒	健民药业集团股份有限公司
490	通滞苏润江片	健民药业集团股份有限公司
491	生血宁片	武汉联合药业有限责任公司
492	复明片	西安碑林药业股份有限公司
493	和血明目片	西安碑林药业股份有限公司
494	小儿化毒胶囊	西安碑林药业股份有限公司

编号	产品名称	生产企业
495	致康胶囊	西安千禾药业有限责任公司
496	肾康注射液	西安世纪盛康药业有限公司
497	平消胶囊	西安正大制药有限公司
498	二十五味珊瑚胶囊	西藏金珠雅砻藏药有限责任公司
499	诺迪康胶囊	西藏诺迪康药业股份有限公司
500	青鹏软膏	西藏奇正藏药股份有限公司
501	消痛贴膏	西藏奇正藏药股份有限公司
502	祖卡木颗粒	新疆奇康哈博维药有限公司
503	复方木尼孜其颗粒	新疆维吾尔药业有限责任公司
504	返魂草颗粒	修正药业集团股份有限公司
505	贞芪扶正颗粒	修正药业集团股份有限公司
506	六味地黄胶囊	修正药业集团股份有限公司
507	丁桂儿脐贴	亚宝药业集团股份有限公司
508	珍菊降压片	亚宝药业集团股份有限公司
509	儿童清咽解热口服液	亚宝药业四川制药有限公司
510	肛泰	烟台荣昌制药股份有限公司
511	防风通圣颗粒	烟台天正药业有限公司
512	苏黄止咳胶囊	扬子江药业集团北京海燕药业有限公司
513	胃苏颗粒	扬子江药业集团江苏制药股份有限公司
514	百乐眠胶囊	扬子江药业集团有限公司
515	蓝芩口服液	扬子江药业集团有限公司
516	银杏叶片	扬子江药业集团有限公司
517	宫血宁胶囊	云南白药集团股份有限公司
518	云南白药胶囊	云南白药集团股份有限公司
519	云南白药气雾剂	云南白药集团股份有限公司
520	云南白药	云南白药集团股份有限公司
521	云南白药创可贴	云南白药集团无锡药业有限公司
522	龙血竭片	云南大唐汉方制药股份有限公司
523	肾衰宁胶囊	云南雷允上理想药业有限公司
524	康力欣胶囊	云南名扬药业有限公司
525	排毒养颜胶囊	云南盘龙云海药业有限公司
526	灯盏细辛注射液	云南生物谷药业股份有限公司
527	灯盏细辛软胶囊	云南生物谷药业股份有限公司
528	灯盏生脉胶囊	云南生物谷药业股份有限公司
529	心脉隆注射液	云南腾药制药股份有限公司
530	红金消结胶囊	云南佑生药业有限责任公司
531	虎力散	云南云河药业股份有限公司
532	复方龙血竭胶囊	云南云河药业有限公司
533	灯盏细辛颗粒	云南植物药业有限公司
534	云南红药胶囊	云南植物药业有限公司
535	片仔癀	漳州片仔癀药业股份有限公司
536	康艾注射液	长白山制药股份有限公司

编号	产品名称	生产企业
537	小儿肺咳颗粒	长春人民药业集团有限公司
538	乌鸡白凤胶囊	长春天诚药业有限公司
539	补中益气口服液	浙江爱诺药业股份有限公司
540	鲜益母草胶囊	浙江大德药业集团有限公司
541	鸦胆子油乳注射液	江苏九旭药业有限公司
542	银杏酮酯滴丸	浙江九旭药业有限公司
543	普乐安片	浙江康恩贝制药股份有限公司
544	可达灵片	浙江康恩贝制药股份有限公司
545	康莱特软胶囊	浙江康莱特药业有限公司
546	康莱特注射液	浙江康莱特药业有限公司
547	黄芪生脉饮	浙江新光药业有限公司
548	注射用红花黄色素	浙江永宁药业股份有限公司
549	乌灵胶囊	浙江佐力药业股份有限公司
550	参麦注射液	正大青春宝药业有限公司
551	丹参注射液	正大青春宝药业有限公司
552	冠心丹参滴丸	中发实业集团业锐药业有限公司
553	六味地黄丸(浓缩丸)	仲景宛西制药股份有限公司
554	天智颗粒	仲景宛西制药股份有限公司
555	痛经宝颗粒	仲景宛西制药股份有限公司
556	黄连上清颗粒	重庆东方药业股份有限公司
557	脉血康胶囊	重庆多普泰制药股份有限公司
558	甘桔冰梅片	重庆华森制药股份有限公司
559	都梁软胶囊	重庆华森制药股份有限公司
560	天王补心片	重庆巨琪诺美制药有限公司
561	复方红豆杉胶囊	重庆赛诺生物药业股份有限公司
562	金蝉止痒胶囊	重庆希尔安药业有限公司
563	麝香追风止痛膏	重庆希尔安药业有限公司
564	小儿黄龙颗粒	重庆希尔安药业有限公司
565	活血止痛胶囊	珠海安生凤凰制药有限公司
566	益血生胶囊	珠海金仁药业股份有限公司
567	妇科断红饮胶囊	株洲千金药业股份有限公司
568	妇科千金片	株洲千金药业股份有限公司
569	生精胶囊	遵义廖元和堂药业有限公司
570	胆宁片	上海和黄药业有限公司
571	坤复康胶囊	陕西康惠制药股份有限公司
572	安胃疡胶囊	新疆全安药业股份有限公司
573	活血止痛膏	安徽安科余良卿药业有限公司
574	注射用黄芪多糖	天津赛诺制药有限公司
575	藿香正气软胶囊	神威药业集团有限公司
576	壮腰健肾丸	广州白云山陈李济药厂有限公司
577	肠炎宁片	江西康恩贝中药有限公司
578	橘红痰咳液	广州市香雪制药股份有限公司
579	红花如意丸	甘南佛阁藏药有限公司